中国高等教育学会医学教育专业委员会规划教材
高等医学院校教材

供临床、预防、口腔、康复、护理类专业用

社会医学
Social Medicine

主　编　宋汉君
副主编　姜志胜　曲　波　朱滨海　吕少春
编　委（按姓名汉语拼音排序）

姜志胜（南华大学）	吴　辉（中国医科大学）
梁玉清（齐齐哈尔医学院）	谢长勇（第二军医大学）
刘有待（浙江大学）	许　红（重庆医科大学）
鲁　娟（第二军医大学）	续　岩（北京大学医学部）
鲁　彦（佳木斯大学）	杨金玉（长春市第六医院）
吕少春（佳木斯大学）	尹　慧（哈尔滨医科大学）
曲　波（中国医科大学）	朱滨海（南京医科大学第一附属医院）
宋汉君（佳木斯大学）	祝一虹（浙江大学）
唐志晗（南华大学）	宗晓琴（重庆医科大学）

秘　书　吕少春

北京大学医学出版社

SHEHUI YIXUE

图书在版编目（CIP）数据

社会医学/宋汉君主编．—北京：北京大学医学出版社，2016.8（2023.8重印）
ISBN 978-7-5659-1452-2

Ⅰ．①社… Ⅱ．①宋… Ⅲ．①社会医学－医学院校－教材 Ⅳ．①R1

中国版本图书馆 CIP 数据核字（2016）第 193032 号

社会医学

| 主　　编：宋汉君
| 出版发行：北京大学医学出版社
| 地　　址：(100191) 北京市海淀区学院路 38 号 北京大学医学部院内
| 电　　话：发行部 010-82802230；图书邮购 010-82802495
| 网　　址：http://www.pumpress.com.cn
| E - mail：booksale@bjmu.edu.cn
| 印　　刷：北京信彩瑞禾印刷厂
| 经　　销：新华书店
| 责任编辑：杨　杰　　责任校对：金彤文　　责任印制：李　啸
| 开　　本：850mm×1168mm 1/16　　印张：14.75　　字数：422 千字
| 版　　次：2016 年 8 月第 1 版　2023 年 8 月第 2 次印刷
| 书　　号：ISBN 978-7-5659-1452-2
| 定　　价：29.00 元

版权所有，违者必究
（凡属质量问题请与本社发行部联系退换）

前　言

作为医学与社会学相互融合而形成的一门交叉学科，社会医学具有自然科学和社会科学的双重属性。社会医学课程不仅是医学院校预防医学专业学生的一门必修课程，同时也是临床医学专业以及医学类其他专业学生在接受医学教育过程中应当了解和熟悉的必选课程，对于医学生在校期间构建全面的知识体系，掌握必要的科研方法，参与广泛的社会调查，研究社会因素与健康及疾病之间的相互联系及其规律，均具有重要意义。

近年来我国社会医学教学与科研呈现出如下特点：一是社会医学从业人员的规模比以前更加庞大，二是学术交流内容日益丰富，三是科研主题与时俱进并密切联系实际，四是与其他学科的交叉融合不断深入。这些新常态下的社会医学发展特点决定了我们一方面需要结合国家新医疗改革提出的系列目标和措施，适应医疗卫生事业发展需要，围绕应用型医学人才培养这一目标，进一步提高医学生的知识广度、能力深度、素质高度，深入实施医学教育教材改革，开发更加贴近医学院校教学实际并且具有普遍应用价值的教材，以满足新形势下经济、社会发展对于高素质医学人才的需要。另一方面，需要在医学教育、人才培养、科学研究、社会服务等方面不断创新，以突出的教学和科研成果为各级政府制订卫生事业发展规划及相应的防治措施提供科学依据，从而更好地提高人群健康水平，实现"人人享有基本医疗卫生服务"的根本目标。

基于上述认识，满怀对于医学教育的使命感和医学人才培养的责任感，来自于全国部分医学院校的资深专家、学者和一线教师组成了本教材编写团队。各位编委在编写过程中，本着实事求是、精益求精的态度，借鉴以往教材的编写体例和编写经验，结合近年来国家宏观卫生政策和社会医学最新研究成果，对全书各章进行了认真撰写和数轮修改。本教材融入最新权威部门发布的统计数据和有关案例，使医学生能够在阅读本教材所载内容的基础上，受到深刻启发并思考，通过所附参考文献进一步拓展视野。另外，本教材在编写过程中力求做到语言通俗、易懂，学生易于理解，材料观点新颖，案例简明、适量，旨在提高医学生的学习兴趣和培养创新意识。

本教材适用于高等医学院校五年制临床医学等医学类各专业教学使用，也适用于医学研究人员或研究生参考。全书共分为十三章，主要内容分别为概论、医学模式、社会因素与健康、行为心理因素与健康、社会医学研究方法、生命质量评价、健康危险因素评价、卫生服务研究、社会卫生状况与卫生策略、社区卫生服务、弱势人群卫生服务、社会病防治及慢性非传染性疾病的社会医学防治，由宋汉君主编负责统稿。

本教材是在各位编委的共同努力下完成的，在编写过程中，还得到编委所在单位的大力支持。北京大学医学出版社的有关领导及编辑对本教材给予了悉心指导和帮助，在此一并表示感谢。

限于编者水平、编写时间等原因，本教材内容难免有疏漏或不当之处，敬请广大读者批评、指正和谅解，以便今后不断补充和完善。

宋汉君

2016 年 5 月

目 录

第一章　概论 …………………………… 1
　第一节　社会医学的性质与任务 …… 1
　第二节　社会医学的研究内容 ……… 3
　第三节　社会医学的发展 …………… 5

第二章　医学模式 …………………… 10
　第一节　医学模式的概念 ………… 10
　第二节　医学模式的演变 ………… 11
　第三节　现代医学模式 …………… 13
　第四节　生物—心理—社会医学模式
　　　　　的健康观 ………………… 18

第三章　社会因素与健康 …………… 20
　第一节　概述 ……………………… 20
　第二节　社会经济因素与健康 …… 27
　第三节　社会发展因素与健康 …… 35
　第四节　社会文化因素与健康 …… 42

第四章　行为心理因素与健康 ……… 50
　第一节　心理因素与健康 ………… 50
　第二节　行为生活方式与健康 …… 54
　第三节　行为心理问题的干预 …… 57

第五章　社会医学研究方法 ………… 59
　第一节　概述 ……………………… 59
　第二节　现场调查方法 …………… 62
　第三节　问卷设计 ………………… 67
　第四节　随机应答技术 …………… 72

第六章　生命质量评价 ……………… 74
　第一节　概述 ……………………… 74
　第二节　生命质量评价的内容 …… 76
　第三节　生命质量评价的方法 …… 79
　第四节　生命质量评价的应用 …… 89
　附录1　36条目简明健康量表（SF-36
　　　　　量表）及其计分 ………… 94
　附录2　世界卫生组织生命质量评价量表
　　　　　（WHOQOL-100量表）及其
　　　　　计分 ……………………… 102
　附录3　世界卫生组织生命质量评价表
　　　　　（WHOQOL-BREF量表）及其
　　　　　计分 ……………………… 109

第七章　健康危险因素评价 ………… 112
　第一节　概述 ……………………… 112
　第二节　健康危险因素评价概述 … 115
　第三节　健康危险因素评价的步骤
　　　　　与方法 …………………… 117
　第四节　健康危险因素评价的应用 … 125

第八章　卫生服务研究 ……………… 129
　第一节　概述 ……………………… 129
　第二节　卫生服务需要、需求与
　　　　　利用 ……………………… 134
　第三节　卫生资源 ………………… 140
　第四节　卫生服务综合评价 ……… 142

第九章　社会卫生状况与卫生策略 … 146
　第一节　社会卫生状况及评价 …… 146
　第二节　卫生政策制订 …………… 150
　第三节　全球社会卫生状况和社会
　　　　　卫生策略 ………………… 152
　第四节　我国社会卫生状况和社会
　　　　　卫生策略 ………………… 157

第十章　社区卫生服务 ……………… 162
　第一节　概述 ……………………… 162
　第二节　社区卫生服务的内容、方式和
　　　　　工作模式 ………………… 168
　第三节　社区卫生服务的组织、运行与
　　　　　管理模式 ………………… 172

第十一章　弱势人群卫生服务 ……… 176
　第一节　妇幼卫生服务 …………… 176
　第二节　老年人卫生服务 ………… 181
　第三节　残疾人卫生服务 ………… 184

目 录

第四节　流动人口卫生服务 ………… 186
第十二章　社会病防治 ……………… 190
　第一节　概述 ……………………… 190
　第二节　自杀 ……………………… 191
　第三节　吸毒 ……………………… 198
　第四节　青少年妊娠 ……………… 200
　第五节　精神障碍 ………………… 201
第十三章　慢性非传染性疾病的社会
医学防治 ……………………… 205
　第一节　概述 ……………………… 205
　第二节　慢性病的三级预防 ……… 210
　第三节　慢性病的筛查 …………… 212
　第四节　慢性病的社区卫生服务 … 219
附录　2013—2020预防控制非传染性
　　　疾病全球行动计划 …………… 224
主要参考文献 …………………………… 225

第一章 概 论

第一节 社会医学的性质与任务

一、社会医学的概念

医学是以预防与治疗疾病、维护与促进健康、提高生命质量为目的的科学。医学研究的对象是具有社会属性和自然属性的人群。其中，社会属性是人区别于其他生物的最本质特征。人的社会特征深刻影响人类对健康、疾病的认识，同时也影响疾病的发生、发展和转归。疾病的预防与治疗，无时无刻不受到社会因素的制约，受到社会经济、文化、政治、环境、社会保障、卫生服务以及行为和生活方式等多方面因素的影响。由世界卫生组织（World Health Organization，WHO）提出的"健康的社会决定因素"（social determinant for health）概括论述了社会因素对健康的重要影响。

社会医学（social medicine）是从社会学的角度去研究卫生与医学问题的一门交叉学科。它研究社会因素与个体及群体健康和疾病之间的相互影响及其规律，其目的在于制订相应的社会措施，保护和增进人们的身心健康及其社会活动能力，提高其生命质量，与此同时，充分发挥健康的社会功能，提高人们的健康水平。

二、社会医学的性质

在当今社会，随着社会生产力的飞速发展和科学技术的不断进步，学科发展呈现出高度综合与高度分化这两个特点。一方面，为了适应科学不断发展与创新的需要，有许多经典的学科不断分化，产生新的分支学科。另一方面，为了解决学科发展中遇到的实际问题，需要促进多学科理论、方法和知识的交叉与相互融合。正如钱学森教授指出的"交叉学科的发展是历史的必然，具有强大的生命力"。

社会医学是社会科学与医学相互融合形成的一门交叉性学科，它的学科知识基础主要有两个来源：一方面是医学科学，其中包括临床医学、预防医学和基础医学；另一方面则是社会科学，包括政治学、经济学、社会学、伦理学和管理科学等。因此，社会医学也是从医学的角度研究与思考医学方面的社会性问题，它衔接着医学与社会科学这两大学科领域，其目的在于将社会科学的研究方法与理论应用于生物医学领域。社会医学主要研究社会因素与健康和疾病的相互作用及其规律，研究社会因素对人类健康和疾病的影响，探讨如何提高人群的健康水平及其应采取的社会策略。因此，社会医学是从医学领域中分化出并发展起来的一门学科。但是，在社会医学采用的研究方法与理论中，又添加了许多社会科学方面的学科成就，提出的研究成果与改善健康所采取的策略，又需要通过公众参与和社会动员的途径来实现。因此，社会医学既具有社会科学的特征，又是属于管理科学范畴内的一门应用学科。

人类的疾病既可以从生理、生化指标或器官的功能水平发现异常，又可以从分子生物学水平找到结构缺陷，还可以通过患者家族发现其疾病的遗传倾向，或者是因人际关系出现问题导

第一章 概 论

致，进一步还可以从人类的生活、行为方式以及社会因素等方面发现致病因素。社会因素与生物因素的互相融合或交互作用是多数患者的致病原因，因此社会因素对疾病发生与发展的作用不能被忽视。由于生物、心理、社会等因素的综合作用，导致了疾病发生与发展的复杂性和综合性，所以人们不仅要认识到生物因素的重要性，还要从心理因素和社会因素这两个领域里共同寻找预防和治疗疾病以及维护健康的策略。这就在客观上要求医学与社会学之间相互交融，共同促进社会医学的进一步完善与发展。由于人类具有生物性和社会性的双重属性，疾病的发生和发展既存在生物学的依据，又具有社会学方面的特征，因此对于生命的本质、健康和疾病的转化，也需要从社会与生物两个维度与方向加以探索和研究。WHO赋予健康新的定义，认为健康并不仅仅是指躯体没有疾病或虚弱，而应是心理、生理和社会方面的完好状态。全新的健康观超越了单纯生物医学的范畴，还必须要从心理学和社会学的角度认识疾病与健康的本质关系。疾病的治疗和预防涉及生物、心理和社会的综合措施，医学模式已从单独的生物医学模式演变成为生物—心理—社会医学模式。因此，在新的医学模式和健康观背景下，社会医学作为一门新兴学科由此形成。

三、社会医学的任务

医学的最基本任务是维护和促进人群健康，提高人群健康水平与生命质量。社会医学重视社会因素对人类健康与疾病方面的影响；重视对那些主要由于社会因素引起的疾病的研究；重视对突发公共卫生事件的产生、发展与流行规律及其控制策略的研究；重视对社会病病因的研究及制订相应的防治策略；重视对高危疾病、高危人群与高危因素的研究，特别是对高危人群（high risk population）和弱势人群（vulnerable population），即老人、儿童、妇女以及残疾人卫生服务和疾病防治方式的研究。这些弱势人群不仅人数众多，而且对于其生理及心理特点、行为、生活及生产方式，需要提供更有针对性的社会卫生服务。

社会医学的基本任务可以概括为：通过对社会卫生状况等方面的调查，掌握社会卫生状况以及人群健康状况，分析人群健康水平及其变化规律；发现主要的社会卫生问题及其影响因素，尤其应重视社会因素对健康的影响；提出改善社会卫生状况（即保障人群健康状况）的策略和措施，为医药卫生体制改革发展提供决策依据，包括为政府管理和决策部门制订卫生工作的方针政策提供依据；确定卫生工作的重点，科学组织各项卫生服务，加强卫生监督与评价。我国社会医学除了要重视研究本国社会医学所面临的现实问题之外，还应该通过研究全球卫生状况及其发展规律，同时了解全球社会卫生发展策略以及全球所面临的社会卫生问题，借鉴世界各国卫生事业发展的经验，吸取世界各国卫生事业发展中的教训，以适应全球社会医学发展潮流。因此，研究全球卫生策略同样应该成为我国社会医学工作者的一项基本任务。

我国社会医学的基本任务有下列五项：

（一）倡导积极的健康观

WHO提出健康的定义是：健康不仅仅是没有疾病或者虚弱，而应该是一种身体、心理和社会适应的完好状态。上述定义表明，应该从生理、心理和社会三维的角度去维护与促进健康。为了倡导积极的健康观和促进消极的健康观的转变，在防治疾病的实践与医学教育活动计划中，需要强调影响健康的因素既包括生物因素，又包括心理和社会因素的综合作用，尤其是社会因素的决定作用。要强调健康的社会决定因素，树立积极的健康观，有效地指导医疗卫生服务，防止疾病的发生和发展，促进社会医学学科的建设。

（二）推动医学模式的转变

传统的医学教育过多地局限于生物医学模式教育，仅从生物医学的角度来研究疾病发生、发展的原因，并应用于疾病诊断、治疗以及康复，存在着极大的局限性。而近几十年来，科学技术与社会经济有了很大的创新与发展，在一定程度上阐明了影响人类健康的主要因素并不仅仅是单纯的生物方面的因素，还有心理、社会的因素。伴随着积极的健康观的出现，一个新的医学模式即生物—心理—社会医学模式逐渐替代了传统的生物医学模式。新的医学模式不仅极大地改变了现代医疗服务理念，全面阐明了疾病发生与发展的原因，完善了疾病防治工作的实践，同时也大力推动了社会医学学科的发展与建设。

（三）改善社会卫生现状

社会卫生状况是由人群健康状况以及影响健康状况的因素这两部分构成的。通过系统地分析社会卫生状况的特征、变化以及演变趋向，从宏观与微观这两个方面来分析卫生资源、卫生政策、社会经济、卫生服务及行为和生活方式对人群健康状况产生的影响，提出社会卫生状况存在的主要问题，再通过对地区间与国际间的比较和研究，找出导致我国社会卫生问题的原因，进一步提出完善社会卫生状况的策略与途径。

（四）制订与实施卫生策略

社会医学的研究方法和内容与制订卫生政策和策略的程序及方法基本相同。通过研究已存在的各种卫生方面的问题，并分析产生卫生问题的主要原因，提出解决各项卫生方面问题的措施与策略，这是社会医学这门学科的基研究方法和内容，与此同时，也是制订卫生政策与策略的技术路线。因此，社会医学的研究方法和内容可以为卫生行政部门开展政策性分析、从事决策研究，以及制订区域卫生规划等提供理论基础与方法指导。社会医学的研究内容与卫生行政的政策分析紧密结合，是推动社会医学这门学科发展的动力和源泉。

（五）注重特殊人群保健与疾病控制

社会特殊人群指的是处于高危状态下的人群，如老人、儿童、妇女、流动人口、残疾人以及从事有害作业的劳动者。由于特殊的生产方式、生活方式以及缺乏医疗保障与关怀，对这部分人群的医疗保健应该予以特殊关注。社会病是一组疾病的统称，包括精神障碍、意外伤害、酗酒、青少年妊娠、吸毒、性传播疾病等。由于社会各种因素对这些疾病的发生及发展起着重要作用，需要通过综合性的社会动员与社会实施才能奏效，因此，防治社会病也成为社会医学研究的又一重要领域。

第二节 社会医学的研究内容

一、社会医学的研究内容

我国社会医学始于20世纪70年代末，是从预防医学领域中分化与发展起来的。伴随着生产社会化以及科学技术的现代化，越来越多的科学研究表明社会因素对健康与疾病的决定性作用。社会医学的兴起是医学现代化进程的一个重要标志，也是科学技术现代化的必然结果，同时也是现代医学模式转变后的产物。随着人口老龄化进程加速，疾病谱已从传染病向慢性非传染性疾病的方向转变，医学模式已经从传统的生物医学模式向生物—心理—社会医学模式转变，与此相适应的医疗卫生服务需要向四个方面扩展，即从单纯的医疗服务向预防保健服务扩展，从生理服务向心理服务扩展，从医院服务向家庭与社区服务扩展，从单纯的医疗技术服务向综合性的社会医疗服务扩展。为适应医学模式转变而出现的四个服务内容的扩展，是医学社会化的必然趋势，也是社会医学学科兴起的客观依据。社会医学的研究内容包括以下四个方面。

（一）社会卫生状况

这里所说的社会卫生状况主要是指人群健康状况。社会医学以群体作为研究对象，应用多种研究方法，研究社会卫生状况，主要是研究人群健康状况，寻找主要的社会卫生问题，发现高危人群以及弱势人群，确定防治工作的重点，找出威胁人群健康的主要危险因素以及应对策略，对社会卫生问题做出社会医学"诊断"。

（二）影响人群健康的因素

社会医学关注的主要是社会因素。社会医学应用现况调查、回顾性调查以及前瞻性调查等多种研究方法，特别是应用社会卫生调查的方法研究各种因素（如社会制度、文化因素、经济状况、生活与劳动条件、人口发展、医疗保障制度、医疗卫生服务、行为与生活方式以及卫生政策等众多社会因素），分析这些因素对健康产生的积极与消极影响，对现有的社会卫生问题进行社会病因学分析，为制定社会卫生政策提供更加合理的依据。

（三）社会卫生策略和措施

社会医学研究的目的是不仅要通过社会卫生调查分析，找出当前存在的主要社会卫生问题及评估其严重程度，更重要的是针对当前存在的社会卫生问题找到产生问题的原因，提出改善社会卫生状况的办法，研究提高人群健康水平应采取的综合性社会卫生策略与措施，研究有利于改善卫生状况的社会措施。社会医学所指的社会卫生策略与措施不是单纯的医疗卫生技术方面的措施，而是涵盖了卫生发展的一系列策略与战略、政策与措施、目标与指标等，一般包括合理配置卫生资源、应对突发公共卫生事件、科学组织常规卫生服务，以及为改善卫生服务的公平与效率而采取的一系列政治、经济、文化和法律等方面的综合性策略与措施。

（四）突发公共卫生事件的应对与临床医生的作用

临床医生在应对突发公共卫生事件的行动中起着不可代替的作用。概括起来说，临床医生在应对突发公共卫生事件的过程中起着如下作用：

1. **突发公共卫生事件或重要疫情的报告**　在临床工作中，考虑可能遇到的突发公共卫生事件主要基于下列几种情况：①短时间内接诊或发现多例病因不明，而临床表现相似或相同的患者；②短时间内接诊或发现多例某种传染病患者，特别是这些患者之间存在相互传播关系或者有共同传染源的可能；③短时间内接诊大量可能与职业有关的中毒或食物中毒患者；④发现可能对公众健康造成威胁的事件，如因有毒物质泄漏而造成严重环境污染等；⑤发现烈性传染病患者，如天花、鼠疫、霍乱患者等。

2. **采取有效且可行的防控措施**　首先，如果是传染性疾病或者是病因不明但可能具有传染性的疾病，应该及时隔离传染源（包括患者、动物传染源、病原携带者）、易感接触者，同时对被污染的环境进行消毒，以切断疾病的传播途径。其次，遇到职业中毒或食物中毒时，应及时停用或查封可疑食物及相关用品；如果不能判定可疑食物，可将所有相关食物暂时查封，等待有关部门合理处理。第三，保护可能受到进一步危害的人群，包括传染病的免疫预防、环境污染时迅速疏散群众撤离污染现场。第四，采集人体、环境等相关样品，如血液、尿液、粪便、可疑食物、饮用水等。第五，对群众做好教育、宣传、说服等工作，稳定群众不安情绪。第六，注意与相关单位和部门的协调与配合。

3. **积极治疗突发公共卫生事件中的患者**　医疗卫生机构应当对因突发公共卫生事件致病的人员提供医疗救护和现场救援，对前来就诊的患者必须给予接诊治疗，并书写详细、完整的病历记录。对于需要转送的患者，应当按照有关规定，及时将患者及其病历记录的复印件转送至接诊的或指定的医疗机构，以便做进一步处置。

4. **开展应对突发公共卫生事件相关疾病的防治研究**　对于因突发事件造成的疾病或健康问题，要迅速做出疾病诊断或解决有关健康问题的判定；对于传染性疾病，特别是新发病例，要研究其可能的传播机制、传播途径和个体防护措施等；对于突发公共卫生事件造成的原因不明的疾病或健康问题，要迅速开展病因和危险因素研究；对于因突发公共卫生事件而出现健康问题的人员和患者，研究其治疗和处理方案；对于突发公共卫生事件带来的其他健康和社会等问题，研究其应对策略和处理办法。

5. 采取措施开展突发公共卫生事件相关知识的宣传教育　有关内容应当包括：向公众宣传预防与控制突发公共卫生事件造成的疾病或健康问题的有关知识，使群众对突发公共卫生事件有正确的认识和理解。指导群众做好个体防护工作。解答群众疑问，做好心理辅导，稳定群众情绪，为预防和控制疾病营造稳定、有序的工作氛围。

三、三次卫生革命

社会医学的研究内容与研究对象因各国经济社会发展状况以及具体国情而有所不同。历史上，医疗卫生事业发展先后经历了三次不同任务与目标演变的卫生革命，且不同历史时期的研究对象与研究重点各不相同。第一次卫生革命以传染病、地方病和寄生虫病为主要预防和治疗对象，倡导的社会卫生策略主要是制定国家卫生政策与采取环境卫生工程等措施，提供有效疫苗和生物制品，并且广泛推行免疫接种计划，开展消毒、杀虫、灭鼠等计划。通过采取综合性卫生措施，急、慢性传染病发病率与死亡率大幅下降，人口平均期望寿命显著延长。第二次卫生革命主要以防治慢性非传染性疾病为目标，主要包括精神病，心、脑血管疾病，代谢性疾病（糖尿病），恶性肿瘤与意外伤害，我国上述疾病所致患者死亡率已占总死亡率的70%以上。由于采取综合性社会卫生措施，发展早期诊断技术，提倡三级预防，及早发现，及时治疗，特别是控制与疾病发生、发展密切相关的危险因素，提倡健康的行为与生活方式，控制吸烟、酗酒、吸毒等不良生活习惯，提倡合理膳食与体育锻炼，大力推行各种健康促进与健康教育计划，推行综合性的社会干预计划，防治慢性非传染性疾病工作已经取得显著成效。第三次卫生革命以提高生命质量、促进全人类健康，进一步实现WHO所倡导的"人人享有卫生保健"为目标。当前，我国第一次卫生革命的艰巨任务尚未完成，第二次卫生革命任务的慢性非传染性疾病的防治已经成为主要难题，第三次卫生革命又对我国卫生事业的发展和全民健康促进提出了更加严峻的挑战。总结前两次卫生革命的经验与教训，要想在第三次卫生革命进程中直面挑战，快速发展社会医学，就必须树立新的健康观，适应现代医学模式转变的要求，树立大卫生观念，大力防治"社会病""慢性病"，推行自我保健与家庭保健，大力发展基层卫生服务，使我国人群健康水平随着经济、社会的发展而提升到一个新的高度，从而增进人群健康，确保实现2020年在全国范围内全面建成小康社会的宏伟目标。

第三节　社会医学的发展

一、社会医学的萌芽

社会医学作为一门学科，是在19世纪中叶从西方国家发展起来的，但是社会因素对疾病发生和发展的影响在此之前就引起了医学家们的关注。古希腊名医希波克拉底（Hippocrates）很早就注意到了人们的健康与生活环境的关系，要求医生熟悉患者的生活环境及生活方式。他认为，"知道是什么样的人患病比知道这个人患的是什么病更重要。医生医治的不仅是疾病，更重要的是患者"。古罗马医生盖仑（Galen）重视社会、心理因素的治疗作用，重点强调人体健康与心理因素之间的关系。医学家阿维森纳（Avicenna）认为水源与土壤同样可以传播疾病，精神活动对机体健康也有影响。限于当时的社会、经济条件及医学科技水平，古代医学家们对人类健康、疾病与社会因素之间关系的推断还缺乏客观科学论据，因此，医学活动基本上是患者与医生间的个人医疗行为。

18世纪欧洲产业革命兴起后，手工业生产方式逐步被大工业生产所取代，同时，生产的社会化极大促进了医学的社会化进程。但是，资本主义早期发展造成了社会卫生状况的恶化，促使人们进一步意识到医学的社会问题，即人类疾病及健康与社会因素密切相关。瑞士医生帕拉塞尔苏斯（Paracelsus）1530年著文讨论梅毒，指出口服汞剂有疗效。德国医学家弗兰克（Frank）提出居民的悲惨生活是疾病发生的温床这一观点，他在《医务监督的完整体系》一书中提出了政府通过医学监督计划采取措施来保护个人与公众健康的主张。这种健康、疾病与社会因素密切相关的观点，在公共卫生和社会医学发展过程中具有里程碑式的意义。弗兰克与其他医学学者提出的国家与社会应对人民健康负责这一观点，在当时具有积极的影响。

资本主义发展与人口城市化带来了一系列的社会卫生问题，如传染病流行、食品卫生问题、环境卫生问题、职业病及妇幼卫生问题等，单靠医疗机构以及医生的努力已经力不从心，必须动员社会力量并且采取行动，才有可能控制并从根本上解决问题。医学行为必须从个人诊治转向社会诊治，从技术控制转向社会全员的行动，需要改革卫生体制，颁布社会健康法规，制定控制传染病流行以及劳动保护的卫生法规。1847年，英国利物浦市设立了世界上第一位卫生官。次年，伦敦市任命西蒙（Simon）为卫生官，他专门调查了伦敦的食品卫生、工厂及住宅卫生，认为这些因素与伦敦市民的不良身体健康状况密切相关，还在调查报告《论伦敦的卫生状况》中建议设立卫生监察机构，治理下水道，将防治疾病列为政府的重要任务。恩格斯在《英国工人阶级状况》一书中指出："英国的工业是建立在损害工人健康的基础上发展起来的。工人运动促进了社会卫生组织的成立与社会卫生措施的逐步完善"。

二、西方国家社会医学的创立与发展

"社会医学"一词最早起源于19世纪中叶。1848年法国医生盖林（Guerin）首次提出把公共卫生、医学监督和法医学等组合成一门整体的学科，统称为"社会医学"。他把社会医学分为4个部分：社会病理学、社会生理学、社会治疗学以及社会卫生学。社会病理学研究健康和疾病发生、发展与社会问题之间的联系，社会生理学研究人群的躯体和精神状态与社会制度、法律及风俗习惯之间的关系，社会治疗学则研究应对社会异常情况时应采取的各类社会卫生措施，社会卫生学研究各种增进健康和预防疾病应采取的措施。

19世纪后半叶，细菌学方面的学术成就使得医学家们只重视生物病原体的致病作用，而忽视了社会因素对健康和疾病的作用。但是，也有不少医学家不同意过分夸大细菌的致病作用。德国医学家诺尔曼（Neumann）和病理学家魏尔啸（Virchow）都强调社会经济条件对健康和疾病的重要作用，提出"医学科学的核心是社会科学"以及"医学是一门社会科学，任何社会都应对居民的健康负责"等观点。魏尔啸还亲自参加斑疹伤寒的流行病学调查，指出斑疹伤寒流行的社会属性，提出单纯治疗而不加以预防并不能从根本上控制斑疹伤寒流行这一观点。德国的格罗特雅恩（Grotjahn）根据社会科学的原理进行调查研究，提出了社会卫生学的一整套概念和理论。他在《社会病理学》一书中提出用社会学的观点研究疾病的原则。他认为社会状况恶化有利于疾病的传播，疾病又通过其后果间接影响社会的发展。这种疾病与社会因素之间双向作用的推论在当时是相当超前的理念。他还进一步应用人口学、统计学、经济学和社会学等方法开展社会调查研究，主张将社会卫生学列入医学课程。1920年，他首次在柏林大学开设社会卫生学课程。当时在欧洲，社会卫生学与社会医学的名称经常交替使用。

德国是社会医学的发源地。第二次世界大战（简称二战）以前，社会医学与社会卫生学这两个名称并用，通常以社会卫生学为主，二战后则逐渐改用社会医学。德国社会医学的主要内容是研究肿瘤与心、脑血管疾病的防治，探讨职业、生活方式以及环境污染与健康的关系，以及研究如何推行健康保险等。

19世纪末，英国开设了公共卫生学课程，20世纪40年代将其改称为社会医学。1943年牛津大学成立了全球第一个社会医学研究院。社会医学指的是有关人群的医学，泛指探讨疾病的控制以及研究增进人群健康的社会因素等。牛津大学社会医学教授赖尔（Ryle）则认为，工业卫生、公共卫生、社区卫生服务以及公共医疗事业都属于社会医学的范畴。20世纪60年代，为适应英国国家卫生服务（National Health Service）制度改革的需要，将社会医学改称为社区医学，内容包括社区卫生服务的理论与实践，如人口学、社会卫生状况、职业和营养与健康、保健组织、健康教育、妇幼保健以及性传播疾病与结核病防治等。

美国重视发展医学社会学，而医学社会学是社会学的一门重要分支分科。美国的社会经济制度及文化传统决定了它不采取欧洲国家所制订的社会卫生措施，而是重视研究社会学、管理学及经济学与医学之间的关系。医学社会学运用社会学的观点、理论及方法，研究人类健康与疾病相关的问题。1959年，美国社会学会成立了医学社会学分会。1965年实施的老年医疗保险制度（medicare）是对65岁以上老年人实行医疗费用减免，医疗补助制度（medicaid）是对贫困人口实行医疗补助，使医学的社会属性进一步加强，医学社会学得到更多的关注与发展。有的学者甚至将医学社会学改称为健康社会学，研究领域从医疗方面扩大到预防保健，乃至社区及整个社会。美国医学社会学的研究内容包括：特定人群疾病与死亡的特征及其发展过程、健康与疾病的文化特征及反应、保健行业社会学、医疗保健组织、医生与患者的关系、医院的社会问题、医学教育社会学、社会政策、卫生服务、美国社会的医学化、社会心理学与精神卫生，以及卫生保健制度等。有关社会医学的内容主要在卫生管理学和卫生政策课程中讲授。近年来，由于医学专业越来越细化，而人们的医疗需求相对得不到满足，全科性质的家庭医学受到重视并快速发展。

苏联于1922年在莫斯科大学医学院成立了社会卫生学教研室，由当时的保健部长谢马什科和索洛维约夫负责授课。1923年成立了社会卫生学研究所，后来改称为社会卫生与保健组织学研究所。社会卫生学的基本任务是研究周围环境对人群健康的影响，以及消除这些影响所应采取的社会卫生措施。1930年后，社会卫生学转向研究医疗卫生组织以及卫生服务问题。1941年将社会卫生学改名为保健组织学，以保健理论、卫生统计、保健史及保健组织为主要研究内容。20世纪60年代又将保健组织学改称为社会卫生与保健组织学，以加强社会医学问题的研究。

三、我国社会医学的发展

我国社会医学的思想起源历史悠久，传统医学中就有"天人合一"的思想。这是一种朴素的环境和人的健康协调发展的良好社会医学观，"上医治未病"的观点充分体现了重视疾病预防的观念。我国最早的医书《皇帝内经》指出，政治地位、气候变化、经济状况、居住环境、精神状态以及饮食起居都与疾病有关。早在西周初期就已经建立社会医事组织，以医师为"众医之长，掌医之政令"，并且制定了医师考核制度，根据医术高低定其俸禄。汉代初期设立了为平民治病的医疗机构。南北朝时期开展医学教育，并设置太医博士及太医助教，设立了我国最早的医学院。但在漫长的封建社会里，只有朝廷才有"医事组织"，在民间只有坐堂的个体大夫为普通百姓看病。在我国古代农业经济的大环境下，生产手工化导致医学的社会化程度低下，社会医学不可能进一步发展。

西方医学的流入对近代中国卫生事业的发展产生了一定的影响。1820年英国医生罗伯特·马礼逊（Robert Morrison）在澳门开办了第一家西医院。1834年，英国教会医生帕克（Parker）在广州开设眼科医院。美国医学传教会1866年在广州开办博济医学堂，是我国第一所西医学校。在西方医学思想的影响下，我国的医学家开始探索教育救国的道路，1928年在上海吴淞、高桥设立农村卫生示范区，1931年在山东邹平、南京晓庄、河北定县等地设立乡村卫生实验区，开展农村卫生防疫工作。1939年成立中央卫生设施实验处，并于两年后改为中央卫生实验院，同年还设立了社会医事处，主要负责医务人员的考试与登记。1949年以前，一些医学家提倡过"公医制"，尝试建立社会卫生组织，但由于受当时社会经济条件制约，成效甚微。

新中国成立后，在中央人民政府的大力推动和积极倡导下，从中央到地方建立了全国性的卫生服务系统，"发展卫生事业，保障人民健康"成为各级政府的重要职责。1949年，中国医科大学成立公共卫生学院并设立卫生行政学科，开设卫生行政学。1952年引进苏联的《保健组织学》，并将其列为医学生的一门必修课。1954年起，先后在一些医学院校举办保健组织学进修班、卫生行政进修班及设立工农干部卫生系，以用来培训卫生管理干部。20世纪50年代中期，各医学院校纷纷设立保健组织学教研室，并开展教学、科研工作。自1956年起，国家原卫生部成立中央卫生干部进修学院，负责培训省市卫生管理干部。1957年原卫生部举办第一届保健组织师资班，交流保健组织教学及科研工作经验，并组织编写了《保健组织学》教材。1964年在上海召开了有20多所院校保健组织学教师参加的研讨会。

改革开放以来，医疗卫生和科学技术发展日新月异，社会医学也迎来了快速发展的新时期。1978年，钱信忠主持编写的《中国医学百科全书》中列出了《社会医学与卫生管理学》分卷，把社会医学列为一门正式学科。1980年，原卫生部印发了《关于加强社会医学与卫生管理学教学研究工作的意见》，要求有条件的医学院校成立社会医学教研室，同时开展教学、科研工作，培训各级卫生管理人员。20世纪80年代初，原卫生部在国内6所医学院校成立"卫生管理干部培训中心"，举办各种类型的卫生管理干部培训班，大力推动社会医学学科建设，以加速培养各级卫生管理人才。在《医学与哲学》杂志以及有关刊物上开辟了"健康与社会""医学模式转变""卫生发展战略"等专题栏目，论述了医学与社会发展的双向关系，有力推动了社会医学学科的持续发展。1983年原卫生部在武汉医学院（现华中科技大学同济医学院）举办了国内首期社会医学高级师资讲习班，并在之后陆续培训了一大批社会医学专职教师和研究人员。1984年，在成都召开了首届全国社会医学与卫生管理学术研讨会，社会医学的专门刊物《国外医学·社会医学分册》与《中国社会医学》杂志相继创刊。1985年，部分医学院校开始招收第一批社会医学硕士研究生。1988年，在西安召开了全国社会医学学术会议，与此同时成立了中华预防医学会社会医学分会，顾杏元教授任第一、第二届主任委员，龚幼龙教授任第三、第四届主任委员。截至2015年底，中华预防医学会社会医学分会已连续召开11次全国性的学术会议，这对于推动社会医学的学科建设和促进学术交流起到了至关重要的作用。1994年，我国第一个社会医学博士学位授权学科在原上海医科大学设立。到目前为止，全国已有30余所医学院校设立了社会医学硕士学位授权学科，对于推动我国社会医学与卫生事业管理专业的全面发展起到重要作用。1999年，国家医学考试中心将《社会医学》列为公共卫生执业医师资格考试的必考科目。2002年，复旦大学公共卫生学院社会医学学科成为国家级重点学科，这也是社会医学第一次成为医学人文教育领域的一个重点学科。全国目前已有多所医学院校的社会医学学科被列为国家重点或省级重点学科，并有百余所医学院校开设了社会医学课程，以医学院校教师、卫生研究机构研究人员及卫生行政机构管理人员为主体的相当规模的师资队伍已经形成。

在社会医学教材编写方面，1984年出版了由钱信忠、许世瑾、陈海峰主编的《社会医学与卫生管理学》。1988年出版了由梁浩材主编的第一本《社会医学》教材。我国社会医学学科建立以后，相继有10余版《社会医学》教材出版，充分展现了社会医学学科蓬勃发展的强劲势头。原卫生部第1版规划教材《社会医学》由龚幼龙教授主编并于2000年出版，这标志着比较规范的教学大纲与相对统一的教学内容开始形成。此后，华中科技大学同济医学院卢祖洵教授主编了《社会医学》（第2版），浙江大学李鲁教授作为主编对《社会医学》规划教材进行了第4版修订。郭继志、汪洋教授主编的《社会医学》为汉英双语教材。姜润生、初炜主编的《社会医学（案例版）》（第2版）教材也于2010年出版。本教材作为国家级规划教材，借鉴了上述教材的编写特色和长处，在教学内容及编写体例方面做了很多创新性的工作，目的是使教材日臻完善，更好地为医学教育服务，为医学人才培养服务。

在学术研究方面，社会医学工作者与卫生行政部门密切合作，结合我国医药卫生体制改革工作实际，应用社会医学的基本理论和研究方法，开展学科建设及学术研究。近20年来，社会医学工作者积极参与制订区域卫生规划与卫生发展战略，参与初级卫生保健战略与策略的制订、实施及评价，参与突发公共卫生事件和重大疾病的防治工作，在传染病、社会病、慢性非传染性疾病防治工作中发挥了重要作用。社会医学工作者积极参与教育部、国家卫生和计划生育委员会组织的一系列重点（重大）教学研究和科学研究项目工作，如卫生支付制度改革、社会医疗保障、初级卫生保健评价、卫生监督监测体系建设、社区卫生和农村卫生服务研究，在国家医药卫生体制改革方案监测评价和其他重大卫生决策过程中发挥了重要的咨询作用。此外，社会医学工作者还积极参与国际间的合作交流，例如美国国际医学教育研究和促进基金会与中国医科大学合作举办的教师发展网络研修项目，WHO世界银行对我国的卫生贷款项目，以及其他国际合作项目所取得的成果，都展示出近年来社会医学工作者的不懈努力和突出贡献。

（宋汉君）

第二章 医学模式

第一节 医学模式的概念

一、医学模式

模式（model）最初是一个数理逻辑概念，即用一系列公式来表达系统中存在的内在逻辑关系。哲学科学领域的模式是指从事物中抽象出某些特征，构成某种事物的标准形式。建立模式是科学研究中分析和表达事物间关系和本质的常用方法，以指导人们观察、思考和解决问题。

医学科学工作者将"模式"一词引入医学研究，对一定时期医学思想理论的特点及其发展趋势进行概括，形成特定时期的医学模式（medical model）。医学模式是在医学科学发展过程中和医学实践基础上产生的，是人类在与疾病抗争和认识生命自身规律的过程中得出的对医学总体的认识。医学从其产生至今，每一个时期都有一种起主导作用的发展模式。从认识论上看，医学模式不仅是不同时代医学科学总体特征的反映，而且直接体现那个时代的医学思想和医学观念；从方法论上看，医学模式不仅影响和决定着人们对医学研究对象的思维方式，而且会使人们自觉运用这种思维方式指导对健康和疾病现象的认识与实践。

医学模式的核心是医学观，它反映医学的属性、功能、结构和发展规律，是对医学科学思想的概括，也是对医学科学发展史的总结。医学模式是从医学实践中抽象出来的理论概念，并进一步应用于实践，对预防和控制疾病、保护和促进人类健康具有重要指导作用。医学模式一经形成，便会成为人们思考和研究医学问题时所遵循的总原则和出发点。

二、医学模式的特点

（一）医学模式的社会性

医学模式产生于社会大背景之下，其产生受制于当时社会历史条件下生产力发展的水平、生产关系的性质、社会政治环境、文化习俗和哲学思想等，自然科学和社会科学的发展对其产生和演变具有深远影响。人类社会的发展推动着世界观、方法论和探索自然的方法不断发展、创新，从而影响着医学发展及医学模式的演变。社会发展至一个新的阶段，医学模式必然随之发生相应的转变，不同社会形态下的医学模式具有时代特性。

（二）医学模式的客观性

医学模式是人们在长期的医疗实践中逐渐总结概括而成的，不是少数学者主观臆造或随意选择的。医学模式不以人的意志为转移，是医学理论及实践状况的客观反映。

（三）医学模式的普遍性

医学模式普遍存在于人们的思想、行为之中。不管在任何历史阶段、任何社会阶层，每个人对健康和疾病都有自己的认识、理解及看法。同时，医学模式普遍存在于世界各个不同地域的医学理论及实践之中。

（四）医学模式的广泛性

医学模式是对医学科学的高度概括与总结，对医学理论研究、医学实践、医学教育、卫生管理的发展具有普遍指导意义。医学模式对医学科学本身的影响是广泛的、无所不在的。

（五）医学模式的动态发展性

医学模式的发展是动态的、渐进的。社会发展推动着医学的进步和发展，同时形成了与之相适应的医学模式。新的医学模式是在旧医学模式基础上的飞跃和突破。医学模式的发展和演变是一个由量变到质变的过程。每一种医学模式在其发展过程中都有一个充实和完善的过程，这个过程是动态发展的。所以，医学模式的整个发展过程必然是渐进性的。

第二节　医学模式的演变

一、神灵主义医学模式

神灵主义医学模式（spiritualism medical model）是医学起源时期形成的医学总体认知方式。在此模式中，神学论及人物决定论占主导地位，人类的生命和健康被认为是上帝神灵所赐，疾病和灾祸是天谴神罚。

大约从原始社会末期到奴隶社会初期，人们的自然科学知识尤其是医学知识极端贫乏，无法解释疾病与健康问题，人类主观臆测存在一种超越自然的力量主宰疾病的发生与发展。人们认为疾病是神灵的惩罚或者是妖魔鬼怪附身，对待疾病依赖巫术驱凶祛邪，而死亡是"归天"，是灵魂与躯体分离，被神灵召唤去了。这种把人类的健康与疾病、生与死都归之于无所不在的神灵的认知，就是人类早期的健康与疾病观，即神灵主义医学模式。在这种医学模式背景下，人们治疗疾病的主要手段是求神问卜、符咒祈祷，巫医在疾病的诊治中扮演着极为重要的角色。这种唯心的具有巫医迷信色彩的医学模式存在于世界各地，如古希腊神话中将太阳神阿波罗奉为与医药关系最密切的神，信徒常常祈祷，请求预示祸福或消除罪孽；古埃及用外科手术来开颅驱鬼；古巴比伦人家家户户门前挂起黏土做的怪鹰以驱邪；古代中国通过"炼丹术"以求长生不老。

神灵主义医学模式从本质上说是荒诞的，既未揭示人类健康和疾病的本质，也未提供医治疾病的科学方法，但从医学模式发展历程上看，仍具有一定历史作用。神灵主义医学模式保留和传播了古代人类的医药经验，增强了人们战胜疾病的勇气，是人类形成科学医学模式过程中一个不可逾越的重要阶段。

二、自然哲学医学模式

自然哲学医学模式（nature-philosophical medical model）是将健康、疾病与人类生活的自然环境相联系的朴素、辩证的医学模式。在此模式中，人们认为自然现象是导致疾病发生的主要因素。只要理解这些现象，就可获得好转或治愈。

公元前5世纪左右，随着社会的发展，人们对自然界的认识逐步深入，医学实践也逐渐从巫术神学的控制中解放出来。同时，古代朴素唯物主义诞生，人们运用朴素的辩证法和唯物主义观解释健康和疾病现象，把哲学思想与医疗实践联系起来，以直观的自然现象说明疾病的发生、发展过程。

在自然哲学医学模式中，人与外部环境被视为一个整体，人既需要机体的内部平衡，也需要与外界环境相平衡、相适应。古希腊医学认为生命是由土、气、火、水四种元素组成的，四

第二章 医学模式

种元素与冷、热、干、湿四种物质配合成四种体液，即血液、黄胆汁、黑胆汁和痰，四种体液的协调与平衡决定人体的体质和健康。我国古代医学认为世间万物都是由金、木、水、火、土五种元素构成的，人体各器官与这五种元素相对应，它们相生相克、相互协调，保证体内脏器的相互平衡以及人体健康。

这一时期的医学观念和思想基本摆脱了神学的控制，人们对健康、疾病和死亡有了一些粗浅的认识，指出人的健康受总体环境因素的影响，这种基于朴素唯物主义自然哲学思想的医学模式极大地推动了医学理论的成熟和发展。

三、机械论医学模式

机械论医学模式（mechanistic medical model）是基于机械唯物主义观，以机械运动的原理解释一切生命现象的医学观。在此模式中，躯体被视为独立于大脑而存在，是由心脏带动运转的不同部件组装而成的"机器"，疾病则为"机器故障"。

15世纪，科学领域发生了以近代天文学革命、近代医学革命和经典力学的创立为标志的第一次科学革命，实现了由古代科学向近代科学的过渡。1616年，英国著名的生理学家哈维（Harvcy）首次提出，血液循环归于机械原因，即心脏肌肉收缩，他所著的《心血运动论》进一步证明心脏的肌肉收缩是血液循环的原动力。法国哲学家和数学家笛卡尔（Descartes）将动物身体看做是具备多种生理功能的自动机器。他说："我们把这个身体看成一台神造的机器，安排得十分巧妙，做出的动作十分惊人，人所能发明的任何机器都不能与它相比"。而且，他认为心脏运动"正如时钟的运动是由钟摆和齿轮的力量、位置、形状必然引起的一样"，这种理论为有机的自然界提供了一个彻底的机械论。

机械论医学模式在自然哲学基础上，将医学引入实验医学时代，对现代医学发展起到重要作用。但这种医学观仅从机械论角度来解释生命活动，认为疾病是"机械故障"，而医生的任务就是修补人体这一"机器"，忽视了人的社会性和生物现象的复杂性，对人们的情感、恐惧、态度等主观感受置之不理，仍存在一定的历史局限性。

四、生物医学模式

生物医学模式（biomedical model）是建立在经典的西方医学基础之上，尤其是细菌学基础之上的医学模式。它重视疾病的生物学因素，并用生物科学理论来解释、诊断、治疗和预防疾病，以及制定健康保健制度，故被称为生物医学模式。生物医学模式是在工业化、都市化、环境污染、传染病传播以及科学技术不断发展的背景下形成的。

从18世纪末到19世纪，随着科技进步，医学研究逐渐从宏观领域转向微观领域，并达到分子水平，如显微镜的发明、细胞学说的形成。同时，传染病的传播推动了细菌学的发展。19世纪40年代，霍乱、伤寒大流行，法国化学家巴斯德（Pasteur）和德国微生物学家科赫（Koch）等人在细菌学方面进行了开拓性研究，使人们对于抗感染治疗和疾病发病机制的认识深入到细胞分子水平，奠定了疾病的细胞学病因理论。与此同时，一些医学基础学科（如生理学、解剖学、生物学、病理学、微生物学、药理学、免疫学等）也在蓬勃发展。人们开始运用生物医学的观点认识生命、健康与疾病，认为健康就是要维持宿主、环境和病原体三者之间的动态平衡，动态平衡一旦遭到破坏，就会导致患病。这种维持动态平衡的观念，又称为社会生态学模式。

从历史的发展角度来说，生物医学模式的形成和发展是一种巨大的进步，对医学发展起着重要作用。在基础医学方面，确定了生物学病因，建立了基因理论，了解了人体的免疫机制，细胞病理学成为疾病诊断的决定性标准。在临床医学方面，抗生素的发现、消毒与灭菌的应用、麻醉药的使用等，极大推动了外科学的进步。

在生物医学模式背景下，医学家致力于从生物学角度研究人类的健康和疾病问题，却忽视了人的社会性及其复杂的心理活动和主观意识，无法充分解释和有效解决当今人类健康所面临的所有问题。生物医学模式对某些疾病的心理、社会因素以及疾病引起的心理问题不能用科学观点加以解释，对解决慢性病患者的心身疾患和生命质量降低等问题更是束手无策。自20世纪60年代开始，来自医疗体系内外的对生物医学模式的质疑越来越多，如美国微生物学家杜博斯（Dubos）提出，新的健康危害不断产生，医学必须调整、改变并发现新的应对方法，以阻止疾病的发生和发展。医学界对此产生共鸣，通过更深入地了解和认识每个个体（如通过研究个体的生存环境、社会和精神状态、个人信仰等）找到治疗疾病的方法，也成为大家的关注点。医学的发展和人类健康观念的转变，强烈呼唤更加完善的医学模式。

第三节　现代医学模式

一、现代医学模式产生的背景

（一）医学发展的社会化趋势

医学模式演变的过程表明，社会发展与医学发展密切相关。医学是一种社会事业，保持健康和防治疾病，已经不是个体的活动，而是已经成为整个社会的活动。但长期以来，医学局限于个体疾病的预防和治疗，限制了其他社会系统的参与，限制了卫生服务社会化的进程。随着城市的发展，预防保健和公共卫生问题日益突出，人类与疾病斗争的过程突破了个体活动的局限性，成为整个社会关注的问题。人类活动的全球化使得严重影响人类健康的传染病和非传染性疾病跨越国界，成为全世界共同防范的问题，这种趋势加速了医学社会化的进程。人们越来越意识到人与人之间具有许多共同的健康利益，卫生一体化、全球化趋势正是这种共同健康利益作用的必然结果。

（二）疾病谱和死因谱

疾病谱是指将疾病按其发病率由高到低排列的顺序。死因谱是指将各种死亡原因按其占总死亡原因的百分比由高到低排列的顺序。

随着社会的发展及科学的进步，人们物质生活水平的提高，卫生条件的改善，以及疾病预防与医疗水平的提高，一些烈性传染病已得到有效控制，全球范围内疾病谱和死因谱发生重大变化，威胁人类健康与生命的主要疾病已从传染病转变为慢性非传染性疾病。

据世界卫生组织统计，结核病死亡率在1990—2013年下降了45%，艾滋病导致的死亡人数也从2000年的170万例降至2012年的150万例，而慢性病在全世界造成的死亡人数却在不断加大，非传染性疾病在2012年导致的死亡占全球死亡总数的68%（3800万人），比2000年的60%（3100万人）有所上升。在2000—2012年排名前十位的死亡原因中，缺血性心脏病、卒中、下呼吸道感染和慢性阻塞性肺疾病仍位居前列，而道路交通事故在2012年每天导致近3500人丧生，比2000年增加了600多人，使其成为2012年前十位主要死因之一（图2-1）。另据《2014年世界卫生统计》显示，在22个国家（均为非洲国家），寿命缩减70%以上仍是由于传染病和相关疾病所致。同时，在47个国家（大多为高收入国家），寿命缩减约90%则是由非传染性疾病和损伤造成的。100多个国家正在快速转变成为非传染性疾病和损伤致死比例更高的国家。导致过早死亡而使寿命缩减的前三位原因是冠状心脉粥样硬化性心脏病、下呼吸道感染（如肺炎）和卒中。

新中国成立以来，我国城镇居民的疾病谱和死因谱也发生了重大变化，影响人群健康的主要疾病也从传染病转变为慢性非传染性疾病（表2-1、2）。

疾病谱和死因谱的变化，突显了心理、社会因素的作用，必然会对人类健康服务的重点调整提出要求。疾病的防治不仅限于生物因素，而且需要综合考虑心理、社会、行为和环境等多种因素的影响和交互作用，采取综合性防治措施。

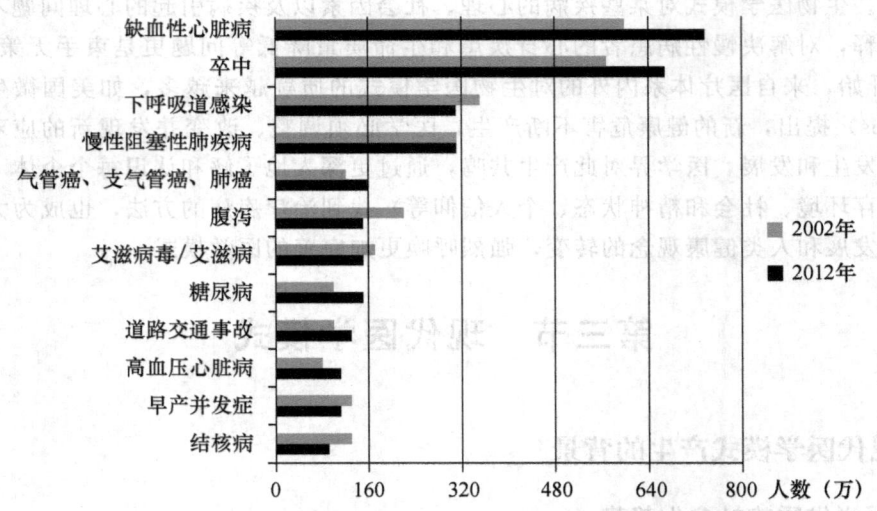

图 2-1　2000 年和 2012 年全球主要死因比较人数

表 2-1　中国部分城市居民前五位主要疾病死亡率及死因变化（1957—2013 年）

顺位	1957 年			1975 年		
	死因	死亡率（1/10 万）	构成比（%）	死因	死亡率（1/10 万）	构成比（%）
1	呼吸系统疾病	120.3	16.9	脑血管疾病	127.1	21.6
2	传染病	111.2	15.4	恶性肿瘤	111.5	18.8
3	消化系统疾病	52.1	7.3	呼吸系统疾病	109.8	18.6
4	心血管疾病	47.2	6.6	心血管疾病	69.2	11.7
5	脑血管疾病	39.0	5.5	传染病	34.3	5.8

顺位	2000 年			2013 年		
	死因	死亡率（1/10 万）	构成比（%）	死因	死亡率（1/10 万）	构成比（%）
1	恶性肿瘤	146.61	24.38	恶性肿瘤	157.8	25.5
2	脑血管疾病	127.96	21.28	心脏病	133.84	21.6
3	心脏病	106.65	17.74	脑血管疾病	125.6	20.3
4	呼吸系统疾病	79.92	13.29	呼吸系统疾病	76.6	12.4
5	损伤和中毒	35.57	5.91	损伤和中毒外部原因	39.0	6.3

资料来源：国家卫生和计划生育委员会统计信息中心

表 2-2　中国部分城乡地区居民慢性病患病率（1993—2008 年）

顺位	1993 年 疾病	患病率 (‰)	1998 年 疾病	患病率 (‰)	2003 年 疾病	患病率 (‰)	2008 年 疾病	患病率 (‰)
1	急性胃炎	16.2	高血压	15.8	高血压	26.2	心脏病	17.6
2	不详	14.7	急性胃炎	14.3	心脏病	14.3	急性胃炎	10.7
3	慢性支气管炎	13.8	心脏病	14.2	急性胃炎	10.3	糖尿病	10.7
4	类风湿关节炎	13.5	慢性支气管炎	12.9	类风湿关节炎	8.6	类风湿关节炎	10.2
5	心脏病	13.1	类风湿关节炎	11.5	泌尿、生殖系统疾病	8.4	脑血管疾病	9.7
6	高血压	11.9	泌尿、生殖系统疾病	8.3	慢性支气管炎	7.5	泌尿、生殖系统疾病	9.3
7	泌尿、生殖系统疾病	8.3	胆囊疾病	6.4	脑血管疾病	6.6	慢性支气管炎	6.9
8	胆囊疾病	5.6	脑血管疾病	5.9	胆囊疾病	5.7	胆囊疾病	5.1
9	神经系统疾病	5.5	神经系统疾病	5.0	糖尿病	5.6	神经系统疾病	4.2
10	传染病	5.3	传染病	4.8	神经系统疾病	3.9	眼部疾病	2.7

资料来源：国家卫生和计划生育委员会统计信息中心

（三）健康需求的提高

随着社会经济的发展和生活水平的提高，人们对健康的需求也日趋多样化，已不再满足于对疾病的防治，而是积极要求提高心理及生理健康水平，在延长寿命的基础上，更加注重提高生命质量。卫生服务需要随着人们的需求不断扩大服务范围，除了需要防治疾病以外，还需要包括卫生保健、心理健康服务、社会环境的优化等，这些内容突破了传统的生物医学范畴，有效推动了医学模式的转变。

（四）医学学科的融合

随着医学的发展，医学学科不断分化，从不同侧面揭示了人类活动规律和人体健康、疾病与环境的联系。同时，以综合学科为主的新学科也相继形成，如社会医学、环境医学、医学教育等。医学学科内部的融合与外部的交叉发展，打破了原有的惯性思维及医疗行为模式，以新的视角观察健康问题，对健康及疾病的理解更全面、深入。医学学科融合使得不同专业、不同学科的专家有机会共同参与医学实践。

二、现代医学模式的内容

（一）现代医学模式的形式

现代医学模式认为，作为医学研究对象的人，不仅是由各种器官、组织构成的有机体，而且是具有各种复杂心理活动的社会成员。一切不良的精神刺激，不恰当的生活方式、行为与环境因素都可能导致疾病的发生。现代医学模式认为，人类健康的维护取决于医疗技术、生态环境、文化、心理、生活方式、卫生保健政策、经济发展等多种因素的共同作用。

1. 环境健康医学模式　1974 年布鲁姆（Blum）提出了环境健康医学模式。他认为，环境因素，特别是社会环境对人的健康、精神和体质发育有重要影响，提出了生物遗传、自然环境和社会环境、行为和生活方式以及医疗卫生服务这四大因素组成的环境健康医学模式，其中自然环境和社会环境是影响健康的最重要因素。在环境健康医学模式中，自然资源、生态平衡、人口数量、社会文化、精神卫生等因素之间是相互作用、相互制约的依存关系。

2. 综合健康医学模式　20世纪70年代末，拉隆德（Lalonde）和德弗（Dever）为了进一步说明疾病发生的多种原因，对环境健康医学模式加以修改和补充，提出将卫生服务与政策分析相结合的综合健康医学模式，系统论述了流行病学与社会医学相结合的综合健康医学模式，成为制订卫生政策、指导卫生服务的理论依据。

3. 生物—心理—社会医学模式　20世纪70年代，美国学者卡尔·罗杰斯（Carl Ransom Rogers）首次提出要重视人是一个整体，除了生理因素外，心理、社会、经济等因素都对健康和疾病有着巨大影响。1977年，美国精神病学和内科学教授恩格尔（Engel）在《科学》杂志上发表了题为"需要新的医学模式：对生物医学的挑战"的文章，针对生物医学模式的局限性，提出了一个新的医学模式，即生物—心理—社会医学模式。恩格尔指出，"为了理解疾病的决定因素以及达到合理的治疗和卫生保健的目的，医学模式必须考虑到患者、患者生活在其中的环境以及通过社会策略来应对疾病的破坏作用的补充系统，即医生的作用及医疗保健制度"。这就是说，人们对健康和疾病的了解不仅包括疾病的生理（生物医学）解释，还包括患者（心理因素）、患者所处的环境（自然和社会环境）以及提供疾病治疗和康复服务的医疗保健体系。

生物—心理—社会医学模式被提出后，迅速被世界各国采纳，成为医学实践的主要指导思想。该医学模式的基本观点是人类健康的维护不仅取决于医疗技术，而且在一定程度上受生态环境、文化、心理、生活方式、卫生保健政策、经济发展等因素的影响。生物—心理—社会医学模式对生物医学模式并不是简单地加以否定，而是超越了生物医学模式，将生物医学作为一个重要部分与心理和社会因素相结合，因而能够更加科学、全面地解释人类的健康和疾病。生物—心理—社会医学模式的提出是医学发展史中的又一重大突破。

（二）现代医学模式的基本内涵

1. 现代医学模式更准确地肯定了生物因素的作用和生物医学的价值　现代医学模式在强调心理、社会因素时，是以肯定生物因素为前提的。生物因素仍然是影响人类健康最重要的因素，生物医学仍然继续在新的医学模式背景下发挥其应有的作用。心理活动的生理基础是大脑，躯体活动与心理活动相伴行，彼此相互作用。疾病既损伤机体生理过程，也导致患者不良情绪。不良情绪也会引起躯体的负性反应，甚至导致疾病。社会因素并不仅是指社会环境，它还包括个体在社会化过程中内化为个体本质的东西。社会因素对健康的影响，最终是通过个体生理及心理变化体现出来的。

2. 现代医学模式确立了心理和社会因素在医学系统中的地位和作用　现代医学模式既重视人类生命活动的生物学基础，又强调人具有社会性，其生理活动与心理活动、社会环境之间的相互依存关系，例如，心理因素对糖尿病治疗的影响、医患关系对老年患者康复的影响、严重自然灾害对儿童精神健康的影响等。

3. 现代医学模式全方位地阐述了健康观　现代医学模式的核心观念是一种多维的、立体的积极健康观，即健康不仅是没有疾病和虚弱，而且是一种身体、心理和社会适应的完好状态。在生物医学基础上，把健康与疾病问题置于社会系统中去理解，不断探索自然因素、社会因素、心理因素、行为因素等对健康的影响及作用。

（三）影响人类健康的因素

1. 遗传因素　遗传因素是理解生命活动和疾病的基础。有些疾病（如血友病、镰状细胞贫血、蚕豆病等）直接与遗传因素有关，而有些疾病（如精神障碍性疾病、糖尿病、心血管疾病和部分肿瘤）则是遗传因素与环境因素、生活方式和行为习惯综合作用的结果。

2. 环境因素　环境因素包括自然环境、社会环境和心理环境。自然环境是人类赖以生存的物质基础，人与自然的平衡、和谐是人类生存的基本前提。自然环境的破坏必然会给人类带来健康问题甚至生存危机。人类活动是以社会化形式进行的，社会环境（如政治、经济、文化、教育、婚姻、家庭、宗教信仰等诸多因素）决定个体的生活方式及生命质量，并对身心健康产生重要影响。心理环境包括个体的人格特质、应激状态下的反应模式和情绪变化等。心理因素对个体的精神健康具有决定性的作用。

3. 生活方式及行为因素　人们在长期的生活中逐渐形成特定的生活方式及行为模式。科学的生活方式是保障健康的基础，而不健康的行为和生活方式会给个人、家庭乃至社会健康带来直接或间接的危害。现代疾病及公共卫生问题大多与生活方式（如吸烟、酗酒、不合理膳食、缺乏体育锻炼等）有关。不健康的行为和生活方式是导致高血压、冠状动脉粥样硬化性心脏病（简称冠心病）、肿瘤、糖尿病等疾病的主要危险因素。

4. 医疗卫生服务因素　医疗卫生服务是防治疾病和促进健康的有效手段。医疗卫生服务资源的分配、卫生工作方针、医疗体制及卫生保健制度、技术水平和服务质量等是否符合人们的最大健康利益，都对人们的健康水平产生直接影响。

（四）现代医学模式对医学实践的指导意义

1. 对医疗卫生事业的影响　医学模式的每一次转变不仅在理论上是一次飞跃，而且深刻地影响着医疗卫生事业的发展。现代医学模式强调生理、心理和社会平衡及和谐的综合健康观，将健康的概念和涵义推到一个新的高度。在现代医学模式背景下，针对全球不断变化的卫生问题，WHO不断对全球卫生策略进行调整与完善，提出了"21世纪人人享有卫生保健"的总目标。现代医学模式使人们认识到医疗卫生工作的社会性、复杂性，应当综合运用生物医学、行为医学、社会医学和其他相关学科的研究成果，协调社会各方面的力量，为人类提供最佳健康服务。

2. 对医疗卫生服务的影响　现代医学模式对医疗卫生服务的影响涉及多个方面。

现代医学模式将治疗服务扩展到预防保健服务，从防治分家到防治结合，将医疗服务工作融入预防工作中。影响疾病的因素已经从单纯生物因素转向多元化的社会、心理和行为综合因素，采取综合性预防保健策略能够取得比单纯治疗更好的效果。在疾病防治过程中，现代医学模式倡导三级预防的理念，一级预防为病因预防，二级预防为临床前期预防，三级预防为临床期预防。近年来有学者提倡增加四级预防，即在病因预防前增加社会预防的内容，如采取综合社会措施、增加资源投入、培训相关人员和加强计划评价等主动、积极的预防策略。

现代医学模式将生理服务扩展到心理服务，在强调生理服务的重要性和必要性的前提下，特别注重心理服务、社会服务的重要性。医务人员应在新的医学模式指导下，应掌握心理服务的基本知识，在治疗躯体疾病的同时，还应了解影响患者健康的心理因素，积极开展心理护理和心理康复工作。

在现代医学模式的框架下，单纯的医疗技术服务已不能满足广大群众日益增长的健康需求。医疗人员除需掌握医疗专业知识及技术外，还应具备一定的科学研究能力、有效沟通能力、健康管理能力等。在诊治疾病的同时，应从社会学角度，善于发现人群的健康问题，指导人们改变不良的生活习惯和行为方式，开展健康指导及健康促进等社会服务工作。

现代医学模式要求，医疗卫生服务应从传统的封闭式院内服务逐步扩展到医院外的社区服务，提倡开展以人为中心、以家庭为单位、以社区为范围的全面、综合、连续的健康服务。如大力培养以全科医生为主的社区卫生服务人员，深入社区开展预防、医疗、保健、康复、健康教育、计划生育"六位一体"的社区卫生服务，为居民提供方便、快捷的卫生保健服务。

3. 对临床医疗工作的影响　在传统生物医学模式的影响下，临床医生只注重从生物学角度分析病因，治疗过程中"只看病不看人"，忽视了社会和心理因素的影响，在一定程度上阻碍了医学的进步。现代医学模式要求医生在了解疾病发生和发展的同时，应从患者的社会背景和心理状态出发，对患者所患疾病进行全面分析和诊断，从而制订有效的、合理的治疗方案。古希腊名医希波克拉底说过，"知道是什么样的人患病比知道这个人患的是什么病更重要"，这句话至今对于临床医务工作者仍具有重要的启迪作用。

4. 对预防医学的影响　预防医学的主要任务是对致病因素采取措施，预防疾病的发生。现代医学模式对预防医学理论与实践的拓展起到了积极作用，强调预防保健工作要注重生物、物理、化学等自然环境因素的作用，同时更不能忽视心理、行为以及社会因素对人群健康的影响，提倡把生物学预防和医学预防扩展到社会预防和心理预防。在现代医学模式背景下，预防医学领域提出了三个重要的"高危"概念，即高危环境、高危因素、高危人群。对高危环境、高危因素、高危人群进行深入研究，并做到有效控制和管理，可降低人群发病率和死亡率，提高人群健康水平和生命质量。

5. 对医学教育的影响　传统医学教育着眼于认识生物体的结构、功能及疾病的发病机制，忽视了心理、环境和社会因素对机体健康的影响。新的医学模式的形成对医学生的培养提出了更高要求。医学生应具有社会责任感和科学献身精神，既需要学习自然科学知识，也需要学习人文知识。医学教育应在重视传统医学专业学科教育的基础上，开展心理学、社会学、人文学等诸多学科教育，加强医学生全面型素质的培养，加强医学生人文素养的提升，加强医学生综合能力及创新能力的培养。随着卫生服务范围的扩展，以"全人照顾"为理念的全科医学应运而生。全科医生的培养应成为医学教育的一项重要内容，也是当今我国医药卫生体制改革的重要举措之一。

第四节　生物—心理—社会医学模式的健康观

健康观是建立在一定医学模式基础上的对健康和疾病的本质认识，并随着医学模式的转变而发生相应转变。

一、消极健康观

在生物医学模式背景下，人们认为患病便失去了健康，治愈疾病即又恢复了健康。这种"没有疾病就是健康"的观念是传统的健康观。健康被简单地定义为没有症状和体征，仅以医生判断和躯体生理功能检查结果作为健康与否的评价指标，因技术的局限性，对健康问题难以做出准确判断。对健康的界定面临两难困境，如早期肿瘤患者无临床症状和体征会被误认为"健康"，医生往往对个体主诉不适而临床检查结果正常的患者无能为力。实际上，没有疾病不一定就是健康。传统健康观不仅没有解释"健康是什么，疾病是什么"，而且忽略了疾病和健康之间的过渡状态，忽略了心理和社会因素对健康造成的影响，淡化了维持健康、预防疾病的社会责任，因而是片面、消极的，即消极健康观。

二、积极健康观

随着社会的发展和医学模式的转变，人们对健康、疾病和治疗的认识更为全面、深入。人们对健康的要求，已经不再仅仅是治愈疾病，而是要改善和控制影响健康的多种因素，达到综合防治的目的。1948年，WHO将健康定义为："健康不仅仅是没有疾病和虚弱，而是躯体、心理和社会适应的完好状态"。这一定义从生物学、心理学和社会学三个维度界定健康，在肯定人的自然属性的同时，强调了人的社会属性。因此，这一新的健康观被认为是积极的健康观。从生物学角度看人的健康，主要是检查器官功能和各项指标是否正常；从心理学角度观察人的健康，主要是评价有无自我控制能力，能否正确应对外界刺激，是否处于内心平和的状态；从社会学角度衡量人的健康，主要是评价个体的社会适应能力、生活及行为模式、人际沟通能力及社会功能等。

三、健康与疾病概念的扩展

健康观是医学模式核心观念的体现。随着医学模式的转变，有关健康与疾病的概念也不断衍生、扩展。

1. 健康与疾病的相对概念　所有生物体都有可能患病，都要经历生长、成熟、衰老和死亡的过程。因此，可以将健康与疾病视为一个连续不断的统一体，良好的健康状态为一端，死亡为另一端，每个人都处于健康和疾病这个连续统一体之中的某一位置，且状态不断地发生动态变化。

2. 亚健康状态　这是近年来国际医学界提出的新概念，是指人的机体虽无明显患病的症状和体征，但呈现出活力降低、适应能力减退的一种异常生理状态。亚健康状态由机体的生理功能减退和代谢减慢所致，是介于健康和疾病之间的一种"第三状态"或"灰色状态"。所有躯体、心理上的不适应以及在相当时期内难以确诊的病症，都可以归属于亚健康状态。亚健康状态具有发展成多种疾病的潜在可能性，故及时发现引起亚健康状态的可能原因，早期预防、阻止亚健康状态向疾病状态转化，并及时发现亚健康人群中隐匿存在的早期疾病患者，是预防医学和临床医学的又一个艰巨任务。

3. 亚临床状态　亚临床状态又称为无症状疾病，是指在疾病的早期阶段，机体尚未出现临床症状和体征，但存在生理性代偿或病理性反应的临床检测证据。"亚临床状态"和"亚健康状态"都是个体在健康和疾病这个演变过程中处于无明显临床症状或体征的阶段，然而机体生理功能已经处于疾病的临界或早期阶段。积极开展对"亚健康状态"和"亚临床状态"的研究，对于促进临床医学和预防医学的发展，提高人群健康水平具有重要意义。

（马俊红　续岩）

第三章 社会因素与健康

随着医学的不断发展,生物—心理—社会医学模式逐渐被医学界接受。人们认识到健康不仅受到生物学因素和心理因素影响,而且还受到社会因素的影响。各个层面的社会因素都会对人类的健康产生影响,并且随着社会的发展,社会因素对人类健康的影响会越来越大,甚至逐渐居于主导地位。社会医学就是从社会学的角度出发来探究医学和卫生问题的一门交叉学科,通过分析社会因素与健康和疾病之间的关系,了解背后的作用规律,从而全面认识人类健康的影响因素,制订相应的社会防治措施,全面增进人类健康。

第一节 概 述

一、社会因素的内涵

在生物医学模式的影响下,人们认为疾病是由于生物因素引起的,随着医学研究进展,对于疾病病因的认识也更加全面。随着人类社会的快速发展,疾病谱也发生变化,很多疾病的发生、发展更多地受到心理、环境、行为和生活方式等因素的影响。WHO对于健康的定义也说明了健康不仅仅是身体上没有疾病,还包括心理和社会功能的完好。在当代社会,经济发展迅速,生活节奏明显加快,生活压力与日俱增,亚健康的普遍存在以及各种身心疾病,甚至是精神病都源于社会环境。人们的健康水平与其所处的社会生活环境密切相关,主要包括个体所处的社会地位和所能支配的社会资源。人不仅是自然人,更重要的是社会人,其特有的社会属性要求其必须进入社会体系,适应社会需要,而在这个过程中各种社会因素对其疾病和健康的发生、转归和防治都具有重要作用。

社会因素(social factors)是指社会的各项构成要素,包括环境、人口、文明程度(政治、经济、文化等)。社会因素包括两个方面,即自然环境(主要是指次生环境)和社会环境。自然环境(physical environment)又称物质环境,包括还没有受到人类影响的、天然形成的地理环境,即原生环境,以及已经受到人类影响而形成的生产和生活环境,又称为次生环境。社会环境(social environment)又称非物质环境,是社会因素的主要方面,包括一系列与社会生产力、生产关系有密切联系的因素,即以生产力发展水平为基础的经济状况、社会保障、人口、科学技术等,以及以生产关系为基础的政治、文化、社会关系、卫生保健等。综上所述,社会因素包含的内容极其广泛,涉及方方面面(图3-1)。

为了明确社会因素对于健康问题的作用机制,2005年WHO在李钟郁博士的提议下成立了健康社会决定因素委员会(Commission on Social Determinants of Health, CSDH)。该委员会专门组织了一批有丰富工作经验的相关专家,搜集大量的资料研究及分析社会因素与健康之间的关系,明确了"健康社会决定因素"(social determinants of health, SDH),即在那些直接导致疾病的因素之外,由人们的社会地位和拥有的资源所决定的生活和工作环境及其他对健康产生影响的因素。健康社会决定因素被认为是维持健康和导致疾病的根本原因,包括人们从出生、成长、生活、工作到衰老的全部社会环境因素(如收入、受教育水平、职业、饮水和卫生设施、居住条件等），它也反映了人们在社会结构中的阶层、权利和财富的不同地位。在 WHO 的健康社会决定因素概念中，最核心的理念是健康公平。更值得一提的是，该委员会还开展了各项健康促进行动来促进健康公平，这为全世界各个国家提高全民健康提供了非常多的可借鉴的具有指导意义的干预策略，包括在全球范围内搜集证据支持各个国家决策、建立全球知识网络、推动国家行动和国际合作等。2008 年，CSDH 发布了最终报告《用一代人时间弥合差距》，该报告呈现了完整的健康社会决定因素框架，并对已经开展的世界范围内有代表性的促进健康公平的行动总结提出了各个领域可操作性强的各项指导意见。

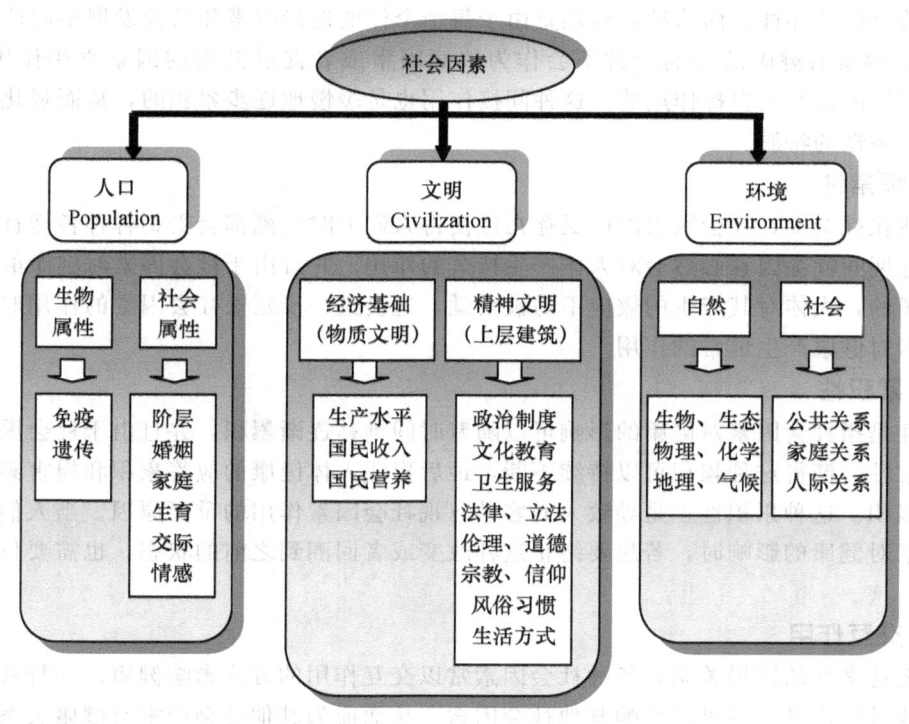

图 3-1 社会因素的框架

二、社会因素影响健康的基本规律和特点

由于人体的极度复杂性，我们在研究各个因素与人体健康之间的关系时发现，这种因果关系不是简单的单因单果联系，而是呈现出非常复杂、多元的因果联系（图 3-2）。这种复杂、多元的因果关系在社会因素对健康的影响中更加明显，这使得人们在探究社会因素对应的健康问题时常常有种无力感，因为千丝万缕的因果联系构成了社会因素和健康之间复杂的网络。尽管这种复杂的因果网络容易桎梏人们对社会因素作用的研究，但是社会因素对健康的影响还是有其基本的规律可循的。

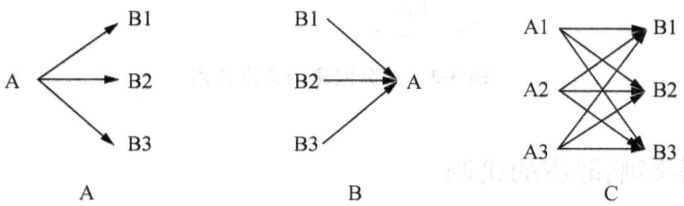

图 3-2 社会因素与健康之间的关系

(一) 非特异性和泛影响性

社会因素对健康的非特异性和泛影响性是指一种社会因素不仅对人体某个器官及其功能有靶向作用，而且还会导致全身多个器官及其功能发生变化，即具有发散性作用。虽然某些社会因素会靶向有益于或损害某个器官及其功能，但是这种特异性也是相对的。其原因包括：

1. 社会因素对健康的影响具有非常明显的重叠性，由于社会因素广泛地存在于人们的生活中，所以每一种社会因素难以显示出其特异的作用。

2. 不同的个体对于同样的外界环境刺激的反应不同，使得社会因素对健康的影响结果呈现出明显的个体差异性，而这种差异性是由于每个个体的遗传因素和后天发展不同造成的。

3. 社会因素对健康的影响通常不会作为致病因素或者促进健康的因素直接作用于人体，而是通过其他因素间接发挥作用的。这种间接作用也是缓慢地逐步累积的，从而强化了其非特异性和泛影响性的特质。

(二) 恒常性

人生活在社会中，社会因素的广泛存在性使得人们无时无刻都会受到各种各样社会因素的影响，在这期间社会因素必然会对人体产生持久的作用。并且由于社会因素对健康的影响是无形的、缓慢的，人体对其产生的效应不易被察觉，这会进一步延长社会因素的作用时间，从而使社会因素对健康产生恒常的作用。

(三) 累积性

累积性是指社会因素对健康的影响可以随着时间推移逐渐累积，并且由于社会因素对健康作用的恒常性，使得这种累积可以持续不断，最后形成人体健康的应答累积和损害累积或者健康效应的累积。这种累积性正是导致人们容易忽视社会因素作用的重要原因。当人们主观感受到社会因素对健康的影响时，若想要终止这种改变或者回溯到之前的状态，也需要付出长时间的努力。

(四) 交互作用

鉴于上述多元的因果关系，各种社会因素常以交互作用的方式影响健康。一种社会因素除可影响机体健康以外，还可以影响其他社会因素，从而成为其他社会因素与健康关系之间的中介因素（图 3-3）。

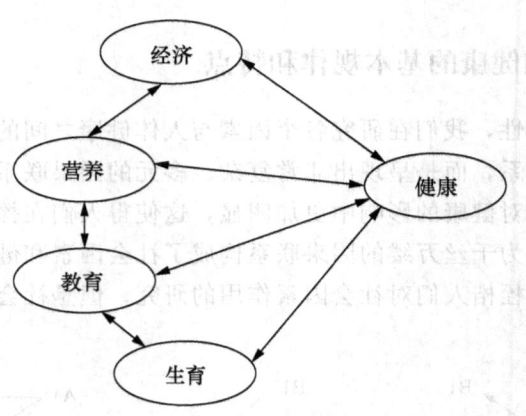

图 3-3 社会因素的交互作用

三、社会因素影响健康的机制

社会因素通过两种机制影响健康，一是生理机制，二是社会机制。

(一)生理机制

社会因素影响人体健康的生理机制是指其通过心理感受这一中心环节起作用。具体路径为人的感知系统接收社会因素的信号,经过中枢神经系统的调节和控制,形成心理折射,从而产生心理反应及行为、社会适应和躯体功能的变化(图3-4)。

1. 感、知觉系统 感、知觉系统是社会因素作用于人体的门户,由眼、鼻、舌、触、运动等感觉器官及相应的神经系统组成。外环境的所有刺激,包括社会因素,必须通过感、知觉系统的接收和知觉才能发挥作用。由于感、知觉系统对社会因素的刺激没有生物、物理、化学等因素刺激敏感,所以人们容易忽视社会因素对健康的重要作用。当充分认识社会因素对健康的影响,结合知觉系统的特点,可以避免社会因素的有害刺激,或者促进其有益于健康的刺激。

2. 神经-内分泌-免疫系统调节网络 神经-内分泌-免疫系统常作为社会因素作用于人体健康的中介因素而发挥作用。当人体接受刺激和形成心理反应之后,神经系统、内分泌系统、免疫系统开始运作,产生"中介物质"或者引起"中介物质"变化,从而形成调节网络,这里的"中介物质"包括生物电、神经递质和激素等,最终引起躯体功能的改变。

3. 中枢神经系统 中枢神经系统即人体的大脑,是社会因素作用于人体健康整个过程的指挥官,起到全程控制的作用,这种控制作用于整个流程的每一个具体细节。由于大脑的调节和控制作用,使得社会因素对人体的影响呈现多样性,即同样的社会因素刺激会产生不同的健康结果。而这种控制主要通过调节内分泌功能实现的,在这个过程中社会化程度也会影响刺激的结果。需要特别提到的是社会化(socialization),是指个体在特定的社会文化环境中,学习和掌握知识、技能、语言、规范、价值观等社会行为方式和人格特征,适应社会并积极作用于社会的过程。社会化程度决定了人们在面对社会生活中各种环境刺激时的承受能力以及所采取的应对手段。

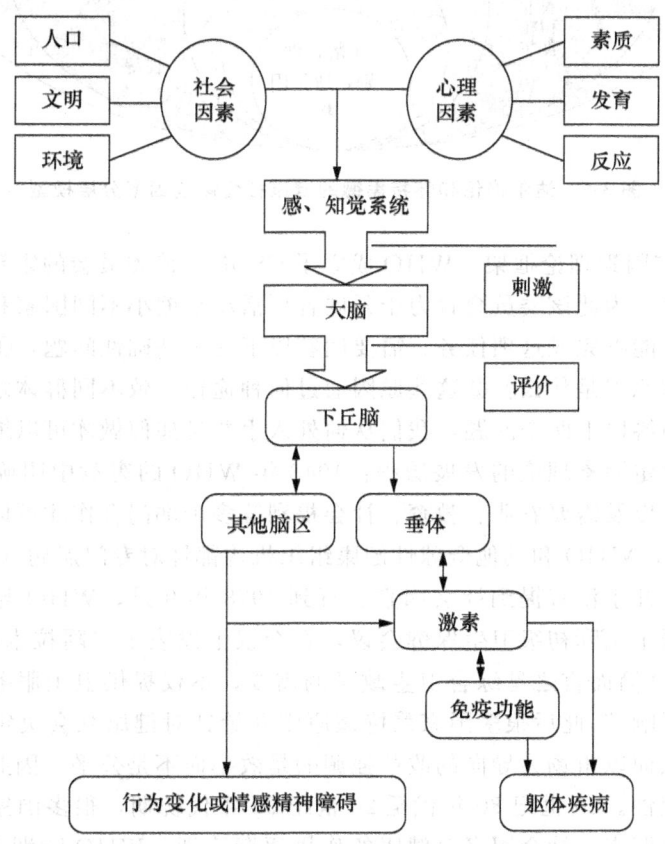

图 3-4 社会因素作用健康的生理机制

(二)社会机制

1. 经典模型　随着医学模式的逐渐转变,人们对于健康的理解更加深入。健康是一个复杂的现象,受到多方面因素的影响。近几十年,国际上对于促进健康的理解从狭隘地将其归因为基于技术的医疗手段和公共卫生干预,发展到认为它是一个社会现象,并且需要更加复杂的多层次政策行动,甚至从公平的角度来理解健康的影响因素。

相关的学者通过对社会因素影响健康的机制进行研究,提出了一些理论模型,业界普遍公认的经典模型为达尔格伦(Dahlgren)和怀特黑德(Whitehead)在1991年建立的健康社会影响因素的分层模型(图3-5)。模型中由内而外分别代表个体健康的主要影响因素以及这些因素的更深层次诱因。第一层为不同的个体因素;第二层为个体行为和生活方式,如吸烟、酗酒等;第三层为社会和社区网络,例如社会支持对健康的影响;第四层为社会结构性因素,包括农业和粮食生产、教育、工作环境、生活和工作条件、失业、水和卫生设施、卫生保健服务、住房等;第五层为宏观因素,如社会经济、文化和环境。模型体现的影响路径为外层的因素影响内层因素。

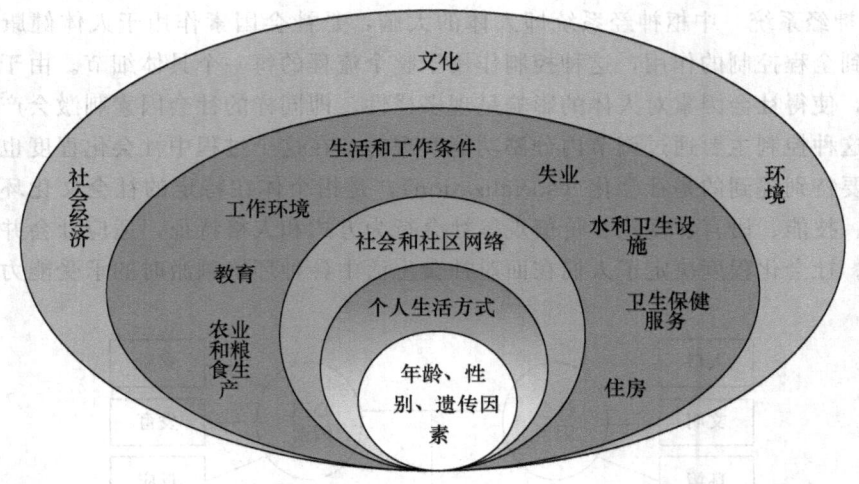

图3-5　达尔格伦和怀特黑德的健康社会影响因素分层模型

2. 健康社会决定因素理论框架　WHO成立了CSDH,该委员会的宗旨是通过多方面的努力促进全球健康公平,为此该委员会致力于开展各项活动来缩小不同国家和不同社会群体之间的健康差距。而为了能够完成这项任务,需要回答以下三个基础性问题:①导致不同社会群体之间健康差距的根本原因是什么?②这些原因通过何种途径导致不同群体之间呈现如此巨大的健康差距?③为了回答以上两个问题,我们从何处入手并且如何做才可以缩小健康不平等?

(1)健康社会决定因素理论的发展历程:1948年WHO的宪章中明确提到了社会和政治因素对健康的作用,以及需要农业、教育、社会福利等多个部门合作才可以促进健康。然而在20世纪50—60年代,WHO和其他全球性健康组织机构都针对专门疾病(如传染病等),强调医学技术的重要性,几乎没有提到社会因素。直到1978年9月,WHO与联合国儿童基金会在阿拉木图共同召开了国际初级卫生保健会议,在会议上发表了《阿拉木图宣言》,其中强调了社会因素的作用,"简而言之是综合卫生政策的需要,不仅提供卫生服务,也重视社会、经济和政策对健康的影响。"此后很多国家秉持该原则开始针对健康社会决定因素的多部门间合作进行各项行动,然而以市场为导向的改革强调的是效率而不是公平,因此经常减少弱势群体医疗卫生服务的可及性。20世纪80年代至20世纪90年代初期,很多国家开展了一系列关于健康不公平的全国性调查,社会因素对健康的作用逐渐清晰。WHO欧洲办公室在20世纪90年代早期开展的各项重要工作为健康公平奠定了新的概念性基础,"健康社会决定因素"这一词汇开始被广泛应用起来。20世纪90年代末到21世纪初,健康公平和健康社会决定因素已经被很多国家接受。2003年李钟郁博士接任WHO总干事,他承诺促进健康公平和社会公正,并重新让世界认识到健康的价值。在2004年世界卫生大会上他首次提出成立CSDH的设想,并断言"旨在减少疾病和拯救生命的干预项目必须考虑到健康的社会因素才会获得成功"。2005年3月在智利宣布CSDH成立的演讲中,李钟郁博士强调该委员会将在2008年纪念阿拉木图会议13周年的会议上发布该委员会的报告,并将其写进WHO宪章中。

(2) 健康社会决定因素的内容:2008年,WHO健康社会决定因素委员会提交的最终报告《用一代人时间弥合差距》中提出了健康社会决定因素概念框架(图3-6),该框架对各种健康社会因素进行整合,并讨论了如何利用健康社会决定因素的理论来解决全球性的健康问题。在这个报告中,将影响健康的社会决定因素分为日常生活环境和社会结构性因素。

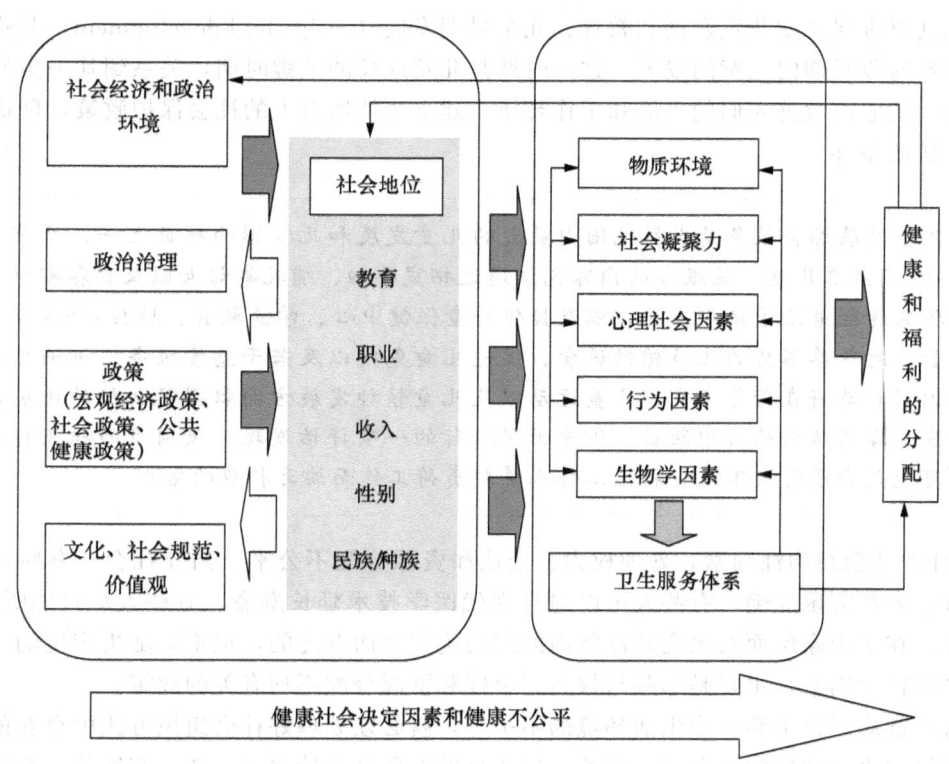

图3-6 健康社会决定因素概念框架

1) 日常生活环境:日常生活环境(daily living conditions)是指人们出生、成长、生活、工作以及衰老的环境,包括两部分:第一部分为物质环境、社会凝聚力、心理社会因素、行为因素和生物学因素;第二部分为卫生服务体系。日常生活环境因素内部的这两个部分之间彼此相互交叉作用。

2) 社会结构性因素:社会结构性因素(social structural drivers)是指决定日常生活环境的结构性因素,体现了权利、财富和资源的不同分配方式。该因素分为个体层面和宏观社会层面两个层次的因素,前者包括社会地位、教育、职业、收入、性别、种族和民族;后者是指社会政治和经济环境,包括政治治理、宏观经济政策、社会政策、公共健康政策、文化和社会规范和价值观。个体层面和宏观社会层面的各个社会因素之间互相影响。

从上述的概念框架中可以看出社会因素对健康和健康公平的作用路径为:社会结构性因素决定了人们的日常生活环境,继而对健康和福利分配产生影响。其中,卫生服务体系作为日常生活环境因素的一部分发挥作用之外,还会单独对健康和福利的分配产生较大的影响。反过来,健康和福利的分配也会作为原因影响社会的结构性因素,从而构成一个大的循环体系。

(3) 健康社会决定因素概念框架行动原则：根据上述概念框架，WHO 健康社会决定因素委员会提出了促进健康公平的几项行动原则。

1) 改善日常生活环境：由于社会组织方式上存在不公平现象，因此社会内部以及不同社会之间人们享受生活和健康的程度不一致。这种不公平体现在儿童早期和就学环境上，体现在就业的性质和工作环境上，以及建筑环境状况上和所处自然环境的质量上，这些环境的性质决定了不同群体的不同物质条件、心理/社会依托以及行为举止，进而决定了不同群体受到健康不良问题的影响程度。社会分化也造成了不同阶层获得和利用卫生保健的机会不同，从而造成在改善健康和福利、预防疾病、促进康复等方面的不公平现象。

为了减少这些因素对健康的影响，需要改善人们的日常生活环境，即改善人们出生、成长、生活、工作以及衰老的环境。具体来说，要改善妇女和少女的健康和福利及其子女的出生环境，尤其要重视早期儿童发展和教育。儿童早期发展（early child development）是指从胎儿时期到 8 岁这段时期内儿童的发展。这一时期是儿童成长的关键时期，关系到其一生的健康状况。此外，还应该改善人们的生活和工作环境，建立支持所有人的社会保护政策，创造获得美满老年生活的条件。

> 儿童发展综合服务是世界范围内最大的儿童发展和儿童影响项目之一，目前覆盖了 3000 万余名儿童。该服务的内容包括通过拓宽孕妇、哺乳期妇女以及青春期少女获得食物的途径来给予她们支持，以及提供儿童保健中心、学前教育、监控 0～5 岁儿童的成长，对营养不良的儿童辅助进食，促进儿童免疫以及若干急诊服务。该项目中的某些国家和政府在营养不良、儿童运动以及儿童精神发展方面取得了积极的进展，贫困村庄更容易从该项目中获益。但是世界银行的一项评估发现，该项目的积极作用不大，可能是由于资金不足、社区工作人员超负荷工作而缺乏相应的培训。

2) 针对社会结构性因素，处理权力、金钱和资源分配不公平：当今社会，有些人生活很富足，有些人却穷困潦倒，有些人可以通过现代医学技术延长寿命，有些人却只能听天由命。这些广泛存在于国家层面乃至全球范围内的问题绝非生而有之的，也不是随机产生的，其背后有着深刻的社会因素，主要是那些与权力、金钱和资源分配不均有关的政策。

要解决健康不公平和日常生活环境的不平等，就必须处理好社会组织方式中存在的诸多不平等，如男女之间性别的不平等。因此，应在足够的资金支持之下，建立有诚信、有能力的强大的公共职能部门。这就要求强化政府力量，更需要强化治理，包括制定法律、拓宽空间、支持公民社会、支持私立部门承担责任、支持社会各类群体公共利益达成一致，并重视集体行动的价值。在当今全球化的社会中，达到公平治理这一要求从基层社区到全球机构都同等重要。一个更关注健康公平的社会也势必是一个挑战权力关系不平等的社会，它通过保证公平参与、保证所有声音都能在决策过程中被倾听和被尊重来促进健康公平。接纳度的增加需要社会政策、法律、机构和相关项目来维护，同时也需要个体和群体对自身需求和利益的表达，这种表达体现在政策的发展和制定过程中。此外，它还要求公民社会的积极参与和社会行动的有效开展。很显然，社区和公民社会健康不公平不能被忽视，也不能游离于政府确保物质和社会利益公平分配的职责之外。这其中，自下而上以及自上而下两个途径都很重要。

应以政府最高标准为健康和健康公平建立责任制，并通过所有政策确保它们的一致性。得到卫生部门的权力，即通过社会因素概念框架，通过政府和程序化的卫生部门职能，加强政府在支持社会决定因素方面的监督作用。加强公共筹资。为健康公平筹集更多国际资金，通过健康社会决定因素概念框架对增加的资金加以协调。公平配置政府资源。评估国际、国内的经济协定和政策制定对健康和健康公平的影响，并将评估作为一项长期制度坚持执行。加强政府在提供健康相关基本服务（如清洁饮用水、市政卫生）中的突出作用，加强对影响健康的产品（如烟草、酒精等）和服务的管理。在社会结构性因素中消除性别偏见，这些社会结构性因素包括法律的制定和执行、组织行为的方式、干预措施的设计以及国家衡量经济贡献的方法。设计并资助缩小教育和技能差距的政策、项目，以更好地支持妇女参与经济活动。解决性与生殖健康问题，使其成为全民享有的权利。在攸关社会运行，特别是在对健康公平产生影响的决策过程中，应当公平地分配表决权，做到给所有的社会群体赋权。加强公民社会的组织和行动能力，以便提高全社会对政治和社会权利影响健康公平的认识。让健康公平成为一项全球发展目标，通过采纳健康的社会决定因素框架来加强多边发展行动。加强 WHO 在健康社会决定因素全球行动中的领导力，将健康社会决定因素制度化，作为一项基本原则贯穿到 WHO 各个卫生部门和国家项目中去。

3）评估和解决问题，加强行动的影响力：一个关注健康和健康公平的社会，势必重视其全体公民的生存与健康。因此这个社会首先会评估健康和健康公平相关问题的严重程度以及背后的原因，然后根据评估结果制定解决政策和规划项目，达到全民健康福利最大化的目的。当今世界每天都在迅速变化，因此我们很难去预测这些社会因素对健康的影响，要制订有针对性的措施，就必须首先建立相关的数据搜集体系，进行日常监测，并收集针对健康不公平问题和健康问题的社会决定因素，建立有效的运行机制，确保按时并正确建立监测数据库，在这些数据基础上制订更有效的根本措施。从 1997 年艾奇逊调查起，英国卫生部就开始关注健康不公平现象以及健康社会决定因素，并将其纳入日常监测中。相关调查涵盖各个社会阶层的健康状况以及许多社会决定因素的相关数据，包括卫生体系、卫生保健的使用、物质环境、就业情况以及社会和经济政策等。此外，要让更多的人了解健康的社会决定因素，使其更深入地理解社会决定因素如何影响人群健康，这种理解的程度直接与相关项目能否顺利开展有直接关系。WHO 应该加强其在国际、国内和地区层面的能力建设，通过加强对健康公平政策的影响力和提供有关健康社会决定因素的技术支持来巩固自身的引导作用。为了达到上述目的，充分分享全球范围内有关于健康社会决定因素以及健康公平的研究成果尤为重要。

健康相关数据与健康相关政策

南非是数据统计最为完整的国家之一。由于缺乏有关死亡原因的可靠数据，南非政策曾经一度很落后。随着对人口时间现有数据使用能力的提高，国家政策和实施项目的内容发生了相应的变化。在 21 世纪初期，南非有关人口时间的数据清楚地表明，成人死亡率显著上升。然而由于死亡原因相关数据的缺失，那些原本就对艾滋病危害性持怀疑态度的政府得以继续质疑艾滋病对南非的影响力。开普敦参与的有关死亡原因（尤其是艾滋病和谋杀案）的现状分析，使人们认识到地方数据对当地政府决策的重要作用。

第二节　社会经济因素与健康

健康既是人的安身立命之本，同时又是福利或幸福的首要内容。社会经济活动是人们最常参与的日常活动之一，因此，社会经济是影响健康的最重要的社会因素之一。社会经济因素与健康之间关系紧密，这是因为社会经济因素是人群健康的根本保证，反过来只有尽可能地保证人群的健康水平，才能够更好地从事社会经济活动，社会才能够持续发展。

一、经济发展水平与健康

经济是最重要的社会因素之一,经济的飞速发展为维持和促进健康提供了物质的可能性,在丰富的物质经济基础之上,开展维护人群健康的各项医疗卫生活动将会事半功倍。而人群健康水平的提高为经济发展提供了生产力的保证,促进更多经济活动发展,从而创造更多社会财富,因此,经济发展与健康之间呈现互为因果、彼此联系、相互促进的交互作用关系。

(一) 经济发展对健康的促进作用

经济发展决定健康的发展,是维护和促进健康的基础性因素,良好的经济发展可以明显改善人们的生活水平和生命质量,从而促进健康水平的提高。经济收入高的国家,生产力水平高,科学技术先进,总体经济居于世界领先水平,人均国民生产总值高,人们的生活和工作条件、卫生状况及人们享有的医疗卫生服务水平都处于领先地位。此外,完善的社会保障体系以及教育的普及为人们高质量的生活提供了保证,相应的人群健康水平高于低收入国家(表3-1)。全世界范围的统计资料表明,随着第二次世界大战之后世界各国经济的迅速发展,生物技术不断进步,全世界人口的平均期望寿命从1950年的48岁延长到2000年的67岁,在短短的50年时间内有了很大的提高。而中国人的平均期望寿命则从1950年的38岁延长到2000年的71岁。随着中国成为世界第二大经济体,中国人期望寿命预计在2015年将达到74.5岁。从地区跨度看,不同经济水平的国家之间,健康水平也存在显著差异。与发达国家比较,发展中国家人群的健康状况则要差得多。而经济发展对人群健康的积极影响主要与以下几个方面的作用相关。

表 3-1　2013年世界不同收入水平群组国家居民健康指标情况

经济收入分组	出生期望延长寿命(岁)	60岁期望延长寿命(岁)	出生健康期望寿命(岁)	新生儿死亡率(‰)	婴儿死亡率(‰)	5岁以下儿童死亡率(‰)	成人死亡率(‰) 男	女
高收入	75	20	70	3.5	5.3	6.3	135	66
中上收入	68	18	66	9.7	15.6	19.6	139	89
中低收入	59	16	57	27.1	44.0	59.0	236	160
低收入	53	16	53	28.2	52.9	76.3	264	219

注:①新生儿死亡率:每1000名活产新生儿死亡数;②婴儿死亡率:每1000名活产婴儿1岁死亡的概率;③5岁以下儿童死亡率:每1000名活产婴儿1~5岁死亡的概率;④成人死亡率:每1000名15~60岁人口死亡的概率

1. **经济发展提高人们的物质生活水平**　衣食住行是人们生活最基本的物质需求。充足的食物营养、安全的饮用水、舒适的服饰以及可以遮风避雨的住房是维持健康的基本需求。为了满足这一需求,必须以经济收入作为基础。经济的发展以及收入的增加可促进物质生活条件和劳动条件的改善,有利于维护和促进居民健康状况以及生命质量。

2. **经济发展为增加卫生资源投入提供保障**　医疗卫生的投入和服务受到国家经济水平的制约,经济的发展可以使医疗卫生的投入增加,包括使医药卫生相关的教育和科研投入,以及医院、社区卫生服务中心、各级疾病预防控制中心等人力、物力和财力投入增加。这些方面的投入增加为预防控制和治疗疾病创造了必要的物质条件。例如医药卫生相关专业人员培养力度加大、相关科学研究的深入及转化、各级医疗卫生机构医疗技术的改善和设备的增加等,这都依赖于经济的发展。值得一提的是,经济发展有利于增加对公共卫生的投入力度,公共卫生对于群体健康的维护有更重要的意义。随着我国经济的发展,我国对乙型病毒性肝炎的防控措施发生了显著变化,1992年将乙肝疫苗纳入了儿童计划免疫管理,而在2002年实现了对儿童免费的乙肝疫苗计划免疫，2005年实现了新生儿的乙肝疫苗免费接种。2013年WHO发布的《世界卫生组织会员国预防和控制病毒性肝炎全球政策报告》中强调了中国作出的这一正确决策，这个决策使得中国5岁以下儿童慢性乙型病毒性肝炎感染率从近10%降至1%以下。

经济发展对卫生资源投入有利的另一个表现是医疗保险投入增多以及覆盖范围扩大。随着我国经济飞速发展，国家对医疗保险投入力度开始加大。以新型农村合作医疗为例，该制度从2003年在试点运行以来，无论是筹资力度还是覆盖面都有了较大的提高，政府承担了大部分责任，这些都得益于经济收入的不断增长。原卫生部2012年发布的《新农合工作2011年进展和2012年重点》中指出，2012年人均筹资达到300元左右，其中各级政府财政补助标准达到每人每年240元；截至2008年底，全国开展新农合的县（区、市）已经达到2729个，基本覆盖农村居民；截至2010年底，累积33.52亿人次享受新农合报销补偿待遇，新农合有力缓解了农村居民的疾病负担，真正促进了农村居民健康水平的提高。

此外，经济发展还会推动其他条件（如基础设施和教育等）社会因素来间接促进健康水平的提高。

虽然经济发展对健康具有上述众多促进作用，但是盲目地快速发展经济往往会造成其他的负面效应，从而对健康带来消极影响。

（二）经济发展带来的负面效应

1. 现代社会病　随着经济迅猛发展，人们的生活水平得到显著提高，但是相应健康意识的提高并没有与经济的发展接轨，因此导致人们高蛋白质、高脂肪食物摄入迅猛增加，同时却伴随体育锻炼不足，人们正在逐渐由运动状态的体力劳动者向安静的伏案状态的脑力劳动者方向转化，致使整个人口中出现了以脑力劳动者为典型的"肌肉饥饿"、运动不足等现象，明显改变了人们正常的适应能力，从而使糖尿病、高血压、肥胖症、高脂血症等所谓的"富贵病"发病率日益增高。此外，受经济和科学技术发展的影响，人们的生活和休闲方式发生根本改变，空调病、电脑综合征、网络成瘾等因现代电子产品的应用而产生的"现代社会病"已经逐渐成为威胁人类健康的新问题。

2. 环境问题及恶化　现代经济的发展主要以能源消耗为主，随着盲目围湖造田、毁林开荒、工业废品排放等，在创造财富的同时也造成了诸如干旱、沙漠化、水土流失、石油污染、核泄漏、酸雨、河流大气污染等生态环境问题，人类活动中大量污染物排入环境，影响自然的自净能力，降低了生态系统功能，给人类的健康带来了新的隐患。在过去100年中，全球近一半湿地消失；水坝等设施切断了全球近60%的主要河流，导致20%的淡水鱼灭绝或接近灭绝；全球近一半森林消失，热带雨林砍伐正在以惊人的速度上升，90%的树种处于灭绝的危险边缘；捕鱼活动严重泛滥，70%的鱼类数量在不断减少。过去50年中，2/3的农业用地土质大幅度下降，1/3的原始森林被开发成农业用地，大规模环境的破坏与污染导致了人们健康的丧失，各类疾病的大爆发。例如1984年印度博帕尔农药厂发生异氰酸甲酯泄漏，造成了严重污染，导致该市80万人口中有52万人发生不同程度中毒，其中5万人失明，2500人死亡。1986年发生切尔诺贝利核电站核泄漏事件，当地放射性污染水平是正常允许量的1500倍，共有25万人不得不从周围污染区紧急撤离，危害至今还存在。

3. 不良生活方式　新中国成立前后二三十年困扰我国居民的主要健康问题是传染病及营养不良。随着经济发展，人们生活条件得到了极大的改善，环境卫生、卫生服务等水平均得到明显提高，疾病谱也随之发生了变化。由于物质条件快速提高，以及受西方国家饮食模式的影响，由不良生活方式（如吸烟、酗酒、吸毒、不良饮食习惯、静坐生活方式等）引发的各类慢性病成为疾病谱中的主要角色，甚至成为我国居民的主要死因。

4. 心理压力突出　随着经济的发展和科技的进步，劳动生产率显著提高，现代生活和工作节奏明显加快，社会对其成员个人的知识、技能的更新要求也随之提高，社会竞争日益激烈，最终激烈的竞争使得社会成员心理压力变大，紧张因素增多。有调查显示，在美国，神经系统疾病和心理疾病患者占全国人口总数的10%，纽约市每4个人中就有一人患神经官能症，严重偏离心理学标准。目前自杀已经成为全世界关注的一个重要的公共卫生问题，并越来越引起社会的广泛关注。WHO调查显示，自20世纪60年代起至2012年，全球自杀率已经上升了60%，并且新增的部分主要来自于发展中国家，在我国自杀已经成为第五大主要死因。

5. 社会负性事件增多　科技的快速进步，虽然带动了生产力的进一步提高，显著降低了车辆的生产成本，但活跃的经济活动也给交通带来极大的压力，导致交通拥堵，使车祸等交通事故发生概率增高，由此造成的生命损失越来越受到重视。2010年第五届全国伤害预防与控制学术会议报告显示，伤害在我国居民死因构成中一直变化不大，但是近15年伤害死亡谱变化显著。道路交通伤害死亡构成比已经超过自杀死亡构成比，跃居我国伤害死因首位。此外，由于社会的变革，很多社会初级群体功能的减弱甚至没落导致家庭暴力、青少年犯罪等负性事件频发，都对居民的健康水平产生了间接的影响。

6. 社会人口的剧烈变化　经济的飞速发展为保证和促进健康提供了可能，加之我国实施的计划生育政策，导致我国人口自然增长模式已经由高出生率、低死亡率、高增长率模式过渡为低出生率、低死亡率、低增长率模式。在这种模式之下，由于原本的人口基础加之放缓的人口增长速度，我国老龄化速度日益加快。剧增的老年人数量为我国的卫生保健提出了挑战，同时也在影响着我国整体的健康水平。另外，随着经济的发展，人口流动的增加，大批农村劳动力流入城市，增加了城市生活设施、治安、卫生保健等的负担，同时也带来了很多健康问题，这些均不利于计划免疫、传染病控制和农村妇女儿童保健等工作的开展。

总之，经济的迅速发展对于健康的影响是一把双刃剑，尤其不能忽视其负面作用。2010年联合国开发署公布的人类发展指数结果显示，我国已经位列世界第89位。2011年WHO的世界卫生统计报告指出，中国人健康调整期望寿命为66岁，比二十国集团中的主要发达成员国已经少了10岁。经济发展的同时带来的对健康的严重负面影响已经向我们敲响警钟。

（三）健康水平的提高对经济的促进作用

早在1909年，Fisher就估算美国当年的健康资本存量远超过其他形式的资本数量，他提出"国民健康是国家财富"的观点引起了众多经济学者和政治家的关注。经济的发展必须依赖于生产力，包括人力、物力、财力等，而其中人力是生产力第一要素。具有一定知识、技能、身心健康的人是整个社会经济可持续发展最重要的资本。健康作为人力资本的一部分，它和经济的关系也逐渐受到人们重视。健康水平影响劳动力供给的数量和生产力。人们购买医疗卫生服务不是为了消费这些产品本身，而是为了获得良好的健康状况。经济学著作中说明了健康与个人收入之间的正相关关系。当健康人力资本的缺乏导致国家经济总量相对下降时，这个恶性循环就是贫困陷阱，因为经济水平下降，相对教育缺乏，引发人力资本退化；经济水平下降导致物质资本投入不足，从而错过投资机会；经济水平下降还会影响活动范围和自由，或者情绪、精神状态等方面，继而进一步陷入贫困中。而避免贫困陷阱，健康是一个很重要的因素。纵观历史，人群健康状况与经济之间的密切关系无处不在，从鼠疫、霍乱、结核、流感等病到艾滋病、禽流感、SARS，从传染病到肿瘤、高血压、糖尿病等慢性病，无不对社会的经济发展产生巨大的影响。来自世界银行的测算显示，在过去40年里全世界8%~10%的经济增长来源于健康的人群，其中亚洲经济增长板块中高达30%~40%也是来自健康人群。

1. 为社会增加劳动力供　给促进经济的发展最核心的动力是劳动力，而具有主观能动性的人力资源是其中占主导地位的劳动力，对人力资源进行健康投资不仅仅是经济发展所必需的生产力投资，更是一种高瞻远瞩的具有长期回报的战略性投资。对人的健康投资，会促进健康以及延长健康寿命，继而延长劳动寿命，减少因疾病等损失的工作日，这为增强生产力提供了保障。新中国成立以来，我国居民的平均期望寿命从35岁增加到现在的70岁以上，以60岁退休计算,平均每个劳动者延长工作 25 年。我国学者测算,1950—1980 年,仅由于延长寿命所创造的经济价值每年就约 773 亿美元,相当于我国 20 世纪 80 年代国民生产总值的 24% 左右。另外,苏联施特米林院士的研究也表明,20 世纪 60 年代前苏联公共卫生事业曾一度较为成功,国民收入增加部分的 1/5 以上是靠防治疾病、降低患病率和死亡率而获得的。

2. 促进劳动效率提高　良好的健康水平是人进行生产劳动的基本保障。要顺利开展生产活动,充沛的体力和较强的脑力和认知能力是前提。通过对健康的投资,可以有效地改善劳动者健康水平,提高身体素质,在这种状态下往往容易激发创造性、积极性,可以有效地提升劳动效率,从而对经济发展起到促进作用。1993 年的《世界发展报告》中提出:良好的健康状况可以提高个人的劳动生产率。20 世纪 50—70 年代,日本和德国经济的腾飞与两国国人较好的身体素质不无关系。

3. 促进健康可以减少疾病损失　患病不仅仅会损害人体的健康,还会因为庞大的医疗支出给个人、家庭及社会带来极大的经济损失,家庭中一名成员患病就可以使整个家庭陷入贫困状态,甚至是赤贫。疾病、失能和过早死亡不但给患者家庭和社会带来直接的经济损失,而且还会消耗大量的卫生资源,进一步对社会经济发展产生负面影响。有研究者对 23 个发展中国家进行研究发现,如果对慢性病的危险因素不采取任何措施的话,这些国家在 2006—2015 年将会因为心脏病、卒中和糖尿病损失 840 亿美元的收入。WHO 对 20 世纪 60 年代经济水平相当的非洲的两个地区进行经济发展差距的研究发现,这个差距的 50% 来自于疾病负担以及人口环境问题。1988 年初上海甲型病毒性肝炎爆发流行,因患病损失劳动日 299 万天,由于陪护损失劳动日 167 万天,造成直接经济损失 5.08 亿元,间接经济损失 5.57 亿元,合计 10.65 亿元,这个估算值是上海市当年全年卫生事业费用的 4 倍,是预防经费的 24.65 倍。可见,提高健康水平既可以减少因病致贫、因病返贫的现象发生,又可以有效遏制医疗费用大幅上升。

4. 健康水平间接拉动经济　除了以上直接影响外,健康还可以通过其他因素间接影响经济情况。经济发展与教育息息相关,教育的普及和整体水平的提高是经济腾飞的助力剂。二战之后日本经济的快速复苏和腾飞与其重视教育有极大关系。较高的健康水平通过改善受教育机会、提升学习能力以及消除女性儿童不平等等多方面来促进教育对经济发展的影响。

此外,健康状况的改善可以消除对某些自然疫源地的恐惧,使当地居民更加有效地利用当地的自然资源发展经济。新中国成立初期,通过在江南地区开展各种活动有效地控制和消灭了血吸虫病,保障了人群健康、动物健康和公共卫生,从而促进了当地的社会经济发展。血吸虫病的消灭为经济开发和建设创造了良好的投资环境。

二、社会阶层与健康

只要有人类社会,就有社会分层(social stratification)。一般情况下,根据个体或群体在社会中所处的位置即社会阶层(social hierarchy)。对生产资料的所有权和控制权不同,继而影响不同社会阶层的个体或群体的健康水平,所以社会阶层是显著影响健康状况的一个社会因素。全世界范围内,最穷的穷人拥有最差的健康,那些处在全球和国家财富最底层的人,那些在国家中被边缘化和被排斥的人往往健康水平较低。Gwatkin 等按照财富多寡将家庭划分 5 个等级,比较分析这 5 个等级家庭 5 岁以下儿童的死亡率,结果显示社会经济水平与健康之间的关系具有等级性。位于第二个等级 1/5 较富有家庭其子女的死亡率比第一个等级 1/5 最富家庭的高,我们称之为健康的社会等级。来自英国部分地区(英格兰和威尔士)的数据显示,死亡率会随着剥夺指数递增而呈现一个连续性变化的趋势,与受剥夺最少的人相比,受剥夺最多的人的死亡率是前者的 2.5 倍。还有数据表明,我国城市中有 37.6% 的社会阶层较低的患者存在应住院而未住院的情况,因为他们中的绝大多数(89.1%)都面临着经济困难。农村慢性病患者中因经济困难放弃治疗的比例是城市患者的 2 倍多,低收入人群中大病支出发生概率也是相对更高的。

> **剥夺指数**
>
> 社会剥夺是社会心理学的重要概念，通常指个人、家庭或群体所在的社区处于缺乏食物、衣物，住房条件差，缺乏教育、就业机会、社会服务和参与等综合不利的状况，是一个较为广泛的检测社会经济状况的概念体系。这个指标近年来逐渐被应用于研究"社会公平"等领域。剥夺指数是衡量社会剥夺水平的重要指标。近年来国外学者发现，剥夺指数与居民健康需要呈高度相关。剥夺指数越高的地区，当地居民健康需求越高。政府在分配卫生资源时应注意按照相应的健康需求给予有差别的支持，即对剥夺指数高的地区分配较多的资源，以获取公平性。

采用社会经济地位（socioeconomic status，SES）将人群分为不同的社会阶层，而社会经济地位的众多指标中，通常使用收入、教育和职业这三个指标进行社会衡量和分层。由于收入、教育和职业等社会因素的差别导致人们处在不同的社会阶层，影响不同社会阶层的人拥有的资源不同，导致对健康产生不同的影响。社会经济地位在测量疾病分布的变异时普遍作为社会阶层的一个代表，同时也是疾病和死亡率的重要决定变量。

社会经济地位低意味着受教育程度低、福利缺乏、失业和工作不稳定、工作条件差、居住地周边治安不好，这些都会对社会成员的家庭生活造成影响。此外，处在低社会阶层的人还会面临着不小的物质剥夺和自然灾害侵袭，这方面的社会不利条件会严重影响健康。对于社会阶层的划分，有的学者根据上述三种社会经济地位指标进行综合判定，得出一个综合的指数对人群进行社会阶层划分，但也有很多学者采用其中的一个指标作为对人群进行社会阶层划分的唯一指标（如采用经济收入作为唯一划分指标），因为经济收入与个体或群体的物质生活水平密切相关，经济收入高的个体或群体其饮食结构相对优越，蛋白质摄入充足，保证了营养水平。此外，经济收入高的个体或群体可以享受较好的医疗服务，从而保障健康。大量研究结果表明，经济收入高的个体或群体其健康水平较高，但同时也有研究发现，上述的正相关关系多存在于发达国家，在发展中国家中却显示了相反的结果，即在经济收入高的群体中，其慢性病的发病率高于中低收入群体，从而体现出经济作为社会阶层分层标准的矛盾之处。因此，有其他学者开始研究以教育作为指标进行社会分层。西方的研究者认为在以教育为基础进行的社会等级分层时，不同层级的位置导致不同的风险和回报，社会分层系统的位置决定了人们面对不同压力源以及获取不同资源帮助解决压力源。接受良好教育的优势在于从工作和经济状况、社会心理资源和生活方式上改进健康。还有学者认为职业更能够代表个体的社会阶层，因为职业类型决定了工作环境，而这些与个体和群体的卫生和健康有着不容忽视的密切关系。在良好的就业和工作环境中，人们能够获得经济保障、社会地位、个人发展、社会关系并树立自尊，这些对于健康都是至关重要的。职业可以潜在地减少因为性别、种族、民族等其他社会因素造成的健康不平等。在我国，不同职业类型与所享受的医疗保障水平也息息相关，因为我国实行的社会医疗保险类型直接与职业类型挂钩，事业单位与公务员享受的是城镇职工医疗保险，农村居民可以享受新型农村合作医疗保险，城镇居民享受城镇居民医疗保险。虽然近几年我国政府已采取措施不断缩小这几种社会医疗保险类型之间的保障水平差距，但这其中的鸿沟依然很深。而医疗保障水平直接影响个体或群体的就医行为，继而对健康水平产生深远影响。

三、社会营养与健康

健康需要以营养作为基础。人体需要摄取各种营养素，用于维持生理和基本生活的需要，因为人的生命活动必须通过摄取营养素来维持，人的生命质量和精神心理与营养有极大的关系，人的智力、体力、学习能力、运动能力、抗病能力、康复能力、生殖能力等都与营养有着不可分割的联系。合理营养和平衡膳食是获得并保持健康的重要措施，并且随着经济的发展和社会的进步，人们对饮食的要求也越来越高。

（一）营养与健康

营养（nutrition）是人体摄取、消化、吸收和利用食物中营养物质以满足机体生理需要的生物学过程。在这里需要强调的是合理营养的重要性。合理营养是指通过合理的膳食和科学的烹调加工，向机体提供足够的能量和各种营养素，并保持各营养素之间的平衡，以满足人体的正常生理需要，维持人体健康。而食物中可以满足这些需要的化学成分是可以供给人体能量、参与构成机体、促进组织修复以及具有生理调节功能的营养素（nutrient）。

营养是维持健康的基础。营养对于人体组织的构成、维持人的生理功能和心理健康，以及预防疾病的发生有重要作用。营养与人群的健康关系密切，可以保证儿童的正常生长发育和心理发育，满足各类特殊人群的营养需要，还可以增强特殊环境下人群的抵抗力、耐受力、适应性，人群中会产生因营养素缺乏及过剩而引发的相关疾病。此外，营养支持还可辅助各类疾病的治疗效果。

营养素是人类生存和保持健康的重要物质基础，但是丰富的营养素未必就可以给人体带来真正的健康。如果我们不在饮食行为上加以注意，不注意合理膳食，摄入的食物种类搭配不合理，就很容易造成某些营养素的缺乏或者过剩，同样会导致一些营养性疾病的发生。

从生理学角度来看，各个营养素均与健康密切相关。蛋白质是一切生命的物质基础，是人体最重要的营养素之一。蛋白质的缺乏在成年人和儿童中都有发生，但是处于生长发育阶段的儿童对此更为敏感。据WHO估计，每年大约有500万名儿童患有蛋白质-能量营养不良，大多是由于贫困和饥饿引起的，多发生在非洲、中美洲、南美洲、中东、东亚和南亚地区。但是蛋白质尤其是动物性蛋白质摄入过多也会对健康产生危害。脂肪摄入过多可导致肥胖、心血管疾病等，限制脂肪的摄入已经成为发达国家以及包括我国在内的多个发展中国家预防和控制这类疾病的重要措施。但是脂肪中必需脂肪酸（尤其是ω-6和ω-3系列脂肪酸）的摄入量不应少于总能量的3%。糖类是非常重要的供能物质，其摄入总量过多可能会引起肥胖和血脂升高，但近几年由于追求清瘦的体形，很多人选择完全不摄入糖类，这会导致机体供能不足，继而损失机体蛋白质（如心肌细胞的蛋白质等），从而引发重要的健康问题。热量是否平衡与健康的关系也十分密切。一方面，热量摄入不足可导致体力下降、工作效率低下，继而对环境的适应能力和对疾病的抵抗能力也因此下降。但另一方面，热量摄入过多也会导致肥胖、高血压、心脏病、糖尿病等慢性病的发病风险增高。以肥胖为例，英国下议院健康委员会早在2004年5月27日发布的关于肥胖的报告中就预测，"在不久的将来肥胖会超过吸烟而成为英国第一位的健康问题"。研究数据表明，在过去的10年中，整个欧洲范围内肥胖人口增加了10%～50%，在部分发展中国家肥胖人口已占总人口的75%。在世界范围内，成人和儿童超重人数已超过10亿。我国近年来也有类似的危险趋势，所以应根据不同年龄的生理状况及不同的活动强度等因素来摄入适宜的热量。研究发现，机体内含有20余种对于构成人体组织、调节机体代谢、维持生理功能所必需的元素，如钙、铁、锌、钾、碘、硒等。这些元素的缺乏可以导致某些疾病，如碘缺乏可以导致地方性甲状腺肿，钙长期缺乏可导致骨质疏松，铁缺乏可导致缺铁性贫血等。另外，某些矿物质（如铅、镉、汞、砷等）虽然低剂量可能具有一定的功能作用，但对人体健康也同时具有潜在毒性作用，摄入这些矿物质会对健康造成一定的损害。此外，还有维持机体生命活动过程所必需的一类微量的低分子有机化合物，即维生素（vitamin）。维生素在产生热量的反应过程中以及调节机体物质代谢的过程中起着十分重要的作用。营养素缺乏中最常见的就是维生素缺乏，其中维生素A和维生素D的缺乏在全世界范围内都是一个重大的公共卫生问题，这两种维生素的缺乏对发展中国家的居民，尤其是儿童和青少年的健康造成了极大的影响，因此，WHO开展了多项世界范围内的营养促进项目，以改善维生素A和维生素D缺乏的状况。需要指出的是，解决由于微量元素不足而引起的疾病及健康问题需要综合性的社会卫生措施。

国民营养与健康状况是反映一个国家或地区经济与社会发展、卫生保健水平和人口素质的重要指标。良好的营养与健康状况既是经济发展的基础，也是社会经济发展的重要目标。世界上很多国家，尤其是发达国家会定期开展国民营养与健康状况调查，及时发布调查结果，并根据调查结果制定和评价相应的社会发展政策，以改善国民营养和健康状况，促进社会经济协调发展。我国也进行过多次全国营养与健康状况调查，以了解和掌握国民营养状况，并以此为依据制定相关营养政策。通过几次全国性调查发现，我国居民营养与健康状况逐年改善。国家卫生和计划生育委员会发布的《中国居民营养与慢性病状况报告（2015年）》显示，我国居民膳食质量明显提高，居民营养不良状况明显改善，从2002年至2012年，成年人的营养不良率从8.5%下降至6.0%，儿童和青少年生长发育迟缓率从6.3%下降至3.2%，6岁以上居民贫血发生率从20.1%下降至9.7%，但钙、铁、维生素A和维生素D等部分营养素缺乏的问题依然存在。与各类营养不良发生率下降形成鲜明对比的是，营养素摄入过多及摄入不合理导致的超重和肥胖率明显上升，成人超重率从7.1%上升至11.9%，成人肥胖率由4.5%上升至9.6%，儿童及青少年中超重和肥胖的情况也不容乐观。这10年间，6～17岁儿童青少年超重率从22.8%上升至30.1%，肥胖率从2.1%上升至6.4%。

（二）社会营养政策与健康

为了从更深层次保障国民的食品安全及营养供应，国家制订了一系列相关的社会营养政策，从健康促进的层面上，以制度化的形式监督食品生产和销售，保障食品安全以及充足的营养供应，从而促进国民的健康水平。

1. 调整食物结构，提高供给能力　通过相关的食品和营养政策，调整国民的饮食结构和食物供应数量。首先，可以通过调整粮食生产相关政策，提高食物的质量。粮食生产政策其实是农业政策的重要内容，而农产品及农业的发展是影响人民健康的主要因素。通过调整农业结构，在稳定粮食生产能力的基础上，着力优化食物的品质和粮食生产布局，提高食物的质量及供应数量。其次，加强对某些食品的管理，加快食品工业发展。通过调整食品的工业结构，建立现代化的食品工业体系（如制订食品卫生标准），以及采取一系列卫生管理手段［如食品优质生产规范（good manufacturing practice，GMP）管理、危害分析与关键控制点（hazard analysis and critical control point，HACCP）系统和国际标准化组织（international organization for standardization，ISO）认证系统等］，保证食品产品的卫生质量，最大限度地保护消费者的健康。同时要严格控制对人们身心健康危害较大的产业（如烟草、烈性酒生产企业）的发展。再次，需要加强对食品市场体系的建设，提高食品的国际竞争力。在进行食品生产时，参照国际贸易规则，并且采用国际卫生标准、生产标准来对食品的生产、加工进行监督。此外，还需要注意加强对外来进口食品的检验、检疫工作，从而保证国民的食品安全与健康。

2. 加强食品相关的法制建设，从制度上保证食品安全　通过强化食品相关的法律法规建设，加快食品相关的立法步伐，制订食品管理法规，从制度上保证食品卫生安全，包括制定有关营养师、营养标识、婴幼儿食品安全标准方面的法规，把居民营养改善纳入到法制的轨道中。同时需要加强食品流通体系的法制建设，规范食品企业的生产销售行为，保护生产者与消费者双方的权益不被损害。

3. 引导居民食品消费，改善居民营养结构　通过实施国家开展的各项与营养有关的行动和计划（如国家营养改善行动计划、国家大豆行动计划、国家学生饮用奶计划等），引导改善居民的食品消费方向，改善其营养结构。此外，通过制定《中国居民膳食指南》《特定人群膳食指南》《中国居民平衡膳食宝塔》等指导居民均衡膳食，获取适宜营养素，从而促进身体健康。应加大对与人们生活及健康密切相关的营养知识的宣传力度，帮助人们树立正确的营养观，注重饮食的合理搭配，自觉远离有害的饮食因素。

4. 加强对居民营养状况的监测，建立食品安全的保障系统　为了及时掌握和了解国民的营养状况，应建立和完善食品与营养的监测系统，系统监测与重点监控相结合，跟踪调查全国居民以及某些特殊人群的营养和健康状况。发现相关问题，及时分析原因，制订或调整针对性的解决措施，从而全面促进各个人群的健康水平。监测对营养和健康状况，建立食物安全与早期预警系统，可以帮助及时发现居民消费的食品中存在的各种问题，及时、有效地解决食品安全问题，尽可能地保护人民群众的饮食健康。

第三节　社会发展因素与健康

一、社会制度与健康

虽然一个国家的收入水平与国民健康水平密切相关，但同时也存在这样一种现象，即同等收入水平的国家其健康水平不同，这一现象与不同的社会制度密切相关。

（一）社会制度的概念

制度是规范文化的一部分，它以价值观为基础，包括政府愿景、法律、规定、规章制度、社会文化规范（价值、伦理、道德、风俗）。社会制度是指在一定历史条件下形成的社会关系和社会活动的规范体系，是社会经济、政治、法律、文化制度的总和。其涵义包括三个方面，社会形态（社会主义制度、资本主义制度）、社会管理制度（经济制度、法律制度等）以及各种社会组织的规章制度（考勤制度、奖惩制度等）。社会制度处于一种相对稳定的状态，是一定历史条件下的产物，因此我们要从宏观上来研究社会制度对健康的作用，更重要的是预测社会制度对健康的深远影响。

（二）社会制度影响健康的途径

1. 分配制度与贫富差距　社会的分配制度包括工资分配制度、奖金分配制度、收入分配制度、股利分配制度、农村农田分配制度、卫生资源分配制度等，其中，收入分配制度和卫生资源分配制度与人群健康关系相对更加密切。一个社会的经济收入能否合理分配到社会的各个阶层人群中取决于社会的分配制度。社会的分配制度有缺陷时，容易导致等量劳动的人不能够获得等量的报酬，社会财富会掌握在少数人手中，导致社会的贫富两极分化，进而导致生活资料及卫生资源的分配不均，这势必会影响人群健康。威尔金森（Wilkinson）在研究平均期望寿命与社会分配制度之间的关系时发现，期望寿命最高的国家并不是人均国民生产总值最高的国家，而是分配制度平均程度高、贫富差距小的国家。

2. 社会制度对卫生政策的决定作用　社会制度中对人群健康影响最广泛和最深远的是政治制度。政治制度是一切制度（包括经济、法律以及卫生政策）实施、发展和巩固的保证。举例来说，卫生保健工作面向大众开展，因此在制定和实施相关的卫生政策时必须坚持这个原则，这样才能够有效地提高国民的健康水平。例如，在1986年的《渥太华宪章》和1988年的《阿德莱德宣言》等全球健康促进大会的成果基础上，芬兰在其担任欧盟主席国期间，于2006年首次明确提出"将健康融入所有政策（health in all policies，HiAP）"。这一概念在接下来的2011年《健康社会决定因素：里约政治宣言》和2011年《联合国慢性非传染性疾病防控峰会政治宣言》中再次被提及。2013年举办的第八届全球健康促进大会的会议主题就是"将健康融入所有政策"，会议审议通过了《赫尔辛基宣言》和《实施"将健康融入所有政策"的国家行动框架》，呼吁各国重视健康的社会决定因素，为实施HiAP这一策略提供了组织和技术保障。HiAP使保障与促进人类健康的行为上升到国家乃至国际政策支持的高度。

3. **社会制度对行为的影响** 社会制度包括社会文化规范，内容涵盖价值、伦理、道德、风俗等，其与法律、规章、制度等共同形成一种社会规范体系，对其社会成员的行为具有最广泛的导向和调适作用。当社会成员之间发生行为冲突时，社会制度会通过规定社会角色的行为模式、提倡或禁止某些行为来调节社会成员的行为，消除冲突，维持并促进社会的协调发展。与健康密切相关的社会制度包括建立医疗保险制度、禁毒、控烟、对食品生产加工和销售企业进行监督与管理等，这些社会制度对维护和促进健康发挥了不可低估的作用。

二、社会关系与健康

人生活在由一定的社会关系构成的社会群体之中，这些群体交织在一起形成社会网络。这些网络不仅是健康的影响因素，也是保障健康的基础。

（一）社会网络与社会支持

1954年Barnes首次提出了社会网络的概念。社会网络（social network）是围绕个人的社会关系网，这个关系网可能提供或不提供社会支持，也有可能存在其他的社会功能。1976年Cassel指出社会支持在机体应激情况下对健康是一种重要的心理保护因子。社会支持（social support）是社会关系的重要功能，是指个体从社会网络中所获得的物质和情感的帮助。一定的社会支持可以帮助减少个体的负面情绪，减轻应激对个体健康的损害。此外，社会支持可以为个体提供应对策略，从而减小压力的危害性。社会支持有几种类型（表3-2）。

表3-2 社会支持的类型

社会支持的类型	含义
情感支持	爱、信任、关照等
物质支持	提供所需要的直接的、切实的帮助和服务
信息支持	提供可以用于解决问题的咨询、建议和信息等
评价支持	提供有助于自我评价的反馈、肯定和比较的信息

（二）社会网络和社会支持对健康的影响

社会网络和社会支持可以通过对个人资源和社会资源的影响来发挥对健康的间接促进作用。例如，社会网络和社会支持可以提高个体获得新的关系和信息的能力，继而增强个体解决问题的能力，从而减轻压力对健康的损害。当个体遭遇重大生活事件打击时，社会网络和社会支持可以增强其应对能力或帮助缓解压力。《美国医学协会杂志》曾发表过一篇研究报告，研究人员使志愿者暴露于流感病毒中，结果发现有6种以上亲密社会关系的人中只有35%的人最终患流感，而只有3种以下亲密社会关系的人中有62%的人最终患流感。这说明，有更多亲密社会关系的人，其免疫力更强。美国哈佛大学的研究者进行的调查研究也表明，缺少亲密社会关系的人比那些有更多亲密社会关系的人死亡危险性高2~3倍。此外，健康相关行为在社会网络和社会支持对健康发挥作用的过程中是极其重要的调节因素（图3-7）。

（三）家庭关系与健康

家庭是在同一处居住的，靠婚姻、血缘或收养关系联系在一起的，由两个或更多人所组成的最基本的社会单位。家庭是个体健康和疾病发生、发展的最重要的因素，是社会成员获得社会支持最重要的场所。家庭结构破坏（如离婚、丧偶、家庭成员死亡等）可以引起人体免疫功能的改变，因此家庭关系对家庭成员的健康至关重要。

1978年米克尔斯坦（Smilkstein）设计了APGAR家庭功能问卷，该问卷从适应度、合作度、成长度、情感度、亲密度5个维度提出了问题，采用封闭式问答方式来评估家庭的功能。家庭功能障碍会影响家庭成员的健康，这种影响包括生育、饮食营养、生长发育、疾病护理、

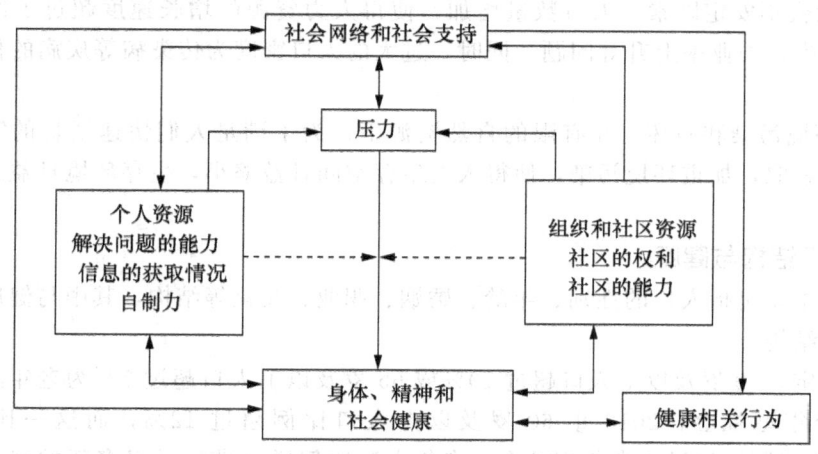

图 3-7　社会网络和社会支持对健康的影响

生活方式、健康观、价值观等方面。家庭成员之间关系和谐、气氛融洽，有利于家庭成员生理、心理处于健康和稳定的状态。一旦家庭出现问题，家庭关系失调（如夫妻关系失调、父母与子女关系失调等），就会损害家庭成员的健康。

三、人口发展与健康

人类社会的生产包括物质资料的生产和人类自身的生产，两者相互依存、相互制约。在一定的经济和生产力发展水平下，人口发展（即人口的数量、质量和再生产的速度）决定了人们的生活水平和健康水平。WHO指出，"健康、人口与社会发展是相互不可分割的。社会发展的成功取决于资源的平衡。人口的迅速增长正威胁着这种平衡，因为它使人口与资源的差距加大。人口的规模、年龄结构与性别结构、区域分布，既取决于生育率、死亡率、人口流动情况，又对健康和保健工作具有重要影响"。

（一）人口数量与健康

人口数量是指一个国家或地区在某一时点或时期人口的总和。1999年，世界总人口数已经突破60亿，预计在2025年将达到80亿，到2050年这个数字将超过90亿。庞大的人口数量给健康带来了巨大的压力。在许多发展中国家，人口密度过大、增加过快，超出了环境的承载能力，加重了资源危机，严重影响了社会经济的发展，不利于人群健康水平的提高。1991年中国科学院自然资源综合考察委员会发表了《中国土地资源生产能力及人口承载量研究》报告，报告指出我国人口承载量最高应控制在16亿左右。1995年2月，我国人口已达12亿。根据联合国的预测，中国人口总量将在2040年左右达到高峰。我国也有研究认为中国人口将在2035年左右达到高峰，这些变化对总体医疗服务的需求有很大的影响。人口总量增加会使对医疗卫生服务的需求增加，卫生资源合理分配很难得到保障，这将直接影响人群的健康水平。国际社会非常重视人口与健康领域的工作，2000年在泰国曼谷召开的国际健康研究和发展大会上，审议通过了里程碑式的《健康研究与发展曼谷宣言》，将人口作为健康研究的主体。人口数量增加与健康关系密切，主要体现在以下几方面：

1. 加重社会负担、影响人群生命质量　在现有资源和生产力的背景下，人口数量的猛增给社会造成了巨大的负担，由此导致的各种资源分配不均情况加剧，使人群生命质量随之下降。据人口经济学家估算，社会人口每增加10%，就要消耗国民生产总值的3%~4%。

2. 加重教育及卫生系统的负担，影响人口质量　过快增长的人口数量使得社会财富主要用于解决温饱问题，从而影响教育和卫生方面的投入，使国民享受的教育及医疗保健水平下降，最终影响人口质量。

3. 增加社会不安定因素　人口数量增加，使得人力资源的增长速度超过了经济发展的需要，导致就业难、失业率上升等问题。同时，过大的人口密度为传染病等疾病的传播提供了有利条件。

4. 加重环境污染和破坏　在有限的自然资源下，为了满足人们快速增长的需求，会增加对自然环境的索取，加重环境污染，使得人类生存空间日益缩小，生存环境日益恶化，最终影响人类健康。

（二）人口结构与健康

人口结构主要是指人口的性别、年龄、婚姻、职业、文化等结构，其中与健康密切相关的是年龄及性别结构。

联合国规定，60岁及以上人口超过10%或65岁及以上人口超过7%为老年型社会。全世界都在迈向老年型社会，2010年60岁及以上人口比例超过12%，而这一比例在我国为13.26%，说明我国已经进入老年型社会。老年人口比例增加带来了很多新的健康问题：一是传统的医院在满足大量老年人口的医疗保健需求方面难以胜任，传统的医院只有部分工作与老年人健康有关，无法满足老年人的健康需求；二是老年人的医疗卫生支出较高，老年人口数量的快速增加导致医疗卫生资源消耗加大，加重了社会的经济负担。有数据显示，到2030年，人口迅速老龄化可能使中国慢性病负担增加40%。可见，人口老龄化速度过快对于我国居民整体健康水平具有严重的负面影响，在影响全民健康的同时更加剧了家庭和社会的经济负担。

此外，在一个社会中，适宜的性别结构是保障健康和维护社会安定的重要因素之一，性别比例失调将会滋生很多社会问题。通常男女性别比例为103～107∶100，2010年的全国第六次人口普查结果显示，我国人口男女性别比例为105∶100，与2000年相比呈现下降趋势。

（三）人口素质与健康

人口素质包括身体素质、文化素质和思想道德素质。提高人口素质对于维护和增进居民健康也有一定的影响。

身体素质是人口素质的基础，是人群健康水平的体现。新中国成立以来，我国人口的身体素质有了很大提高。文化素质是人口素质的重要基础，因为具有较高文化素质的人对健康有更为深入的理解，也更关注健康问题，自我保健、家庭保健、健康教育意识更高，能够更自觉地选择健康的生活方式，拒绝不利于健康的行为和生活方式，所以健康水平更高。提高公民思想道德素质有利于在全社会形成良好的人群互助合作网络，有利于增强社会凝聚力，有利于全社会人群身心健康水平的提高。

（四）人口流动与健康

人口流动是指人口在地理空间位置上的变动和阶层职业上的变动。人口流动是在任何社会都经常发生和普遍存在的一种社会现象。随着改革开放的不断深入，城市化、城镇化进程逐渐加快，人口流动规模逐渐增大。我国有高达1亿4千万从农村到城市的移民，即流动人口。据联合国开发计划署估算，到2030年，中国将有超过9亿人或60%的总人口居住在城市。人口流动可促进经济和社会发展，但同时也给医疗卫生工作带来了新的挑战，因为：流动人口在很大程度上被排在公共卫生系统在内的各种城市公共服务系统之外，这给政府造成了两难的困境；人口流动为传染病的传播提供了有利的条件；流动人口中的孕产妇健康面临着威胁；流动人口的职业病防治工作步履维艰，无法充分保障其劳动和健康权益。此外，流动人口的健康风险意识普遍过低。

四、卫生事业发展与健康

卫生事业的发展及成熟度与这个国家居民的健康状况密切相关。医疗卫生服务体系是否健全决定了国家的防病与治病能力以及居民是否可以享受到合理的卫生服务。医疗保险的覆盖面及医疗保障水平直接影响居民的就医行为，从而影响人群的健康水平。

卫生服务工作需要通过采取预防、治疗、康复、健康教育和健康促进等措施，降低人群疾病的发病率和死亡率，以及对生理、心理和社会适应等因素加以调节，以维护健康，提高生命质量。卫生资源的投入与人群健康密切相关，卫生资源投入的数量与人群健康水平呈正比。在中低发展中国家，卫生资源投入不足的现象极为普遍。此外，卫生资源的合理配置也是影响人群健康的重要因素，卫生资源分布不均是世界各国存在的问题，中国也不例外。据WHO资料，发展中国家只有1/4的城市人口，却在享受着3/4的医生所提供的医疗服务，而3/4的农村人口仅有1/4的医生为其提供医疗服务。我国目前在卫生事业发展方面取得的成果有目共睹，但卫生资源与广大人民群众日益增长的卫生保健需求之间的矛盾越来越突出，尤其是卫生资源在城乡之间的分布差异显著，过多的卫生资源集中在城市，在很大程度上影响了城市以外地区的居民健康。这就要求我们在加大对卫生资源投入的同时，更要思考如何优化卫生资源的结构配置，提高卫生资源的利用率，从而最大限度地满足广大人民群众的卫生保健需求。

为了改善国民的健康水平，中国一直致力于卫生事业的发展与改革。自改革开放以来，我国的医疗卫生事业发展较快，但医疗卫生事业改革与发展依然面临很多问题、风险和挑战。首先，经过卫生事业改革与发展，城乡居民整体健康水平得到持续改善，人均期望寿命显著延长。我国人均期望寿命在60多年的发展历程中延长了39.5岁，这在全世界都是罕见的（表3-3）。我国的婴儿死亡率从新中国成立前的200‰下降到2013年的9.5‰，已经明显低于世界平均水平。我国孕产妇死亡率从2005年的47.7/10万下降到2013年的23.2/10万，低于中高收入国家平均水平，但是与发达国家相比依然存在一定差距。

表3-3 中国人均期望寿命变化（岁）

年份	男性	女性	合计
1990年	66.84	70.47	68.55
2000年	69.63	73.33	71.40
2010年	72.38	77.37	74.83

五、科技进步与健康

将科技进步的成果应用于健康领域，这是解除人类疾病之痛楚的体现。科技与健康，两者既相辅相成，又相对独立。人们的生活水平不断提高，对健康的要求也随之提高，从而促进了与健康相关的科技发展，不断发展的科技也使人们的日常生活得到保障，但是我们应该客观、辩证地看待科技进步对人类健康的影响。

（一）科技进步是人类战胜疾病、保证健康的手段

促进人类健康的医疗技术主要包括疾病监测预警、诊断、治疗等关键技术，传染病现场调查、处置技术，常见传染病的疫苗研发、病情监测技术，传染病信息收集、利用的生物信息技术，以及探寻疾病发生与发展机制的分子生物学技术等。

从人类疾病发展史来看，科技进步带来的医疗技术革新，为人类更好地认识机体状况提供了很好的工具，如显微镜的发明使人类对人体细胞、组织、器官有了更加全面和正确的认识。借助科学技术，人们发现了青霉素及其他抗生素，使战胜感染性疾病成为现实。麻醉技术的应用使更多外科手术得以开展，使更多的疾病得到治愈。医疗技术的进步对于疾病的诊断具有积极的影响，如X线检查在诊断方面的应用具有划时代的意义，其他检查方法也用于检测各项生理、生化指标。在疾病的预防领域，科学技术的发展成为强有力的助力，如通过利用免疫与预防接种技术消灭了天花，控制了脊髓灰质炎、乙型病毒性肝炎、狂犬病、流行性感冒等多种

传染病。此外，互联网技术使得当今时代成为信息爆炸的时代，互联网对人类生活的方方面面都产生了深远的影响，使人们的生活方式发生了巨大的改变，医疗卫生领域也获益良多。通过互联网，医生可以快速了解最新的医药发展动态，了解最新的诊治技术。在医疗卫生服务不健全区域的患者，可以通过互联网请高水平专家远程会诊，甚至是进行远程手术。科技进步造福人类健康的例子不胜枚举，科技进步的成果在医学领域的应用使人们的寿命得以延长，生命质量得以提高。

（二）科技进步对人类健康的负面作用

虽然科技进步对促进人类健康无疑具有重要的积极作用，但同时也应该认识到盲目依赖科技会损害人群健康。

首先，科技进步使诊断和治疗技术不断升级，使医生能够更加快速、直观地确诊，从而提高治愈率。但这种有效性使得医生和患者都会逐渐对先进的医疗技术产生依赖，减少医患之间的交流，从而物化医患关系。其次，高精尖医疗技术的滥用，增加了医疗卫生费用，加重了患者及其家庭的经济负担，进一步影响了医患之间的信任关系，从而激化医患矛盾。再次，高科技的诊疗手段使患者对治愈疾病的期望值过高，当治疗结局与患者所期望的不相符时，可使其产生相对剥夺感，如果这种相对剥夺感过强，就为增加医患矛盾提供了机会。最后，人们在利用先进科学技术的过程中，对自然环境的人为干预会加重环境污染，生成新的有害因素，威胁人类健康。

六、城市化与健康

城市化是21世纪全球的一个主要趋势，将对全球健康产生重大影响。城市居民人口数量激增将是21世纪最重大的全球卫生问题之一。全球城市人口有史以来首次超过总人口半数以上，而且这一趋势还将持续下去。到2030年，每10个人中将有6个人生活在城市，到2050年，全球城市人口将占全球人口的70%以上。城市为个人和家庭提供了极好的发展机会，其良好的服务、文化和娱乐设施为人们提供了有益健康的生活环境，但城市居民也面临着众多的卫生问题。WHO卫生发展中心主任Jacob Kumaresan博士说：“随着世界迅速城市化，我们的生活水平、生活方式、社会行为和健康发生了重大变化。”他指出，"虽然城市生活继续提供众多机会，例如良好的卫生保健服务机会，但今天的城市环境中有众多健康风险，给人们带来了新的危害"。可见，城市化给居民健康带来的影响具有两面性。

（一）积极影响

1. 随着城市化进程的加快，社会经济得到了很大的发展，从而改善了人们的生活水平和生活环境，而这些是提高健康水平的基础。例如改革开放以来，城市化进程不断推进，人们的生活环境得到了很大的改善，新中国成立时最困扰我国居民健康的传染病（如肺结核、血吸虫病等）得到了有效的控制。

2. 城市化在某种程度上会对人们的行为和生活方式产生积极的影响。随着经济的发展，人们越来越注重膳食的营养均衡。生活水平的提高也使人们的食物选择多样化，进一步丰富了营养物质的来源。此外，城市化带来的经济收入使人们更关注自身健康，从而选择有利于健康的行为和生活方式。

3. 城市化进程的不断推进，会增加人们的受教育机会，而随着受教育程度的提高，人们也会更容易接受与健康相关的信息，树立健康意识，从而减少甚至消除不健康的行为因素。

虽然城市化产生了相应的积极影响，但不容忽视的是随之而来的与环境、暴力及伤害、非传染性疾病有关的许多健康问题，使其对健康也同样产生了消极影响。

（二）消极影响

1. 城市化与环境污染 随着城市化步伐的加快，工业化和现代化进程也不断加快，生态环境遭到了严重的破坏，如水土流失、温室效应、工业"三废"污染等，这些严重破坏了人类的生存环境，对居民的健康产生了直接或间接的不良影响。城市空气污染每年造成全世界大约120万人死亡，主要死因是心血管疾病和呼吸系统疾病。城市空气污染大多是由机动车造成的，而工业污染、发电以及家用燃料也是造成城市空气污染的重要因素。

2. 城市化与"富裕病"　城市化生活使人们的生活方式发生了改变，这种改变可以是积极的，也可能是消极的，如高盐、高脂肪、高蛋白质、高热量食物的摄入增加。由于工作和生活压力以及交通工具的多样化，使得人们体育锻炼的时间不断减少，加之饮食原因导致高血压、高血脂、糖尿病等疾病发病率逐年增高。2008年全国第四次卫生服务调查结果显示，慢性病的分布呈现明显的城乡差异，城市居民的慢性病患病率为28.3%，农村居民的患病率为17.1%，城市居民的慢性病患病率明显高于农村居民（注：慢性病患病率以病例数计算）。

3. 城市化与精神疾病　社会经济的快速发展，导致人们的生活节奏不断加快，生活压力也不断加大。网络化等因素虽然缩短了联系上的距离，但实际上减少了人与人之间情感上的密切联系，因此容易造成各种负面情绪及情绪障碍（如紧张、焦虑等），甚至是精神疾病（如抑郁症等）。

4. 城市化和交通意外伤害　城市中经济活动频繁，加之机动车辆的数量迅速增加，导致交通意外伤害发生率呈直线上升。在全球范围内，道路交通伤害是第九大死因，其中大部分道路交通死亡事故发生在低收入和中等收入国家。在道路交通死亡事故中，死者近一半是行人、骑自行车或驾驶两轮机动车的人。

5. 其他　城市化会加速社会人口老龄化，老年人数量的快速增长给社会的医疗卫生体系带来了沉重的负担，间接影响了社会整体人群的健康水平。某些国家的大城市结核病发病率高，如纽约市结核病发病率是全美国平均水平的4倍。在刚果民主共和国，83%的结核病患者居住在城市。此外，城市化伴随着人口流动数量显著增加，尤其是大批农村劳动力涌入城市，流动人口无法得到相应的配套医疗卫生服务，给这部分人疾病的预防和监测工作造成了很大困扰。

（三）对策

在许多城市中，人口增长和城市化速度超过了基础设施的建设和发展速度，使得无法进行妥善的环境管理，因此产生了多种卫生问题。WHO提出采取以下5个策略来改善城市的卫生问题。

1. 通过城市规划促进健康行为和保障安全　在进行城市规划时注重促进身体活动，提供人们支付得起的健康食品，为所有人提供卫生服务，加强道路安全。

2. 改善城市生活条件　在安全地带建房，改善住房条件，控制室内外污染，保障饮用水安全，提供良好的环卫设施。

3. 确保居民参与城市管理　公布城市卫生规划内容，鼓励公开对话，促进社区参与制定政策，为市民参与创造机会。

4. 建设便利和方便各年龄组的包容性强的城市　提供便于残疾人乘坐的公共交通工具，为有特殊需要者修建安全通道，建造进出方便的公共场所和建筑，促进所有市民积极生活和开展体育活动。

5. 增强城市抵御突发事件和灾难的能力　将医院设在安全地带，加强医疗卫生中心应对已知危害的能力，社区做好应急准备，加强疾病监测。

面对日益城市化，我们的政府应该立即行动起来，确保人们在不断加快的城市化进程中保持身体健康。

七、微时代与健康

微时代即以网络作为传播媒介代表，以短小、精炼作为文化传播特征的时代。随着微媒体

(微博、微信等)和微文艺(微电影、微动漫)等的流行,一定范围内的文化传播已经进入到一个微时代。为深入了解城市居民获取健康知识的渠道、对健康知识的认知及诉求,知名市场调研和咨询机构 Kantar Health 曾在北京、上海、广州和成都开展了"公众健康知识获取与认知现状调查",结果显示虽然网络和社交媒体还没有成为最主要的医学和健康知识获取途径,但已经显示出巨大的影响力:有53%的受访者表示曾将网络、微博、微信等所传播的健康知识应用于日常生活。可见微时代、微媒体正在悄悄改变人们的日常生活,改变着人们对健康的认知及其与健康相关的行为。这应该是我们这个时代文化传播的最新创意之一。

(一) 微时代信息传播的特点

微时代的信息传播具有以下基本特征:

1. 流动的传播　4G技术的发展解决了信息接收终端的移动难题,使人类的信息接收终端种类不断增加。这些小巧、便捷的信息接收终端可以使人类的信息传播活动范围明显拓展,进一步突破时空的限制。

2. 迷你的传播　进入微时代,各类移动、便携的信息接收终端将大行其道。在这种情况下,原有的传播内容已经不合时宜,迷你的传播内容将备受青睐。不仅如此,移动终端使得信息的传播更加流动,也将信息的传播时间分割得更加琐碎。人们更加青睐一种"快餐式"的文化消费方式,这加速了微时代信息传播的效力。

3. 瞬时性的传播　微时代实现了信息传播的高效性,传播活动也随之具有瞬时性的特点,信息的传播速度更快。对于传播者而言,小的信息量提高了传播速度,加速了信息内容的更新。

4. 扁平化的传播　数字技术使信息传播者与接收者位置可以互换、重叠,信息传播活动逐渐"去中心化",甚至呈现"无限中心化"的趋势。传播活动早已不再是自上而下的单向传播,而是呈现信息传播的网状结构、双向结构。

(二) 微时代与健康

1. 微时代对健康的积极促进作用　微时代信息的传播速度更快、传播的内容更具冲击力和震撼力。传播、交流信息乃至进行情感沟通,仅仅通过百余字就完全可以实现。对于信息接收者而言,消化信息的时间非常有限,而信息内容与数量却极其丰富。利用各种微媒体,可以显著提高健康信息的传播效率,让更多的人快速树立健康观念,从而改变不健康的生活习惯,采取健康的生活方式和行为,达到促进健康的目的。

2. 微时代对健康的消极作用　信息获取渠道多样化的背后存在很多隐患,如广告植入、真假难辨,信息量大、无法辨别,信息碎片化、不够深入等。打开微博、微信,五花八门的健康文章充斥其中,看似健康信息填满了生活,却随时随地有可能掉入伪健康信息陷阱。当前的电视广播节目、网络信息看似形式多样、内容丰富,其实有不少是某些药品、保健品的"托儿"。受这些所谓健康信息影响,相当一部分患者有病先不求医,这在很大程度上干扰了正确的求医行为。

之所以出现上述现象,一方面是由于缺乏对上述各种渠道发布的健康类信息的监管,另一方面凸显了我国在权威、公正的健康信息传播渠道方面的空白。因此应该建立科学、中立的网上科普阵地,相关新闻、出版机构也应该以高度的责任感和使命感,认真、细致地制作健康节目、栏目和产品。更重要的是,应建立专门的监管机构,对电视、网络尤其是微媒体发布的相关健康类信息加以管理。

第四节　社会文化因素与健康

关于文化因素与健康的关系,WHO这样描述:"一旦生活水平达到或超过基本的需求,人们有条件决定生活资料的使用方式，文化因素对健康的作用就越来越重要了"。很显然，这句话告诉我们文化因素与健康之间的重要关系。每个人都生活在一定的文化环境中，思想和行为必然会受到其所处社会文化环境的影响和制约。社会文化会影响人们的健康意识，文化会造就人们的生活和工作环境，更重要的是文化会极大地影响人们对健康行为的选择。文化的内涵非常丰富，明确文化的概念、类型、特点，才能认识文化因素与健康之间的关系及文化诸现象对健康的影响。

一、文化的内涵

（一）文化的概念

文化（culture）是一种人类社会现象，涉及物质、制度、观念等诸多方面。文化的概念有广义和狭义之分。广义的文化是指人类在社会历史发展过程中所创造的物质财富和精神财富的总和。它包括物质文化、制度文化和心理文化三个方面。物质文化是指人类创造的物质文明，包括交通工具、日常用品等可见的显性文化。制度文化和心理文化分别是指生活制度、家庭制度、社会制度以及思维方式、宗教信仰等不可见的隐性文化，包括文学、哲学、政治等方面。按照这一定义，文化是一个大的范畴，与文明相同。而狭义的文化则是指精神文化，也就是特指精神财富的总和，包括思想意识、观念形态、宗教、文学艺术、道德规范、法律、习俗、教育、科学技术和知识等。本节所指的对健康产生重大影响的文化是狭义上的文化。

（二）文化的组成

文化是有结构的社会现象。首先由文化元构成文化丛，然后文化丛之间相互关联，从而形成文化体系，支配人们生活的全过程。文化有三个组成部分。

1. **文化的认知成分** 这部分包括知识和信仰。知识是对自然和社会的客观认识和观念，可以转化为改变世界的技术，是对各种社会和自然现象的解释。信仰是人们对这个世界的主观认识，是人们对自然和社会的系统化认识。

2. **文化的规范成分** 这部分主要指价值观和社会规范。价值观是在人的一定思维感官基础上的对客观事物的认知、理解、判断或抉择。社会规范是指人们社会行为的规矩，社会活动的准则，它是人类为了共同生活的需要，在社会互动中衍生出来的，是由人们制定并共同执行的，包括规章、制度、法律等。价值通过社会规范的执行得以体现。

3. **文化的符号成分** 符号是从传统和人们达成的一致中取得的文化成分，它不依赖于符号本身，能够被同一社会文化背景中的人所认同。人和能够表达某种意义的东西都可以成为符号，文字和数字都是符号，具象的物品（如国旗、校徽等）也可以成为符号，但是语言文字是最重要的文化符号成分。

（三）文化的类型

根据内容可将文化分为智能文化、规范文化和思想文化三种类型。不同类型的文化，影响人群健康的途径不同。智能文化是指科学技术等，主要通过影响人类的生活环境和劳动条件作用于人群健康。规范文化包括社会制度、教育、法律、风俗习惯、伦理道德等，主要通过支配人类的行为及生活方式来影响人群健康。思想文化包括文学艺术、宗教信仰、思想意识等，主要通过影响人们的精神生活影响人群健康。

（四）文化的特征

1. **历史继承性** 人类文化的产生和发展是世代努力和累积的结果，是人类发展及智慧的结晶。天才的创造，从来就离不开前人提供的经验和条件。人们继承前人的累积，通过世代传递，又为后人提供模式和条件。文化的继承与发展并存，总是以旧文化为基础，不断创造新文化，并逐渐累积，从而推动社会进步和发展。

2. **共有性** 文化是一系列共有的概念、价值观和行为准则，是使个人的行为能力被集体所接受的共同标准。在同一地区生活的人，处在相同的自然和社会环境中，性格、习惯、思想等趋于一致，就形成并享有共有的文化。

3. 差异性　不同的国家和地区存在着较大的文化差异，但上述同一地区的内部文化也存在一定的不一致，例如男女之间的文化差异，不同年龄、职业等人群间也存在着亚文化的差异。

4. 渗透性　文化的形式和内容种类繁多，不同的文化随着人类活动相互影响，相互渗透。通过人与人之间的学习、交往等方式实现文化的交流，从而一个社会可以借鉴另一个社会的经验，最终加速世界的发展。在文化传播时，传播媒介的选择是影响传播速度和广度的最重要因素。

二、文化影响健康的特点

（一）无形性

文化对健康的影响更多指的是精神财富，具体包括价值观、行为准则、思维方式、生活习惯等，这些并非实在的客观物体，因此对人类健康的影响也是无法度量、计算的，具有无形性。

（二）本源性

所有的健康问题都可以追溯到文化的原因，因为文化因素中价值观、教育等会影响人们的健康观以及行为和生活方式，对健康产生的作用具有极强的本源性。

（三）软约束性

文化通过价值观、行为规范等对人们的行为和健康产生潜移默化的影响。如果人们逐渐认同这种文化，就会自然而然地以该文化规定的价值观和行为规范要求自己，此时文化对健康的影响体现出一种软约束性，即非硬性的、强制性的影响，而是通过形成思维定势，自发地实现的过程。

（四）稳定性

文化对健康的影响具有稳定性，即文化惰性，也称为文化保守性，这是每种文化在发生、发展过程中的惯性作用。文化对健康观念的影响经过世代累积，并向下传递，一旦产生影响就会稳定下来，不容易发生改变。文化积淀的时间越长、程度越深，稳定性越强，越难以改变。这种稳定性不仅体现在优秀的文化中，陈腐的风俗习惯也是如此。

（五）民族性

不同民族的文化具有差异性。在对健康产生影响的过程中，不同民族的文化产生的影响也有一定差别，体现出了民族性。因此在分析文化对健康的作用时，必须要考虑文化的地区和民族差异性。当个体从一个环境到了另一个环境，由于文化的民族差异性可以导致文化休克，从而引起生理、心理的变化，对健康产生危害。

> **文化冲击**
> 文化冲击（culture shock）是1958年美国人类学家奥博格（Kalvero Oberg）提出的概念，是指一个人进入到不熟悉的文化环境时，因为失去自己熟悉的所有社会交流符号及手段而产生的一种迷失、疑惑、排斥甚至恐惧的感觉。当一个长期生活在自己祖国文化的人，突然来到另一个完全不同的新的文化环境中时，在一段时间内常常会出现这种文化冲击的现象。

三、各种文化现象对健康的影响

文化现象包括文化艺术、教育、道德规范、风俗习惯、宗教信仰等，往往会对整个人群的健康产生一定影响。由于文化对健康影响的稳定性，使得这种作用一旦产生，就很难消除，因此文化对健康的影响常持续在生命的整个过程，甚至延续几代人。

（一）教育对人群健康的影响

教育是人的社会化过程和手段。广义的教育是指一切增进人们知识技能、身体健康以及形成和改变人们思想意识的活动。而狭义的教育是指学校教育。教育具有两种职能：一是按社会需要传授知识，是对人的智能规范；二是传播社会准则，是对人的行为规范。也就是说，成功的教育是使人能承担一定的社会角色并有能力执行角色功能。教育的目的是把个人转变成为社会中合格的一员，即社会化。受教育程度在很大程度上会影响人们的健康意识和对健康行为的选择，如行为和生活方式、求医行为等都与受教育程度密切相关。受教育程度是健康的保护因素，即受教育水平越高，健康状况越好（表3-4）。

表3-4　2008年全国不同文化程度居民慢性病患病率（%）

文化程度	农村	城市	城乡合计
没上过学	38.7	62.7	41.6
小学	25.1	49.8	28.7
初中	12.1	32.1	16.8
高中/技校	10.7	21.7	16.2
中专	12.7	32.1	25.4
大专	8.5	22.0	19.3
大学及以上	7.2	19.5	18.0

1. 对行为和生活方式选择的影响　在经济收入水平比较一致的情况下，受教育程度不同的人可能会选择不同的行为和生活方式，由此对健康产生的影响也不同。一般来说，受教育程度越高，更注重生活和工作条件的改善，以及丰富精神生活，能比较合理地安排自己的生活。受教育程度高的人，由于获取信息的渠道更多，相对来说获取健康知识的能力更强，更容易采取促进健康的行为。Rachel Tolbert Kimbro 等对参加2000—2006年美国全国卫生调查（The National Health Interview Survey，NHIS）的调查对象进行研究分析，结果发现教育相比其他因素显示出更强的与吸烟和健康的关系，表明通过提高教育程度，可以有效降低吸烟率，从而减少慢性病的发生。我国在2008年进行的第四次国家卫生服务调查也呈现一致的结果，受教育程度较低的人群中吸烟率较高但没上过学的人吸烟率也不高。（表3-5）。

表3-5　2008年全国不同文化程度居民吸烟率（%）

文化程度	农村	城市	城乡合计
没上过学	17.9	14.5	17.4
小学	30.2	21.9	29.0
初中	27.9	26.1	27.5
高中/技校	21.2	23.9	22.5
中专	22.2	19.6	20.5
大专	19.4	21.2	20.8
大学及以上	8.5	16.9	15.9

2. 对卫生服务利用的影响　人们利用卫生服务的前提是，让人们意识到这种客观需求并将其转化为主观需求，而在这其中，个体的健康保健意识是关键因素，教育可以提高人们的健康保健意识，帮助引导其主观意识到这种客观的健康需求。而这方面的教育不仅仅来自学校教

育，更可以来自社会规范化或非规范化的教育。随着受教育程度的提高，个体对健康的关注度提高，会更愿意并能够接受和理解接收到的健康信息，当意识到需要卫生服务时，会积极主动地寻求医疗卫生服务，以求尽快恢复或促进自身的健康。

3. 对其他社会因素的影响　在社会因素中，教育可以直接影响其他社会因素，从而间接影响健康水平。个体受教育程度不同，其社会化程度就会存在差别，而当今世界，科技是第一生产力，受教育程度与职业类型密切相关，继而出现收入差别，最终表现为受教育程度与经济收入呈正比。由于经济收入、职业类型的差别，使得人们的财富及支付能力不相同，这就导致受教育程度高的人往往可以支配更多的生活资源，一方面可以吸纳更多、更丰富的健康信息，另一方面有机会享受更多健康相关的服务（如医疗保险），从而获得更高的健康水平。有学者研究认为，教育是社会经济因素的核心指标，它不仅直接作用于健康，还可以影响其他社会经济指标。以往的很多文献研究中仅用教育来代表社会经济因素，并且有研究显示，与收入和职业相比，教育与疾病的关系更加紧密，这也说明教育比其他因素更加重要和具有代表性。

（二）风俗习惯对健康的影响

风俗是特定社会文化区域内历代人共同遵守的行为模式或规范。习惯是指由于重复或多次练习而巩固下来的，并变成需要的行为方式。风俗习惯是指由于历代沿袭而在人们生活中程式化的行为方式，是薪火相传的规范文化，与人们的日常生活联系极为密切，贯穿人们的衣、食、住、行、娱乐、体育、卫生等各个环节。风俗习惯是一种最普遍、最广泛的行为规范，其作用是潜移默化的，然而又是很强大的。《汉书·地理志》中写道："凡民禀五常之性，而有刚柔缓急音声不同，系水土之风气，故谓之风；好恶取舍动静无常，随君上之情欲，故谓之俗"。说明风俗体现在人的行为方式上，影响人的思维，而与环境无关。我国历史悠久，且是多民族国家，长久以来形成了多样化的风俗习惯，有些对健康有促进作用，有些则对健康产生一定的危害。风俗习惯中不适宜的部分，会随着历史条件的变化而改变，所谓"移风易俗"正是这个含义。

1. 民族习俗与健康　民族习俗是民族在一定的自然环境和社会环境中相沿积久而形成的生活方式。一个民族的风俗习惯是一定社会历史发展阶段的产物。我国有56个民族，各个民族都有不同的生活习惯，这导致不同的疾病在不同的民族之间分布不同，如高血压在蒙古族中患病率较高，消化道肿瘤是朝鲜族居民常见的癌症类型。有些风俗习惯对健康有益，如回族严禁饮酒，不吃死于非命的牲畜等。自古以来，我国便有端午赛龙舟、重阳登高、春节前清扫房屋等风俗习惯，这些均有利于健康。但仍有一些民族习俗因为危害健康而需要随着历史发展逐渐被废除，如在巴布亚新几内亚东部高地有食用已故亲人脏器习俗的土著部落，家庭主妇会取出死者的大脑与家人共食，这一习俗导致以小脑病变为特征的中枢神经系统疾病——库鲁病在当地流行。自从这一习俗被废止后，就再无新发病例。

2. 地区习俗与健康　由于生活的地理环境影响，为了适应生存环境，不同的地域形成了该地区独特的、固有的风俗习惯，这些都会对人群健康产生各方面的影响。例如，中西方用餐方式不同，西方人分餐进食与中国人共享菜肴的方式相比更加符合卫生要求；我国某些地区的近亲结婚现象，以及不少地区盛行宴请宾客时强制性敬酒等，严重危害自己和他人的健康；非洲某些地区，一直有女童割礼的习俗，这对女童的生理和心理都造成了极大的损害，而以色列人则有男婴割礼的习俗，这使得犹太民族阴茎癌的发病率为全世界最低。另外，不同地区人们的观念不同，也会间接对健康产生不同的影响，例如，在南太平洋岛国汤加，人们视肥胖为健康；面对疼痛，注重绅士风度的英国人会尽量忍耐，不轻易求医，而意大利人则认为疼痛影响其安宁，即便疼痛程度不重，也会立即求医。

（三）宗教对健康的影响

宗教是人类在自然和社会条件下产生的信仰体系和实践体系，以对超自然力的崇拜为根本特征，以宗教意识、宗教组织和宗教规范为三大要素。宗教是支配人们日常生活的自然力量和社会力量在人头脑中主观的反映。宗教伦理以及教义等以观念意识注入的思想影响人的心理过程及行为。宗教对人的健康有多方面影响，Hummer等在美国范围内对2.1万名受试者进行调查，在控制了其他影响健康的因素以后，结果发现至少每周参加1次教堂活动的非洲裔美国人比从来不参加教堂活动的非洲裔美国人平均寿命长14岁。虽然该研究结果显示宗教活动有益于健康，但是不能一概而论，其对健康的影响具有两面性。

1. 宗教的精神力量　现代宗教起源于阶级压迫，被压迫阶级在反抗失败以及希望与残酷的现实不相符的时候，将希望转化为神的幻影，企图寻找精神上的解脱，寻求慰藉。宗教教徒将自己的人生难题归于天命，从而寻求心理平衡。当教徒遭受生活上的各种打击时，宗教给人以精神寄托，使精神压力得以缓解，从健康的角度来说是有利的。宗教使教徒往往比较容易坦然面对重大疾病，但是这种精神寄托也可能是消极的，教徒可能会信神而不信医，从而采取不利于健康的求医行为，甚至是更加极端的行为（如自杀）。马克思曾说："宗教是人民的鸦片"。这句话形象地说明了宗教对人的抚慰作用，也同时精准地指出宗教对人的精神的控制作用。

2. 宗教对行为的影响　宗教在长期的历史发展过程中，形成了系统的宗教哲学、教规教义和礼拜仪式。宗教规范也是一种社会行为规范，强烈地影响着人们的行为，这种影响正是通过宗教规范（即教规或教令）实现的，其作用具有明显的强制性及高度的自觉性。宗教的教义往往教导教徒行善积德、济贫扶弱、诚实守信、戒偷盗、节淫欲、与人为善等，这些教义对健康起积极作用。但教徒的盲目信从也会对健康产生负面影响。例如，恒河是印度教徒心目中的"圣河"，教徒相信若生前饮用恒河水，死后于恒河中沐浴身体，就可以除去身上的一切罪孽，因此印度教徒千里迢迢赶赴恒河，饮恒河水，或在恒河水中沐浴尸体，甚至任尸体随波漂流，使恒河水遭到严重污染，继而导致恒河水域居民身体健康严重受损。

（四）道德对健康的影响

道德是社会意识形态之一，是人们共同生活及其行为的准则与规范。它用善、恶、荣、辱等观念评价人们的行为，调整人与人之间的关系。WHO认为，健康是一种身体上、精神上的完好状态，以及良好的社会适应力，而不仅仅是没有疾病和虚弱状态。也就是说，一个人躯体健康、心理健康、社会适应良好和道德健康，才是完全健康的。

道德通过调节个体的人际活动和情绪变化而影响人的身心健康。通过道德可以调整人与人之间的交往，使之达到和谐的状态。良好的人际关系使人精神状态愉悦，有利于身心健康，相反，不良的人际关系则会使人产生愤怒、激动、焦虑、紧张等负性情绪，影响机体免疫系统等的正常功能，导致出现一系列身心症状。此外，一些与健康有关的社会道德对人的健康有很大的影响，而道德沦丧、利己主义价值观如果成为主导，就会对人们的健康产生十分不利的影响。通过道德的作用，人可以自我完善，完善自身的德行，处理好人际交往，懂得做人的准则和道理，从更深层次促进自身健康。

（五）亚文化与反文化对健康的影响

1. 亚文化　亚文化（subculture）又称为集体文化或副文化，是指与主流文化相对应的那些非主流的、局部的文化现象，是某一文化群体所属次级群体的成员共有的独特信念、价值观和生活习惯，是非全社会性的思想文化的泛称。亚文化是属于某一个区域或某个群体所特有的观念和生活方式。一种亚文化不仅包含着与主流文化相通的价值与观念，也有属于自身的独特的价值与观念。每一种亚文化都包含着能为其成员提供更为具体的认同感和使之社会化的较小的亚文化。亚文化由现代社会中不同的社会阶层、职业群体、宗教群体、年龄群体等创造。亚文化可以促进身心健康，也有可能成为某些疾病的温床。例如，吸毒曾一度是西方社会奉行的时尚文化，在其影响下，吸毒成为许多青少年盲目追求的行为，这对青少年的人生观、价值观、心理和生理都产生了十分严重的消极影响。

2. 反文化　反文化（anti culture）即反主流文化，是一种特殊的亚文化，其代表的价值观和行为处于主流文化的对立面，是对现存社会思想文化（如价值观、信仰、观念、风俗习惯等）持敌对态度的人的某些思想和行为。反文化往往是对现存秩序的背离和否定，是对现存主流文化的抵制和对抗，其特点是对传统文化采取不妥协态度。反文化来自美国，20世纪60年代，美国进入后工业社会，很多年轻人被边缘化，于是兴起了嬉皮士运动，这标志着反文化的诞生。随着社会发展，出现了更高品阶的反文化，它对抗和消除现存文化中的腐败、负向作用，这一特点使其比正文化呈现出更高的理性、悟性，对社会产生更明显文明效应和更高的价值。

（六）健康文化对健康的影响

如今人们已经认识到文化对健康的巨大影响，国际上对于"健康文化"越来越重视。诸多事例证明，营造一个正向的"健康文化"环境对于促进健康有多重要。长久来看，一个良好的文化环境对于健康的促进作用是潜移默化的，因此通过改善"健康文化"环境来促进人民健康的方法受到国内外很多学者的支持与肯定。罗伯特·伍德·约翰逊基金会甚至在2014年专门为建立"健康文化"投入资金，通过改善"健康文化"环境的方式来正确引领这个多元化社会中现在和未来几代人的健康生活。

（尹　慧　宗晓琴）

【阅读材料】

1976年颁布的烟草控制法案对芬兰不同社会阶层每日吸烟者的影响

【背景】 很多健康影响因素（如吸烟）在不同的社会阶层中分布不同，这是导致发病率和死亡率呈现差别的主要原因。吸烟行为在不同社会阶层的分布呈阶段性特点。最初，社会阶层高的群体吸烟率逐渐上升，并且在这个过程中传遍了其余群体。通常，男性都会吸烟。然后，社会阶层高的群体中的男性开始减少吸烟，女性吸烟的峰值迟于男性出现。最后，吸烟率在两性中都缓慢地下降，但在较低社会阶层中仍然很高。20世纪90年代初，芬兰开始进入吸烟率下降的时期。芬兰采取的主要干预手段是：1955年颁布了环境烟草烟雾修订案，1976年颁布了烟草控制法案（Tobacco Control Act，TCA），1978年增补下发了全面禁播烟草广告令。1976年的烟草控制法案明令禁止在大多数公共场所（包括公共交通工具）吸烟，禁止向16岁以下青少年兜售烟草并且有义务在烟草包装上标注健康警示语。另外，该法案规定将烟草税收收入的一部分用于健康教育和烟草相关的研究。1975—1976年，烟草价格大幅上涨（比实际价格增加27%）。本研究的目的是评估芬兰禁烟立法对于所有社会阶层每日吸烟者的影响。

【方法】 数据来源于1978—2002年芬兰成年人健康行为调查。研究对象为出生于1962—1975年的男性和女性，共68071人。研究者通过人口普查掌握研究对象的社会经济地位状况。采用Logistic回归分析评估1976颁布的烟草控制法案对不同出生年代和不同社会经济地位群体中每日吸烟者的影响。

【结果】 男性中只有高级白领阶层的吸烟率逐年下降，但是自1976年起，农民以外的其他社会阶层中每日吸烟者的数量均随着该法案的实施明显下降，并且白领阶层中这种趋势最明显。在1976年TCA实施之前，社会各个阶层的女性每日吸烟者数量均逐年上升，但随着该法案的实施，每个社会阶层中的女性每日吸烟率则呈现与之前相反的趋势，即逐年下降。此外，被研究的队列在TCA实施前后，吸烟的整体发展趋势是相反的，即TCA实施前吸烟率逐年上升，实施后则逐年下降。

队列研究结果显示，来自不同社会阶层的男性之间的既往每日吸烟者数量差异明显。在

1926—1930年出生的人中，75%的蓝领阶层经常吸烟长达至少1年，而仅有60%的高级白领阶层成为每日吸烟者，并且在几乎所有的女性队列中，蓝领阶层的既往每日吸烟者数量多于白领阶层。

【结论】 1976年颁布的烟草控制法案对低社会阶层群体中男性的影响不明显。尽管烟草控制法案对所有社会阶层群体中女性的吸烟行为均产生了影响，但是对于不同社会经济地位的女性吸烟行为的影响仍然存在着巨大的差异。综上所述，为了获得更好的整个社会群体控烟效果，需要专门针对较低社会阶层群体制订烟草控制政策及措施。

第四章 行为心理因素与健康

行为和心理问题的出现和维持并不是孤立存在的，而是在一定的社会背景和环境下通过与个体的交互作用产生的，仅强调个体的心理和生理过程难以全面阐述其基本规律，仅针对个体采取干预措施其效果也是极为有限的。公共卫生研究奉行社会生态理论，将研究的重点放在人与环境的关系。而社会医学是从社会学的角度研究医学和卫生问题的一门交叉学科，它研究社会因素与个体及群体健康和疾病之间的相互作用及其规律，为制订相应的社会卫生策略和措施提供依据，目的在于维护和增进人群的身心健康，提高社会活动能力，提高健康水平，充分发挥健康的社会功能，提高人群的生命质量。越来越多的研究结果证实，影响人类健康的因素多种多样，而且相互关联。例如，人类某种疾病既可以体现在从分子生物学水平找到某种结构缺陷，也可体现在反映器官功能的生理、生化指标出现异常，还可以追溯到患者人际关系及家庭方面出现问题。社会因素在疾病的发生、发展过程中的重要作用不容忽视。这些生物、心理和社会因素常常互为因果，相互作用，导致疾病的发生、发展呈现多样性和复杂性。因此，人们不仅要从生物因素的角度，还要从心理和社会因素的角度认识和防治疾病。这就在客观上要求医学与社会学，医学与心理学之间相互渗透，以促进医学的进一步发展。

第一节 心理因素与健康

人不仅仅是一个生物体，而且更重要的是，人具有心理活动和社会属性。人是生物、心理和社会的统一体，健康、疾病现象与心理因素息息相关。良好的心理状态不仅是健康的构成要素，也是躯体健康的必要条件。多项研究表明，通过社会心理干预可改善机体的健康状况。

一、人格与健康

人格是指一个人与社会环境相互作用所表现出的一种独特的思想模式、行为模式和情绪反应的特征，也是一个人区别于其他人的特征之一。在心理学中，还经常运用"个性"一词阐释人格的概念。《中国大百科全书·心理学卷》中就有关于人格（即个性）的描述。人格包括性格与气质两部分。性格是人稳定个性的心理特征，表现为人对现实的态度和相应的行为方式。性格从本质上体现了人的特征，可分为人类天生的共同个性和个体在后天环境与学习的影响下所形成的独特个性。气质是指人的心理活动和行为模式方面的特点。同样是热爱劳动的人，可是气质不同，所表现出的状态就不同：有的人表现为动作迅速，但做事粗糙一些，这可能是胆汁质的人；有的人做事很细致，但动作缓慢，这可能是黏液质的人。气质和性格构成了人格。社会心理学中讲的人格则是指人的个性。它是个体在先天生理素质的基础上，在一定社会历史条件下，通过社会交往而逐渐形成和发展起来的个人稳定的心理特征的总和。人格是一个复杂的结构系统，它包括许多成分，如气质、性格、品质、品德、自我调控等。人格是构成一个人的思想、情感及行为的特有模式，这个独特的模式包含了一个人区别于其他人的稳定而统一的心理品质。

A型行为类型是美国临床医生弗里德曼（Friedman）和罗森曼（Rosenman）在1974年提

出的概念，他们发现冠心病的传统危险因素（高脂肪摄入、高血脂、吸烟）不能完全解释冠心病的发病率。冠心病患者的行为特征与正常健康人有很大差异，大多数冠心病患者有成就感强、好胜心强、说话元气旺盛以及时间紧迫感强等行为特征，这些行为特征被称为 A 型行为类型或 A 型人格。A 型人格的特征是有雄心壮志，好竞争，出人头地，性情急躁，缺乏耐心，容易激动，有时间紧迫感，行动匆忙，对人有敌意。A 型人格被认为是与高胆固醇血症、吸烟及高血压并列的四项冠心病危险因素之一。研究表明愤怒和敌意通常与心脏病、健康状况不佳和死亡率较高联系在一起。A 型人格的人易于患心脏病的另一个原因是，他们大多倾向于采取不健康的方式生活，争强好胜，充满敌意，缺乏耐心，这些都是无益于健康的。A 型人格的人都易于应用否认的心理防御机制，所以当出现躯体疾病和危险时，往往会先否认自己患病的事实而拖延就医。B 型人格的人常较随和、稳重，倾向于对自己的健康状况作出更客观的判断。当他们感到患病时，会习惯采取预防措施，如避免过于疲劳。B 型人格的人在面对无法控制的紧张性刺激时，会在初始阶段便承认失败而认输。所以，与非要掌控局面的 A 型人格的人相比，B 型人格的人所面临的压力要小得多，患病的概率也要小很多。C 型人格的核心特征是倾向于压抑强烈的情感，特别是压抑愤怒的情感。研究表明，包括肠癌、肺癌、乳腺癌和恶性黑素瘤在内的几种癌症都与 C 型人格相关。与癌症相关联的 C 型人格的另一个重要特征是有无望的感觉。性格反复无常和心理压力增高癌症的患病率。C 型人格常被称为肿瘤的人格模型，特征是压抑自己的情绪、过分忍让、回避矛盾、怒而不发、好生闷气、内向。研究表明，C 型人格的人宫颈癌发病率比其他人格类型的人高 3 倍，患胃癌、肝癌等消化系统肿瘤的危险性也更高。

关于人格与健康的研究方法及应用，人格测验及健康评定量表是应用最为普遍的测验方法。在人格与健康的关系研究中，研究者关注到个体的行为与健康和疾病之间的关联，提出了 A 型、B 型、C 型、D 型人格类型，编制了相应的评定量表进行量化研究。此外，艾森克人格问卷（Eysenck Personality Questionnaire，EPQ）、明尼苏达多相人格调查表（Minnesota Multiphasic Personality Inventory，MMPI）、十六种人格因素问卷（Sixteen Personality Factor Questionnaire，16PF）在临床工作中也得到广泛应用。

二、认知因素与健康

认知是指人们的认识活动或认知过程，包括信念、思维和想象等。认知也可以称为认识，是对作用于人的感觉器官的外界事物进行信息加工的过程，包括感觉、知觉、记忆、思维、想象、言语，是指人认识外界事物的过程。社会认知是个体对他人的心理状态、行为动机和意志作出推测和判断的过程。社会认知对象的范围很广，包括对他人表情的认知、对他人性格的认知、对人与人之间关系的认知、对人的行为原因的认知。心理学家在研究社会认知对健康的影响时指出，乐观的生活态度以及面对疾病时的乐观解释是人们身体健康的主要条件之一。

1. 价值观　个体的价值观和对健康的看法不但直接决定人的生存状态，也会通过各种途径影响健康。乐观和积极向上的态度和人生观会使人呈现出良好的生活和健康状态。享乐价值观会导致享乐型的生活方式，往往会引发各种健康问题，很多现代"文明病"都与此价值观有关。

2. 健康信念和健康意识　健康信念是指人如何看待健康和疾病，如何认识疾病的严重程度及易感性，如何认识采取预防措施后的效果及采取措施所遇到的障碍。健康意识是指对健康及有关问题的感悟和知觉，其内涵包括对健康的信念和观念，即对健康价值的态度和能否获得健康的信心；维护自身健康而必须具备的卫生保健知识和理念；积极参与、自觉维护自己、他人及公众健康的意识。具备良好的健康意识对实现自我健康保护、贯彻执行"以预防为主"的健康政策都有十分重要的意义。人的生命和健康是需要呵护和管理的，如果缺乏良好的健康意识,就难免会遭受疾病的困扰。现代社会生活节奏快,工作压力大,很多人往往由于忙碌而忽视了自己的健康。有的人不顾及自己的身体承受能力,长期超负荷工作,不遗余力地追求财富,甚至要钱不要命,结果往往是丢了健康,甚至落得人财两空的结果。健康的身心来自于健康的生活方式,而健康的生活方式来自于健康意识。只有拥有了良好的健康意识,人们才会懂得调控自己的生活,掌握一定的保健与急救常识,自觉地调整好心态,管住嘴,迈开腿,科学养生,把健康掌控在自己手中。

3. 个人控制信念和自我效能　个人控制信念是指个体对自己所面对的问题或情形所持的控制信念,包括控制感和控制源信念。患严重疾病时,控制感强的人会积极配合治疗,控制感较差的人会感到无助,内在控制源的人比外在控制源的人会做出更多的努力。自我效能是指人们对完成某个行为目标或应对某种困境能力的信念。自我效能通过多种途径与健康发生关系。自我效能越强的个体所选择的健康目标越高,越能坦然地处理健康问题,从而可以达到较高的健康水平。相反,自我效能较弱的人表现比较差,一遇到困难就会自我怀疑,感到无助,即使情况出现转机,也不会再做出努力,而是借助吸烟和酗酒来缓解压力。

三、心理压力与健康

心理压力是指人们生活中各种刺激事件和内在要求在心理上所构成的困惑与威胁,表现为身心紧张或不适。压力有关因素主要包括生活事件、认知评价、应对方式、社会支持、个性因素、压力反应等。

(一) 压力的基本理论

1. 生物应激理论　应激源是指环境对个体提出的各种需求,经个体认知评价后可以引起心理/生理反应的刺激,反应过程为输入、中介、反应、结果。根据应激源的不同可将应激分为生理应激(应激源是直接对机体作用的刺激物)、心理应激(应激源包括人际冲突、个体的强烈需求、能力不足与过高期望的矛盾等),社会应激(应激源是客观的社会学指标、社会性变动与社会地位的不合适)以及生活应激。应激的意义取决于个体自身的认知评价。应激的主要情绪反应有焦虑、愤怒、恐惧和抑郁等,行为反应有适应、应对及自我防御反应。对健康有利的方面包括增强对疾病的抵抗力,增强体质与适应能力,对健康不利的方面包括适应不良、产生身心疾病等。

2. 生活事件刺激理论　从物理学的角度理解压力,提示压力存在于外部事件中。生活事件是指日常生活中引起人的心理平衡失调的事件。生活事件引起的心理紧张在一定时间范围内(一般为1年)具有叠加作用,和躯体健康状况有一定的联系。不同性质、强度、频率的生活事件对健康产生不同的作用。Holmes 和 Rahe1967 年对生活事件的定量研究方法,用生活变化单位进行定量评定。Holmes 认为如果在1年中,生活事件变化单位为150LCU,则未来1年基本健康;若为150~300LCU,则患病率为50%,若超过300LCU,则患病的可能性为70%。生活事件对健康的影响体现在各个方面,例如学习问题,成绩不理想或考试失败可造成应激状态,严重时可致精神和躯体疾病。恋爱、婚姻问题,在恋爱、婚姻过程遇到的各种挫折若不能维持精神活动的平衡,就会导致各种精神和躯体疾病。健康问题,本人、家庭成员、亲朋好友患急、重病或遭受意外事故等,可出现认知功能和情感活动的异常,最终罹患精神和躯体疾病。家庭问题,子女管教困难,夫妻分居或感情不和,婆媳、翁婿关系不和,家庭成员发生意外或因病死亡等,影响心理健康,从而诱发各种疾病。工作与经济问题,工作中遇到矛盾和困难,经济困难(如失窃、罚款或扣发奖金等)可能导致精神和躯体疾病。人际关系问题,上下级关系不和或工作、学习中受到批评、当众丢面子或名誉受损、受人歧视或冷遇、被人误会和错怪,与邻居关系紧张、与好朋友关系破裂,会影响心理健康。环境问题,各种噪声、有害物质污染,遭受严重的自然灾害,严重时会导致罹患各种疾病。法律和政治问题,介入法律纠纷中、在重大的政治运动中受牵连，可能诱发各种精神和躯体疾病。

3. 心理认知理论 20世纪80年代，Lazarus和Folkman认为压力不仅是指机体遇到的外部刺激事件，也不仅是指机体对外部刺激事件的反应，而是指二者之间的转化过程。如对失业的认知，良性认知有助于个体正确应对失业问题，而不良认知则会导致个体一系列情绪和行为问题。

4. 现代压力理论 该理论由压力源、压力反应和压力管理三方面要素所构成。压力源指内、外刺激事件与情景，包括生理的、心理的和社会的诸方面。压力反应指机体对刺激的反应，表现为生理、行为、情绪、认知等方面的症状。压力管理是指对压力源和压力反应的控制和改变。

（二）长期压力过大导致的不良后果

1. 健康问题 适度压力有益于身心健康，但当压力的强度大且持续时间长，超出了系统的承受和代偿范围时，系统的内稳态就会出现失衡，发生不可逆性的改变（如出现高血压、呼吸系统疾病、消化系统疾病、偏头痛甚至癌症等疾病）。过度的压力还可以引起心理相关问题（如焦虑、抑郁、物质成瘾和依赖），甚至部分个体会出现自杀及反社会行为。

2. 工作问题 一定的工作压力有益于提高工作绩效，而过度的压力则会适得其反。随着社会不断发展，生活节奏不断加快，职业耗竭已成为一种普遍社会现象。职业耗竭是指一种在工作的重压之下身心俱疲的状态，是一种身体、情绪和精神枯竭的状态，主要表现为持续的精力不济、极度疲乏、抵抗力下降，空虚，思维效率降低，情绪烦躁、易怒，个人成就感降低，人际关系恶化，对工作完全丧失热情等。

3. 管理和决策问题 过大压力下的决策往往会出现失误。压力情境下，建设性的思维减少，扭曲性的思维增加，危险性选择和非理性行为的可能性增加，有效的沟通渠道减少，人们忍耐不确定性的可能性减小，短期的利益、目标受到青睐，而长期目标往往被忽视，错误决策的可能性增加，侵犯和逃避行为发生的可能性增大。

（三）压力研究中的有关问题

1. 理论框架 塞里（Hans Selye）1936年提出的应激概念属于压力反应模型。塞里强调机体对各种有害刺激所产生的反应，除了特异性的病理反应外，也存在一种非特异性的病理生理抵御反应，即一般适应综合征。反应模型容易被人们所理解，特别是在生物医学模式下，符合医学思维并与临床症状相关联，故至今在医学领域仍受到重视。与此同时，心理学界也在关注压力或应激，但其研究重点是社会生活中的各种紧张事件，故属于压力的刺激模型。刺激模型在生活中也很容易被人理解，如谈到压力时人们很容易联想到工作量太大，经济困难，夫妻吵架等，故刺激模型至今在某些领域仍被重视。姜乾金等结合贝塔朗菲（L. Von Bertalanffy）的一般系统论，最终提出压力有关因素之间不仅仅是单纯的因果关系或从刺激到反应的过程，而是多因素相互作用组成的系统，即压力系统模型。该模型强调压力是多因素相互作用和多轴向发展的系统。该模型中各因素之间是互动的，呈动态发展平衡，其中认知评价是关键因素，人格特征是核心因素，据此可以对压力实施多维度、多层面以及从整体到各因素的综合评估和综合干预，在临床上有很好的指导意义。

2. 评估方法 与临床心理学工作一样，对压力问题可以采取晤谈、观察和调查等评估手段。评估者需要对压力系统模型有最基本的了解，并需要有一定的实际工作经验，以免被某些表面现象所蒙蔽。例如某些家庭问题压力巨大的来访者反而会表现得很轻松，语言态度也很积极。同时，国内已有客观评估压力的量表（例如生活事件量表、应对方式量表、社会支持量表、人格量表和身心症状量表等）可供选择使用。此外，若涉及生物学因素（如压力的生理反应特点、压力身心中介机制的某些生化和神经电生理指标等），可结合临床实验室检查指标。

3. 压力因素的评估 压力评估首先涉及对各种压力因素的分别评估。例如生活事件的评估,可以使用国内各种自我评分的生活事件量表,如杨德森等编制的生活事件量表(life event scale,LES)、姜乾金等编制的生活事件问卷(life event questionnaire,LEQ)等。认知评价的评估可以使用自动性思维量表,明尼苏达多相人格调查表可反映某些认知特点。关于应对方式的评估,国内目前已经有一些应对方式量表,如肖计划(1995)编制的应对方式问卷及姜乾金等编制的特质应对方式问卷。社会支持的评估方面,国内肖水源(1986)编制的社会支持评定量表及姜乾金等修订的领悟社会支持量表有很好的使用价值。人格的评估,临床上常用的量表为明尼苏达多相人格调查表。压力反应的评估,理论上压力反应可以选用相应的量表,如焦虑、抑郁情绪反应可使用宗氏焦虑自评量表、宗氏抑郁自评量表,躯体症状方面可选用康奈尔医学指数(Cornell medical index,CMI),躯体指标可选择参考相应的临床指标(如血压、尿儿茶酚胺等),目前使用较多的则是 SCL-90,能整体反应身心健康水平,其中前 6 个因子能较好地反应各种主要的压力身心反应症状。

4. 压力综合评估与诊断 综合评估前应注意评估信息是否全面、信息和资料是否可靠,确信资料合适以后,就可以开始评估各单项压力因素正常与否,做出压力的多轴诊断。按照系统模型,各种压力因素整体是一个集合(即系统)。为有利于临床和实施干预,可以进一步将个体的压力问题分为三个层次进行综合评估。第一层评估患者的身心症状,第二层评估生活事件、认知评价、应对方式和社会支持程度,分析和确定这些因素在问题发生和发展过程中的作用以及各因素间的互动关系,第三层评估并分析人格特点,特别是求全、完美主义人格倾向,确定这些因素在整个问题中的作用。

第二节 行为生活方式与健康

一、行为和健康行为

(一) 行为的概念

行为是人类在内外因素的共同作用下产生的外部活动,是人类在生活中表现出来的生活态度及具体的生活方式,它是在一定的物质条件下,不同个人或群体在社会文化制度、个人价值观念的影响下,在生活中表现出来的基本特征,或对内、外环境因素刺激所做出的能动反应。一般来说,人的行为由 5 个基本要素构成,即行为主体、行为客体、行为环境、行为手段和行为结果。

(二) 行为的分类

广义而言,人的行为可分为外显行为和内在行为。外显行为是可以被他人直接观察到的行为,如言谈举止,而内在行为则是不能被他人直接观察到的行为,如意识、思维活动等,即通常所说的心理活动。一般情况下,可以通过观察人的外显行为,进一步推测其内在行为。行为也可分为本能行为与社会行为,由遗传因素决定的行为被视为本能行为,如摄食、睡眠等,本能行为也存在一个正常表达问题,如果表达失控,则会带来社会危害。社会行为则是人在社会化过程中形成的主要由社会情景决定的行为,如合理营养、锻炼、吸烟和酗酒等。预防医学中,把人类个体或群体与健康和疾病有关的行为统称为健康相关行为。按其对健康的影响性质分为两大类,一类是促进健康的行为,即个体或群体表现出的客观上有利于自身和他人健康的行为,包括积极的休息与适量睡眠,合理营养与平衡膳食,适度运动锻炼,预防意外事故,合理利用卫生服务,积极应对紧张生活环境,戒除不良嗜好等;另一类是危害健康的行为,即偏离个人、他人和社会的健康期望、不利于健康的行为,包括不良生活方式与习惯(如高脂肪及高盐饮食、缺乏运动、吸烟、酗酒、吸毒等),不良疾病行为(如疑病、瞒病、讳疾忌医)以及致病性行为类型(A 型行为类型与 C 型行为类型)等。而生活方式是指在日常生活中由各种行为构成的图景。

二、行为因素与健康

20世纪中叶以来,无论是在发达国家还是在发展中国家,以脑血管病、心脏病、恶性肿瘤为代表的慢性非传染性疾病发病率均逐年上升,同时又有一些新的传染病如艾滋病(后天免疫缺陷综合征,acquired immunodeficiency syndrome)、严重急性呼吸综合症(severe acute respiratory syndrome,SARS)等给人们敲响了警钟。在这些疾病的形成中,行为因素具有很重要的致病作用。据估计,2010年中国至少有5.8亿人具有至少1种与慢性病有关的危险因素。例如中国人的日均食盐摄入量至少超过12g,是世界卫生组织推荐每日食盐最高摄入量的2倍以上,而且食盐摄入水平在过去10年一直居高不下。中国的男性吸烟率在50%以上。1992—2002年,中国人超重和肥胖率分别增长了38%和81%,达到了22.8%和7.1%的水平。据测算,目前有超过2亿中国人为超重或肥胖。据估计,在未来20年,40岁以上人群中慢性病患者人数将增长1~2倍。

2008年世界卫生组织调查显示,50%的死亡是由于行为因素引起的,30%为环境因素所致,10%为生物遗传因素所致,10%为医疗卫生服务因素所致。在美国,处于死因谱前10位的疾病中,有7种死亡原因与生活方式和行为危险因素有关。世界报告认为,50%以上的慢性病负担可通过改变生活方式和控制行为风险来预防。发达国家的经验证实,通过干预行为和生活方式可使高血压、脑卒中、糖尿病、肿瘤等发病率有效下降。

三、健康行为的观点与理论

(一)生物学观点

很多健康促进行为存在生物学基础。以积极的休息和睡眠为例,睡眠是维持生命的需要,是机体恢复其必需生理功能的一种极其重要的健康行为。睡眠时全身肌肉松弛,大脑处于抑制状态,可消除疲劳,调整生理功能,恢复精力和体力,提高机体的免疫功能,增强机体抵抗疾病的能力。

很多危害健康的行为存在生物学基础。以物质依赖为例,研究表明遗传因素在物质依赖中起重要作用。有酒精中毒阳性家族史的饮酒成瘾者每次饮酒量较大。大量有关酒精与物质依赖的遗传学或家族性研究已证实,动物对某些药物依赖的形成具有显著的遗传性。家系、双生子及寄养子研究发现,物质滥用的易感性因素是由基因锁决定的。例如酒精依赖的遗传度为52%~63%。目前发现易感性从上一代传至下一代有两个途径,一个是酒精或药物依赖易感性的直接遗传,另一个是反社会人格易感性的间接遗传。人的大脑有一个区域,人们称为犒赏中枢区域,它特别敏感,一经激活就很难控制。人在一定时间内摄入一定量的成瘾物质(如酒精、尼古丁或咖啡因等)后,可激活大脑内的犒赏中枢,从而对其产生了高度的依赖。这从生物学角度解释了人对成瘾物质的依赖机制。

(二)心理学观点

1. **自我表达理论** 很多危害健康的行为与自我表达有着密切的联系。不恰当的自我表达可形成健康危险行为,如青少年吸烟。青春期是多种危险行为的易感期,原因就在于不恰当的自我表达方式。青少年为了得到社会的认可,力图使自己像成人那样世故和老练,常通过吸烟和饮酒等方式来表达这种愿望。很多人在这个时期从同伴那里接触到一些不健康行为,并逐渐养成习惯。学校干预可以帮助学生减少不健康行为。

2. **心理压力缓解理论** 研究表明,当人们承受较大压力时,就会采取饮酒、吸烟和性释放等方式来缓解压力。

3. **情感激发理论** 处于青春发育期的青少年有着较高的情感激发需求,他们往往通过某种方式来使自己达到某一种愉悦的状态。很多不良行为常常在表面上可以获得暂时的"愉悦"。

很多人的吸烟和饮酒行为是在和同伴聚会时发生的，通常是为了助兴而饮酒。如果通过某种方法帮助他们表达这种情感，就可以减少饮酒、吸烟的机会，例如体育锻炼、娱乐等。

4. 恐惧诱导理论　通常来说，人们接触到某种恐惧诱导的讯息，就会减少相应危害健康的行为，在一定范围内这种关系是呈反比的。但过度的恐惧讯息会对行为的良性改变起到破坏作用，有时恐惧诱导则只对行为意向产生作用。因此，恐惧诱导必须与教育和动机结合起来才能产生良好作用。

（三）行为学观点

1. 强化理论　行为学将行为看作是一种强化结果，如吸烟往往开始于某种特殊的情境，经过反复重复形成一种条件反射。一种行为之后紧跟一种结果，从而导致了为得到该结果而重复这种行为的需要。这种结果可以是对于痛苦和不舒服的摆脱，也可以是令人愉快的感觉。第一次吸烟时的感觉往往是痛苦的，如恶心、呕吐以及头痛等，但某些促使该行为的力量足以超越痛苦的感受。在一次次重复的过程中适应，痛苦逐渐减轻而"愉悦"逐渐上升。当习惯形成后，成瘾物质产生心理效应的快感，产生一种正性强化作用；而一旦停止该行为，就会导致对身心的痛苦折磨，产生负性强化的作用。此外，行为实施的难易程度通常可以决定群体的行为水准，通过改变行为发生的易得性可以有效降低行为发生率。例如，禁止在校园出售香烟给青少年等措施可以有效减少青少年吸烟的发生。

2. 时间价值期望理论　行为发生不但与实现的可能性及其价值有关，而且与实现的时间有关。人们明明知道吸烟可以致癌，但不愿意戒烟，因为患病通常被认为是很久以后的事情。人们常常对立竿见影的事情倍加重视，但是对远期将要发生的事情则表现得漫不经心。

3. 健康意识理论　提高健康意识对行为干预很重要。知识的掌握有利于意识提高，劝说和咨询、主观规范和情境也有助于提高意识。通常只有将各种要素结合起来，才能有效地提高健康意识。

4. 个人控制力与自我效能理论　行为习惯是长期养成的，并且在短期内很难改变。健康行为是一种慢性行为，行为的养成或消除需要有一定的毅力。行为的启动要有足够的个人控制力，而行为的实施和维持则要有足够的自我效能。在行为改变中要应用增强个人控制力和自我效能的方法和技术。

（四）社会学观点

个体的行为问题并非总是自己造成的，每个人都在特定的社会情景中被特定文化传承的价值标准所左右，也会被社会情景所支配。在一个社会环境中，个别人出现的行为问题，是个体问题。但如果涉及方方面面很多人，那就是整个社会环境的问题。

1. 社会功能主义观点　社会功能主义理论主要研究有利于行为形成的社会条件和规范。急剧的社会动荡和社会变化，常常使人们感到困惑、迷茫，人们容易借助于行为来逃避，如第二次世界大战期间全世界吸烟者骤然增多。有研究表明，社会变革所导致的压力会引起众多的社会及行为问题，如俄罗斯在社会转型期间，事故、滥用有害物质、自杀等行为问题明显增加。近三十多年来，我国社会经济飞速发展，与压力相关的行为问题也在不断增加。

2. 社会规范与社会影响观点　行为习惯反映的是个体的经历，也有社会影响的作用，社会规范常影响人们的行为选择。在强调个人主义的社会，主要表现为以个体的态度决定其行为；而在强调集体主义的社会，主要表现为以社会规范来决定其行为。吸毒、饮酒和吸烟等不良行为存在于一个易于其发生的亚文化中，常通过"同类"群体的相互影响而形成。

3. 经济学观点　应用理性行为理论可以对吸烟、饮酒等成瘾行为进行分析。该理论以"理性"概念为基础来解释个体、组织乃至整个系统的行为。其假设是"对于行动者而言，不同的行为通常会有不同的效益，而行为者的行为原则是最大限度地获得效益"。根据这一理论，香烟的价格通常会影响消费者的需求。Lois Biener 等对烟税上调的调查结果显示，35%的人考虑戒烟，28%的人选择购买便宜的香烟，37%的人减少了每天的吸烟数量。理性行为理论对吸烟等成瘾行为的研究，在保留个人行为追求利益最大化的前提下，同时也考虑到个人的习惯和迷恋，这就形成了理性成瘾模型。它可以解释为什么有些人能够在香烟涨价后减少吸烟行为，而另一些人仍然坚持自己的嗜好。

第三节 行为心理问题的干预

社会医学干预在生活中已经得到广泛的应用，并取得了令人瞩目的成就。仅仅阐明因素和结局的关系往往是不够的，更重要的是解决问题。传统的公共卫生观点常主张干预研究应针对危险因素进行，但由于行为心理因素与健康关系的复杂性，通过单纯的相关分析所获得的危险因素往往是不可靠的。所以，行为干预必须以整体的人为中心，而不是单纯以疾病为中心，并且应将重点放在有利于健康行为的工作上，作为人类发展的一部分。健康促进强调个人、家庭、社区和各个群体有组织地积极参与。为增进健康，我们必须促进社会公平与平等，而这需要组织机构的改变和社会的变革。

一、个体干预

个体干预是针对个体知识、态度、信念、动机、技巧和经历等方面进行的行为和心理干预。可通过行为矫正（消除强化、刺激控制）技术和健康信念理论来实现。消除强化的基本原理为行为消失，是指一个以前被强化的行为，不再导致具有强化的结果，并且出于这个原因行为在将来不再发生，例如孩子晚上上床后哭闹，父母不理会孩子，孩子以后晚上上床后哭闹的行为慢慢就消失了。如果由于某个特定的前提或者某个刺激群体中一个刺激的出现，行为发生的可能性加强了，那么我们就说这个行为得到了刺激控制，刺激物兼具有"提示"与"强化"双重功能。通过控制刺激物达到控制行为的方法，根据具体的情感采取刺激物清除、刺激物取代、刺激物收缩，可以达到行为矫正的目的。健康信念理论模式的核心概念是感知，是对疾病威胁感知和行为的评估。

二、社会工程干预

社会工程是指通过某些社会性的措施来改变现状，其主要包括以下几个方面。

（一）社会设施干预

通过干预某些社会设施的方法往往会取得事半功倍的干预效果，例如对于安全饮水，如果将水源彻底净化，安全饮水问题就会迎刃而解；为了防止孩子意外伤亡，也可以从社会设施的方面去做，如将桌椅做成钝角，使用安全的容器来盛药，用防火的材料给孩子做衣服等。行为相关物的可得性或可及性是行为得以实施的前提条件。研究表明，社会有无活动场所及场所与居民的距离和居民的锻炼行为、肥胖症及冠心病有密切关系。

（二）政策干预

在所有的干预措施中，政策干预普遍被认为是效益较高的一种干预措施。控烟就是一个很好的例子，很多国家的经验均表明，增加烟税和提高烟价可以有效减少和约束人们的吸烟行为。有些国家采取控制高脂肪产品的广告，对高脂肪低营养产品增加附加税等政策举措，使心血管疾病得到了很好的控制。研究表明，不平等的竞争已经对我国城市居民造成了较大的心理压力，当前应进行有效社会政策研究，建立公正、公平和规范的社会竞争机制，激发广大社会成员的积极性和创造性。

倡导促动（advocacy）是指向目标组织或个人提出主张并促使其采纳的行动。倡导促动从提出倡议到鼓动目标组织再到行动，由许多具体的、短期的行动构成一个连续的综合行动，最终实现一个长期目标。政府是我国政策制订和实施行为的主体，通过政策倡导促成（policy advocacy）的途径，促使政府采取和实施有利于人民健康的政策，例如公共场所禁烟计划、优化道路、交通和住房规划，减少损害环境的污染物排放及减少交通伤害，扩大初级卫生保健层面的慢性病防治服务的覆盖范围等。

（三）组织干预

这是指通过对不合理的组织结构和行为进行改变，达到干预目标。在现代社会中，人们所面临的工作和生活压力在一定程度上与组织管理结构及其行为有着密切的关系。组织压力管理主要是调整与优化工作压力的结构系统，包括压力生成系统的控制管理、压力承受系统的改进管理，以及人力资源各种管理机制的建立和完善等。提高组织构建和运作的合理性并遵照程序性，是进行压力管理的制度保障。组织分阶段改变理论（stage theory of organization change）是组织变化要经过一系列的阶段，在不同的变化阶段与不同的改变政策匹配的理论。最简单的实施过程分为四个阶段，即问题界定、行动启动、行动实施和定型。

三、各种场所的干预

（一）家庭干预

人的社会化是从家庭开始的，很多思维和行为模式是从父母那里习得的。父母应从小向子女灌输怎样面对和处理压力。同时，家庭关系与健康密切相关，幸福、美满的家庭对健康有促进作用，而家庭功能失调将会损害家庭成员的健康。

（二）学校干预

学生处于各方面成长和成型的阶段，是效果最佳的干预时期。同时，学校组织严密，便于组织和实施干预，故学校是理想的干预场所，干预效果也越来越得到认可。

（三）工作场所干预

工作场所是对大多数成年人心理和行为干预的合适场所。

（四）社区干预及社区动员

对于很多疾病的预防和控制，教育、咨询和社区人群的工作比被动地接受治疗更为有效。社区通过参与健康计划的制订、实施和评价等一系列干预活动，不但能够改善个体和群体的健康状况，还可以提高认识和解决自身问题的能力。

（刘有恃　杨金玉　祝一虹）

第五章 社会医学研究方法

第一节 概　述

社会医学作为一门医学与社会科学的交叉学科，借鉴了社会学、心理学、管理学等学科的研究方法，结合生物医学的研究方法，从多维的角度研究人群健康状况及其影响因素。因此，社会医学的研究具有多学科的特点。

一、社会医学相关的研究方法

由于社会医学研究内容的广泛性、研究因素的复杂性，因此其研究的方法也多种多样。但主要的研究对象是人群，并且大多数在现场人群中展开调查。按照研究过程是否进行了干预，可以将研究方法分为调查研究和试验研究。除此之外，为了综合评价人群健康状况以及相关危险因素、卫生服务因素，社会医学在研究中也采用一些特有的评价研究方法，如健康危险因素评价、生命质量评价和卫生服务评价等。除了在现场进行研究外，社会医学有时还会采用德尔菲法和文献研究的方法。

（一）调查研究

调查研究是社会医学最主要的研究方法。调查研究的方法有多种，从调查结果的分析来看，可分为定性调查和定量调查；从调查的目的来看，可分为现况调查和病因学研究等；从调查事件发生的时间来看，可分为现况调查研究、回顾性和前瞻性调查研究；从具体收集资料的方法来看，可分为观察法、访谈法、信访法等。

（二）试验研究

根据研究的对象及场所的不同，试验研究可以分为动物试验、实验室试验、临床试验及现场试验。社会医学所做的试验主要是现场试验研究，又称社区干预研究，是指在普通人群中，试行某种卫生措施，与对照人群进行比较，观察该措施对人们的行为和健康状况的影响。其特点是研究者能人为设置处理因素，受试对象接受何种处理因素是随机分配而定的。其中，吸烟干预研究、农村健康保险试验研究都属于现场试验研究。

（三）评价研究

社会医学除了对人群中客观存在的问题及因素进行调查外，还需要对这些问题及因素的影响程度进行综合评价，因此发展了一些特有的综合评价方法。

1. 健康危险因素评价　健康危险因素评价是研究危险因素与慢性病发病率及死亡率之间数量依存关系及其规律的一种技术方法。它研究人们生产、生活环境中的危险因素对疾病发生和发展的影响，以及当改变不良生活方式、消除或降低危险因素时，危险的降低程度。其目的是促进人们改变不良生活方式，减少危险因素，提高健康水平。

2. 生命质量评价　与健康相关的生命质量是指在疾病、意外损伤以及医疗干预等的影响下，测定与个人生活事件相关的健康状况和主观满意度。生命质量评价就是指具有一定生命数量的人在一定时点上的生命质量表现。评价内容包括生理功能、心理功能、社会适应能力和一般感觉四个方面，主要采用主观指标进行评价。

3. 卫生服务评价　作为影响健康的因素之一，卫生服务对健康的影响与其他因素相比有一定的特殊性。为了更好地评价卫生服务因素对人群健康的影响，发展了卫生服务评价方法。主要从卫生服务需求、卫生服务利用和卫生服务资源三个方面进行评价，并通过比较三者之间的关系和平衡进行综合评价。

（四）德尔菲法

德尔菲法（Delphi method）是基于专家会议预测法发展而来的，其核心是专家独立评价，但又相互了解、逐渐达成一致。具体做法是通过多轮函询征求专家对某一问题的意见并汇总，剔除专家共同否定的问题，增加专家提出的新建议，在下一轮函询时寄给专家供其评价时参考。通过2~4轮的反复评价，使专家的意见趋于一致，最终达到研究的目的。

德尔菲法的关键是专家的选择，由于此方法是一种主观评价法，因此评价者对被评价事物的了解至关重要，这影响到评价的准确性。许多被评价的事物涉及方方面面，如果仅选择某一方面或某些方面的专家，则会使评价结果具有局限性。因此，在专家的选择上应注意要将各利益相关集团的"知情人"都尽量考虑纳入专家组。一般来说，评价的精确度与专家的人数呈函数关系，随着人数增加，评价的精确度增高，但意见的收敛难度也增加。因此，根据一些文献报道认为，专家的人数以15~20人为宜。

（五）文献研究

文献研究主要指搜集、鉴别、整理文献，并通过对文献的研究形成对事实的科学认识的方法。文献研究中可以利用的文献多种多样，包括一手资料和二手资料。一手资料是由曾经经历某一事件的人撰写的。二手资料是由那些未经历过某一事件，而是通过访问或阅读第一手资料的人撰写的。文献研究应用很广泛，任何研究都离不开文献，只是使用的程度和范围不同而已。

二、社会医学研究的步骤

社会医学研究作为一种科学研究，其研究过程遵循任何一项科学研究都应遵循的步骤。整个研究过程包括五个步骤，可以用下图来表示（图5-1）。

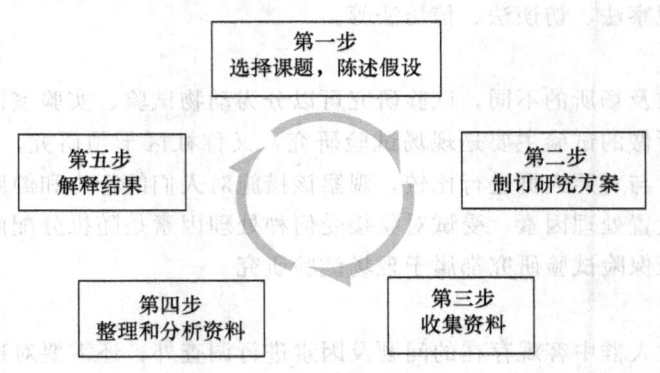

图5-1　科学研究的过程

（一）选择课题

选择课题是进行研究的开端，因此课题的选择是一个重要的问题。课题选择是否得当，常常决定一个课题的成败。通过查阅资料、实地调查、学术交流来发现问题和提出问题。针对工作中存在的、尚未得到解决的实际问题，提出研究课题，但并不是所有发现的问题都值得研究，也不是所有的问题都能够进行研究。这涉及对课题的评价和可行性论证。

1. 课题评价　评价一个课题是否值得研究，可根据以下几个原则。

(1) 需要性原则：在实际工作中发现的对人类健康状况影响最大的问题，即社会实践的需要；或是发现一些事实与现有理论之间出现矛盾的问题，即科学发展的需要。需要性体现了科学研究的目的性。

(2) 创造性原则：课题应是新颖的、首创的。这项原则体现了科学研究的价值。创造性原则应注意两点：一是要充分了解同类研究现状，从中寻找空白点及薄弱环节，发现新的问题；二是要有科研思维，敢于突破传统观念的束缚。

(3) 科学性原则：课题必须以客观事实和理论为依据。科学性原则体现了科学研究的根据。

2. 可行性论证　即判断一个课题是否有条件开展，要从开展一项研究应该具备的主、客观条件着手来进行判断。主观条件主要指研究人员的数量、专业知识及各种技能等。客观条件指科学发展的程度、各方面资料的积累等。

（二）制订研究方案

研究方案的设计应根据所研究的问题来确定，它的基本内容可归纳为技术路线、实施计划、资料整理与分析计划。技术路线是对研究工作做出全面的安排，使研究按计划、分步骤、有条不紊地进行。实施计划包括确定调查目的和指标、观察对象和观察单位、调查方法、搜集原始资料的方式以及所需的人力资源以及经费预算、质量控制等。资料整理与分析计划包括设计分组、设计整理表和归组方法等。

研究对象通常通过抽样方法来确定。抽样调查是从总体中随机抽取一定数量的观察单位组成样本，然后根据样本信息推断总体特征，即所谓统计推断。一般来说，抽样调查比普查涉及的观察单位数少，因而节省人力、物力、财力和时间。若事先进行严密的设计，可获得较为细致和准确的资料。因此抽样调查是医学科研中最常用的方法。在实际工作中常用的抽样方法有概率抽样和非概率抽样两种。概率抽样（probability sampling）是指在总体中，每个研究对象都有被抽中的可能，任何一个对象被抽中的概率是已知的或可计算的。概率抽样方法有统计的理论依据，可计算抽样误差，能客观地评价调查结果的精度，在抽样设计时还能对调查误差加以控制。非概率抽样（non-probability sampling）是指每个个体被抽中的概率是未知的和无法计算的。一些非概率抽样方法，尽管不能按照常规的理论来计算抽样误差和推断总体，但在特定条件下，还是有应用价值的。

1. 概率抽样方法

(1) 单纯随机抽样（simple random sampling）：又称简单随机抽样，它是按等概率原则直接从含有 N 个元素的总体中抽取 n 个元素组成样本（N＞n）。常用的办法是抽签。对于总体单位很多的情况，则采用随机数表来抽样。单纯随机抽样是最基本的抽样方法，也是其他抽样方法的基础。优点是均数（或率）及标准误的计算简便。缺点是当总体例数较多时，要对观察单位逐一编号，比较麻烦，实际工作中有时难以办到。

(2) 系统抽样（systematic sampling）：又称机械抽样或等距抽样，它是首先将总体中各单位按一定顺序排列，根据样本容量的要求确定抽选间隔，然后随机确定起点，每隔一定的间隔抽取一个单位的一种抽样方式。系统抽样的优点是：①易于理解，简便、易行。②容易得到一个按比例分配的样本。由于样本相应的顺序号在总体中是均匀散布的，因此其抽样误差小于单纯随机抽样。系统抽样的缺点是：①当总体的观察单位按顺序有周期趋势或单调增（或减）趋势，则系统抽样将产生明显的偏性。也是缺乏代表性的。②实际工作中一般按单纯随机抽样方法估计抽样误差，但系统抽样抽取的各个观察单位并不是彼此独立的。

(3) 分层抽样（stratified sampling）：又称分类抽样或类型抽样，它是先将总体中的所有单位按某种特征或标志（如性别、年龄、职业或地域等）划分成若干类型或层次，然后再在各个类型或层次中随机抽取一定数量的个体组成样本。分层抽样的优点是分层后增加了层内的同质性，各层抽样误差减小；便于对不同的层，采用不同的抽样方法；可对不同的层进行独立的分析。分层随机抽样又可分为两类：①按比例分层随机抽样：即各层内抽样比例相同；②最优分配分层随机抽样：即按照一定要求，各层内抽样比例不同，这样就可以使每层中观察值的变异度小些，使样本代表性加强，多层间还可做比较分析。

(4) 整群抽样（cluster sampling）：是从总体中随机抽取一些小的群体，然后由所抽出的若干个小群体内的所有元素构成调查的样本。整群抽样中对小群体的抽取可采用简单随机抽样、系统抽样或分层抽样方法。整群抽样与前几种抽样方法的最大差别在于它的抽样单位不是单个的个体，而是成群的个体。"群"的大小是一个相对的概念，可以是自然的区划，也可以是人为的区划。每个群内的观察单位数可以相等，也可以不等，但相差一般不应太大。

整群抽样的最大优点是便于组织，节省经费，容易控制调查质量。它的缺点是当样本例数一定时，其抽样误差一般大于单纯随机抽样的误差（因为样本观察单位未能广泛地散布在总体中）。需注意，群间差异越小，抽取的"群"越多，精度越高。因而在样本例数确定后，宜增加抽样的"群"数而相应地减少群内的观察单位数。

(5) 多级抽样（multistage sampling）：前述四种基本抽样方法都是通过一次抽样产生一个完整的样本，称为单级抽样。但在现场调查中，往往面临的总体非常庞大，情况复杂，观察单位很多，而且分布面广，很难通过一次抽样产生完整的样本，而是根据实际情况将整个抽样过程分为若干阶段来进行，称为多级抽样。它是按抽样元素的隶属关系或层次关系，把抽样过程分为几个阶段进行。不同的阶段，可采用相同或不同的抽样方法。当总体的规模特别大，或者总体分布的范围特别广时，研究者一般采取多级抽样的方法来抽取样本。

2. 非概率抽样方法

(1) 方便抽样（convenience sampling）：又称偶遇抽样（accidental sampling），是指研究者根据实际情况，以自己方便的形式抽取偶然遇到的人作为调查对象，或者仅仅选择那些离得最近的、最容易找到的人作为调查对象。例如在车站或街头对来往行人进行调查等。

(2) 立意抽样（purposive sampling）：又称判断抽样（judgmental sampling），它是调查者根据研究的目标和自己主观的分析来选择和确定调查对象的方法。例如要调查吸毒者的吸毒过程和吸毒原因，就必须对一定的吸毒者进行访谈。由于吸毒是极其隐蔽的行为，不知道其总体有多大，不可能采用随机抽样的方法，所以只能找到符合条件的人员就调查，在样本达到一定数量的时候再进行分析。

(3) 滚雪球抽样（snowball sampling）：当我们无法了解总体情况时，可以从总体中少数成员入手，对他们进行调查，向他们询问还知道哪些符合条件的人员，再去找那些人员并再询问他们所知道的符合条件的人。如同滚雪球一样，我们可以找到越来越多具有相同性质的群体成员，直到达到所需的样本含量。

(4) 定额抽样（quota sampling）：也称配额抽样，是一种比偶遇抽样复杂一些的非概率抽样方法。进行定额抽样时，研究者要尽可能地依据那些有可能影响研究变量的各种因素来对总体进行分层，并找出具有各种不同特征的成员在总体中所占的比例。

第二节　现场调查方法

许多社会医学研究的最终目的是要得到人群发生某种事件的数量指标（如患病率、就诊率、生长发育标准等），或者探讨各种因素与疾病和健康的数量依存关系，但也有一些研究，重点不是获得事物的数量指标，而是阐述事物的特点及其发生和发展的规律，与定量研究相结合，解释事物的内在本质。因此，社会医学的现场调查方法包括现场定性研究和现场定量研究。

一、现场定性研究

以人群为对象的研究,阐述事物的特点及其发生和发展的规律,与定量研究相结合,揭示事物的内在本质,这类研究就是现场定性研究,收集这类资料的调查称之为定性调查。近年来,社会医学的研究中越来越多地运用到现场定性研究,常用的现场定性研究方法包括观察法、深入访谈法、专题小组讨论法、选题小组讨论法等。

(一) 定性研究的特点

1. 定性研究注重事物的过程,而不是事物的结果。在定量研究中,人们按事先拟定好的程序去收集资料,通过对不同人群数量指标的比较,用统计分析的方法探讨事物的数量以及许多因素与事物之间的联系。而定性研究则不同,它注重的是事物的内在特点及规律,要了解事件发展过程中的许多细节。所以,有人认为定量和定性研究的一个主要区别是研究的"广度"和"深度"的区别。

2. 定性研究是对少数特殊人群的研究,其结果不能外推。定量研究通常采用概率统计的方法选择研究人群,通过统计分析得出对总体的推论。而定性研究是在少数人群中进行的,其样本量很小,一般用非概率抽样方法选择研究对象,分析的是研究人群的特殊情况,如社区人群的信仰和风俗习惯、人们对事物的态度、人们的信念和行为习惯等,其结果只适用于研究人群,不能外推。

3. 定性研究需要与研究对象保持较长时间的密切接触。定量研究按照固定的程序,在较短的时间内即可获得所需的资料,研究者与研究对象之间只有短暂的接触,如问卷调查。而大多数定性研究则要求研究者与研究对象有深入的接触,互相建立信任的关系,强调在一种轻松、自然的环境中收集资料。

4. 定性研究的结果很少用概率统计分析。定性研究一般是对某一事件进行具体描述,或用分类的方法对收集的资料进行总结,如将人们对某事物的态度分为几类,或将人们的行为方式分为几种,或者用流程图来表示某事物的发展过程等。

(二) 常用定性研究的方法

1. 观察法 (observation) 观察法是通过直接观察研究对象的行为及其影响因素等进行资料收集、整理和分析工作,目的是了解和认识人类社会现象及其本质,分析其发展及变化趋势等。观察法可以分为两大类,即非参与性观察和参与性观察。非参与性观察是指观察者不参与观察对象的群组活动,仅仅是一个旁观者;而在参与性观察中,观察者要深入到观察社区的日常生活中,将自己视为社区的成员之一,通过体验和观察,获取第一手资料。观察法往往可以获得其他方法不易获得的资料。该法对观察者的要求很高,需掌握地方方言及较高的调查技巧,其调查结果一般是定性的,量化和分析往往比较困难,且难于重复调查。参与性调查往往要花费几个月甚至更长的时间,对许多研究人员来说可能难以进行。在实际研究中非参与性观察和参与性观察并不是截然分开的两种类型,它们之间还可以结合起来加以运用。

2. 深入访谈法 (in-depth interview) 深入访谈是一种非结构式访谈,根据访问提纲,通过与研究对象的深入交谈了解其对某些问题的想法、感觉及其行为。交谈的过程中,调查者不必依照调查提纲的问题顺序按部就班地询问,而是根据被调查者的回答,及时提出新的问题,逐步深入主题。深入访谈法具有较大的灵活性与开放性,访谈人员如掌握了一定的技巧,可以获得较为真实和深入的资料。

深入访谈包括以下几个步骤:

(1) 准备工作:包括研究设计、确立访谈对象、准备现场、收集和分析资料。

(2) 调查对象的选择:即确定要对哪些人进行深入访谈。由于深入访谈与对受访者进行深入、细致的交谈,因此一般只能在小样本人群中进行,样本的选择主要是用非概率抽样方法。

(3) 设计访谈提纲：提纲包括一系列调查者和受访者交谈的话题或问题，这些问题都应该尽量开放，使受访者有足够的余地选择谈话的方向和内容。访谈的问题还应该简单、易懂，且具有可操作性。另外，访谈提纲应该根据实际情况随时进行修改，对前一个受访者访谈的结果可以为对下一个受访者的访谈设计提供依据。

(4) 访谈人员选择与培训：深入访谈的成功与否很大程度上取决于调查者本身的素质，因为它比一般的问卷调查需要更多的技巧，因此，要选择合适的访谈人员并进行必要的培训。培训时间一般为2～3天，以集中培训为好。培训的内容包括：研究目的，深入访谈的基本知识，怎样引导访谈深入进行，访谈时如何记录，提出访谈时可能遇到的问题等，必要时还应进行角色扮演和预演。

(5) 现场访谈：首先进行开场介绍，营造气氛使受访者感到轻松、不拘束，包括介绍访谈目的，强调受访者意见的重要性和保证访谈的保密性，目的是建立友善的氛围，使受访者愿意畅所欲言。然后进入实质性访谈，在提纲的指导下进行正式访谈，先交谈不敏感的话题，当受访者足够放松时再过渡到深层次问题。同时要注意到受访者的非语言信息，注意时间的掌握，并采用一些访谈技巧。最后检查记录，纠正错误、补充完善并表示感谢。

(6) 访谈结果分析和报告撰写：对深入访谈资料一般都可进行手工分析，主要是按访谈提纲归类整理，并据此写出报告。

3. 专题小组讨论法（focus group discussion） 专题小组讨论法是通过召集一小组同类人员，对某一研究议题进行讨论，然后得出结论的定性研究方法。

(1) 专题小组的组成：专题小组每组的参加人数应便于参与者间互相交流，以8～10人为宜。每个专题小组还需要1个协调人、1～2个记录员和1～2个辅助人员。协调人是组织者，其作用是引导讨论，鼓励参与者自由发言、相互交流，营造气氛，调动每个参与者的积极性，并且要把握讨论方向使之围绕主题，因此，需要具备一定的领导才能和交际技巧。记录员主要是做讨论记录，除了要完整、忠实地记录每个人的发言外，还应记录现场环境、讨论气氛、参与者的肢体语言等。辅助人员主要负责会议环境和会议用品的准备、供给等（也可不设辅助人员）。

(2) 专题小组讨论步骤：

1) 制订专题小组讨论计划。

2) 决定小组的数量及类型：根据研究目的确定专题小组的数量，一般需要2～3组，甚至更多组。每个专题小组的参与者应该具有共同特征或共同兴趣，包括年龄、性别、社会经济地位、资历等相似，目的是使每个讨论者都能自由、开放地参与讨论。

3) 制订讨论提纲：专题小组讨论提纲实际上是供小组成员讨论的一系列问题的目录，即研究者根据研究内容设计出的一系列符合逻辑关系的开放性问题。编写讨论提纲时应注意：①问题一般应按照由浅到深、从非敏感问题到敏感问题的逻辑顺序排列；②问题的数目不宜过多，多数学者建议8～12个问题比较合适；③为了保证良好的讨论效果，讨论时间一般以1～1.5小时为宜。

4) 培训工作人员、进行预实验：正式讨论前需对协调人和记录员进行培训，说明专题小组的作用，说明如何组织、协调专题小组，并通过角色扮演进行预讨论。

5) 专题小组讨论准备工作：包括人员准备和场地准备。

6) 进行专题小组讨论。

7) 对专题小组讨论结果进行分析与解释。

4. 选题小组讨论法（nominal group discussion） 选题小组讨论是一种程序化的小组讨论过程，其目的是为了寻找问题，并把所发现的问题按其重要程度进行排序。也就是要在一个由具有各种不同既得利益、不同思想意识和不同专业水平的人组成的小组中发掘问题并排出先后次序。通过选题小组讨论的方式发现存在的问题并提出初选指标，是一种效率较高和较为有效的方式。

选题小组讨论法部分来源于美国在20世纪60年代后期在制订社区发展规划过程中取得的经验，现已被广泛应用于政府工作、社会服务、教育等诸多行业的评估工作。在目前卫生领域的研究中，该方法被用于发现运作过程中的问题、确定优先领域、筛选评价指标等。选题小组讨论法属于一致性研究方法的一种，既属于定性研究，但又具有定量研究的一些特征。其优点在于：每个人都有平等表达意见的机会；每个人都要积极参与，提出自己的看法；受他人影响较小；每一个讨论都有一个肯定的结果。但要求参与者须有一定的文化程度。

选题小组讨论步骤：

（1）列出与陈述问题：主持人给出要研究或解决的问题；小组成员不出声地酝酿各自的想法，结合自己的工作经验和体会，把认为必要的问题写在卡片上，时间为10~15分钟。此阶段不能讨论，每个人独立完成。然后每个人的问题依次列到大图纸上或黑板上，并向大家解释自己写的每一项。

（2）讨论所列问题：此阶段开始讨论，每个人都可以就列出的问题提问、解释、合并相同的问题、剔除某些问题等，这是一个对所列问题的澄清过程和大家互相理解的过程。

（3）评价重要性：此阶段不再讨论，由小组的每个成员独自对所列出的问题进行重要性顺序打分。收集每个人的评分结果，汇总计算所列每个问题的得分情况。按问题的得分情况进行排序，排序结果基本代表了小组成员的共同意见。

（三）定性研究方法的实际应用

1. 辅助问卷设计，估计问卷调查的非抽样误差　研究人员在设计问卷时，有些内容不一定适合研究对象，有些提法可能是回答者不感兴趣的或反感的，定性研究可以及时发现这些问题。一些概念也可以通过定性研究寻找适当的通俗语言加以描述，问卷调查收集的多是"言语"资料，即回答者所说的情况。由于多方面的原因，诸如人群文化程度过低不能正确理解问题、对较高层次的调查对象或权威过于拘谨、受文化习俗和习惯的限制不愿吐露真情、缺乏积极的动机等，都可能造成言语信息与事实间的出入。对于一些敏感性问题，这一现象尤为突出。定性研究方法可以估计这些调查的非抽样误差。

2. 验证因果关系，探讨发生机制　定量研究确定的因果关系，有时可能掩盖真正的原因，定性研究则可以揭露这种虚假关系。例如，许多定量研究均发现，母乳不足是导致母亲在婴儿3个月内停止哺乳的主要原因，但定性研究却发现，母亲报告的所谓母乳不足其实是由乳房正常生理变化或婴儿行为变化引发的误解，或者由于多种社会心理原因而找的借口。定性研究还可以用于探讨因果关系发生的机制。在印度，传统免疫方式严重地影响现代免疫方法的应用，很少有人同时接受这两种方式，为什么会出现传统方式与现代方法的对立呢？定性研究发现，这是因为接受传统免疫方式的人往往听信传统医生和女性长辈的错误观点，不相信"针管"的缘故。

3. 分析定量研究出现矛盾结果的原因　定量研究有时会发现人的知识和态度与其行为不一致，这到底是由于报告行为与实际行为不一致所致，还是人们未按照所具备的知识和态度发生行为，这时就可以用定性研究的方法加以识别。

4. 了解危险因素的变化情况　一些危险因素可能随时间发生变化，这对于那些非纵向追踪性的定量研究有较大的影响。例如病例对照研究，当发现病例组和对照组间某些行为有差异时，这种行为是否为疾病的危险因素，危险强度有多大，应对发病前后一段时间的行为进行动态的了解后才能下结论。因为很多人在发病前后的行为会发生一定的变化，这种变化可能夸大或者掩盖危险因素的影响。

5. 作为快速评价技术，为其他研究提供信息　当时间和财力不足时，小范围内的定性研究可以在短时间内为进一步的研究提供大量深入的信息,此时一般采用多种定性研究收集资料。

二、现场定量研究

通过现场调查收集人群发生某种事件的数量指标(如患病率),或者探讨各种因素与疾病和健康的数量依存关系的研究称为现场定量研究。现场定量研究主要采用问卷作为收集资料的工具,所以又称为问卷调查。根据收集资料时具体方法的不同,可分为访谈法和自填法两类。

(一)访谈法

访谈法是通过有目的的谈话来收集资料,可以是面对面访谈,也可以是电话访谈,常用方法的是前者。问卷调查中的访谈是由调查者根据事先设计的调查表或问卷对调查对象逐一进行询问来收集资料的过程,因此,这种访谈又称为问卷访谈或结构式访谈(structure interview)。

1. 面对面访谈 由调查者到调查现场找到被调查者,根据问卷内容询问被调查者,根据其回答填写调查问卷,完成调查。这种方法比较灵活,调查者可以进行必要的说明,解释问卷中的内容,并可在访谈中随时纠正和完善被调查者的回答。问卷回收率较高。访谈中,调查者可以根据被调查者的姿势、语气、表情等非文字信息来判断其回答的真实性。这种访谈方式比较容易控制访谈的环境,并有效地防止第三者对访谈的影响。由于调查者可以对问卷内容进行说明,因此可以在问卷中列入较为复杂的问题。但面对面访谈法需要大量甚至是复杂的组织工作,需要耗费较多的时间、人力和物力。访谈中比较容易受调查者先入为主的影响,可能出现访谈偏误。面对面访谈一般没有匿名保证,有时被调查者可能因此拒答或者回答不真实。

2. 电话访谈 随着电话的普及,此类调查方法应用得越来越多,尤其是在商业调查中普遍应用。其优点大多与面对面访谈一样,并且比面对面访谈更节约人力和经费。但其问卷完成率可能会较低。电话访谈一般适用于调查目的单一,问题简单,短时间内即可完成的调查。

(二)自填法

调查者将设计好的问卷通过各种途径交给被调查者,由被调查者自己独立填答问卷的方法。一般包括现场自填法、信访法和网络调查法等。

1. 现场自填法 一般是将调查对象集中到调查现场,由调查者把问卷直接发放给调查对象,由其自己填写,调查者一直待在填表现场,直到调查对象填写完毕并把问卷交回为止。此种方法由于被调查者相对集中,可以短时间内完成较大量的调查,又由于调查者在场,可以及时回收问卷,所以具备节省时间、人力、经费,且灵活性较好、回收率较高的优点。但此法一般只适用于在调查对象比较集中、具有一定文化程度、能自己填答问卷的人群中进行。

2. 信访法 由调查者将问卷邮寄给调查对象,调查对象按照要求填写完毕后寄回给调查者,这种收集资料的方法称为信访法。信访法不涉及交通,不需要现场组织,不需要培训调查者,因而比较节省时间和费用。调查对象可以根据自己时间和地点的方便来回答问题,可以避免现场自填时间紧张、时间冲突和周围环境等影响。且此法具备较高的匿名保证,调查范围可以很广。但由于没有调查者的参与,此法灵活性较差。无法控制问卷填写的真实性和质量等,问卷有效率可能较低。

3. 网络调查 这是近年来随着电脑及互联网的普及而发展起来的一种自填式调查方法,调查一般通过人机对话,在互联网上进行。由于调查时间的灵活性,此种调查方法具有现场自填法的优点,又解决了现场自填法需要集中调查对象的难题。但其缺点在于被调查者的难确定性,使调查者很难估计样本的总体。

第三节 问卷设计

一、问卷的主要类型及一般结构

问卷是在问卷调查中用于收集资料的一种测量工具,它是由一组问题和相应答案所构成的表格,故国内也称为调查表。问卷设计的好坏将影响所收集资料的有效性及可信度,从而影响问卷调查的结果。因此,问卷设计是问卷调查方案设计阶段重要的工作之一。

(一)问卷的主要类型

1. 自填问卷 直接面向被调查者,一般采用邮寄或发送的方式。将问卷交给被调查者自行填写。一般要求有详细的填表说明,问题不宜太复杂。

2. 访谈问卷 直接面向调查者,由调查者将问题读给被调查者听,再由调查者根据被调查者的回答进行填写。因此,填表说明可不列入调查表,由调查者掌握,调查的问题也可以较复杂。

(二)问卷的一般结构

问卷作为问卷调查的一种测量工具,须具备统一性、稳定性和实用性的特点。在长期的调查实践中,人们逐渐总结出一套较为固定的问卷结构。问卷一般包括以下几个部分:封面信、指导语、问题及答案、编码等。

1. 封面信 封面信是一封致被调查者的短信,通常放在问卷的最前面。封面信需说明调查者的身份以及调查的目的、意义和主要内容。封面信是获得被调查者信任和合作的一个重要环节。自填式问卷的封面信通常要比访谈式问卷复杂些,还需要把填表的要求、方法、寄回的时间和地点等内容写入信中。为了能引起被调查者的重视和兴趣,争取他们的合作和支持,封面信的语气要谦虚、诚恳,文字要简明、通俗、有可读性。

2. 指导语 指导语是对问卷填写方法的说明,即对如何回答问题或选择答案做出明确的说明,对问题中的一些概念和名次给予通俗、易懂的解释,有时甚至可以举例说明答卷方法。总之,对问卷中可能引起疑问或多种理解的地方都要说清楚。指导语依问卷形式而异,自填式问卷是对被调查者的指导语,而访谈式问卷是对访谈员的指导语,所以在预期、方式等方面均有所差异。由于访谈者在调查前一般要经过培训,一些访谈式问卷并不把指导语放入问卷。

3. 问题及答案 是问卷的主体。问卷中的封面信、指导语等都是为问题及答案服务的。根据问题测量的内容,可以将问题分为特征问题、行为问题和态度问题三类。特征问题用以测量被调查者的基本情况,通常是问卷中必不可少的一部分;行为问题测量的是调查者过去发生的或正在进行的某些行为和事件,如吸烟、患病等;行为问题是了解各种社会现象、社会实践、社会过程的重要工具。通过这三类问题,可以掌握某些事物或人们的某类行为的历史、现状、程度、范围和特点等多方面的情况。特征问题与行为问题统称为事实问题,它们是有关被调查者的客观事实。态度问题用以测量被调查者对某一事物的看法、认识、意愿等主观因素,是许多问卷中极为重要的测量内容。了解社会现象的目的,不仅是描述社会现象本身,更重要的是解释和说明社会现象产生的原因。态度问题是揭示某种现象产生的直接原因和历史原因的关键一环。由于态度问题往往涉及个人内心深处的东西,而任何人都具有一种本能的自我防卫心理,难吐真言,甚至不愿发表意见,所以在调查中了解态度问题比了解事实问题困难得多。一个问卷中不一定必须同时具备这三种类型的问题。

4. 编码 编码是指用计算功能识别的数码,对问题和答案进行转换,这样才能用计算机进行统计处理和分析。编码工作既可以在调查进行前设计问卷时进行,称为预编码,也可以在调查之后收回问卷时进行,称为后编码。如果设计问题的答案种类不能确定,只能采用后编码。

二、问卷设计的原则及步骤

(一) 问卷设计的原则

1. **目的性** 问卷必须按研究者提出的目的来设计。问卷中的每一个问题,都应与研究目的相关,通常不应该包括那些无关的问题。但是有时,某些研究只有在被调查者不注意或不知道研究的真正目的的情况下,才能得到真实的答案。这时可以有意在问卷中安排一些掩盖真正目的的问题,但这些问题并非研究者的兴趣所在,在实际工作中,问题是依据研究目标提出的。所谓研究目标是根据研究目的拟出的、可以衡量的一系列项目。从研究目的到研究目标,再到最后列出各个具体问题,是抽象概念操作化的过程。

2. **反向性** 问卷的设计与研究步骤恰好相反,问卷中的问题是在考虑了最终想要得到的结果的基础上反推出来的。这种反向原则,能够保证问卷中的每一个问题都不偏离研究目的,而且在问题提出时已充分考虑了问题的统计分析方法,可以避免出现无法分析和处理或使处理过程复杂化的问题及答案。

3. **实用性** 问卷的提问用词必须恰当,容易被理解。要求所用词句必须简单、清楚,具体而不抽象,尽量避免使用专业术语。要考虑应答者的背景和兴趣、知识和能力等,鼓励应答者尽量完整、真实地回答问卷。

(二) 问卷设计的步骤

1. **明确问卷调查的目的** 在设计问卷之前,首先要明确研究目的是什么,并且将研究目的分解成一系列可测量的指标,以便用相应的问题条目来表达。例如调查某种疾病患者的生命质量,可以将生命质量分解为心理状态和生理状态等一系列可测量的指标,并对每一类指标用相应的问题条目来具体表达。

2. **建立问题库** 问题的来源主要有两个途径:

(1) 头脑风暴法:主要适用于首次涉及的研究领域,或对已有的问卷进行修改,以适用于研究人群或研究目的的改变。可由与调查有关的人员(如被调查者及其家属、医生、护士、社会学家等)组成研究小组,让他们围绕研究目的和基本内容,自由发表意见,提出各种可能相关的问题。然后将提出的问题进行归类、合并、删除等处理,以去掉无关的或重复的问题。

(2) 借用其他问卷的条目:从已有的问卷中筛选符合研究目的的条目是一种常用的问题来源。由于大多数问卷已经过反复应用和检验,故其中的条目多有较好的信度和效度。尽管如此,对新设计组合的问卷仍然要检验信度和效度。即使是把一个外文问卷完整翻译成本国文字,也需做此检验。在我国,引用外文问卷非常普遍,其最大的优点是便于与国外同类研究相比较,但译文的规范化及其信度和效度问题必须引起研究人员的重视。一般要求,译文至少包括翻译和回译两个步骤,而且翻译者和回译者应该是不同的人,这样才能保证译文的准确性。

3. **设计问卷初稿** 包括从问题库中筛选出合适的条目,使问题的描述标准化和规范化。按照一定的逻辑顺序和结构、对应答者的心理影响等合理安排问题顺序,合理编排组合成结构完整的初始问卷。

4. **预调查和修改** 设计好的问卷初稿需经过试用或预调查,以便发现和修改问卷中的问题,如用词是否恰当等。在现场条件下进行预调查时,最好由参加以后正式调查的人员去实施。另外,就问卷的最终设计请数据处理人员进行审核也是十分重要的,它有助于尽量减少数据录入和编辑阶段中可能出现的问题。

5. **信度和效度检验** 问卷的最终质量要通过信度和效度检验来评价,经过检验后,才能确定问卷的正式应用版本。

三、问题和答案的设计

(一) 问题的设计

研究者在进行问题设计时,有时为被调查者提供答案,供其选择;有时不提供任何答案,由被调查者自行填写。根据问题是否具有预设答案,将其分为开放式和封闭式两种。在具体应用时需根据它们各自的优、缺点进行选择。

1. 开放式问题 是指不预先给定固定答案,让被调查者自由地说出自己的情况和想法,如症状或病程等。

(1) 优点:可用于事先不知道问题答案有几种的情况,开放式问题可让被调查者自由发挥,能收集到生动的资料,被调查者之间一些较细微的差异也可能反映出来,甚至得到意外的发现。另外,当一个问题有10种以上的答案时,若使用封闭式问题,被调查者可能记不住那么多答案,从而难以作出选择。而且如果问题和答案太长,容易使人感到厌倦,此时用开放式问题为好。

(2) 缺点:开放式问题要求被调查者有较高的知识水平和语言表达能力,能够正确理解题意、思考答案,并表达出来,因而适用范围有限。自填式问卷通常不用开放式问题。被调查者回答开放式问题需花费较多的时间和精力,加之许多人不习惯或不愿意用文字表达自己的看法,导致应答率低。对开放式问题的统计处理常常比较困难,有时甚至无法归类编码和统计,调查结果中还往往混有一些与研究无关的信息。

2. 封闭式问题:是指针对某一问题所有的可能性,同时提出两个或多个固定的答案,供被调查者选答,或调查者据实选填。

(1) 优点:从调查实施的难易看,封闭式问题容易回答,节省时间,文化程度较低的被调查者也能完成,被调查者比较乐于接受这种方式,因而问卷的回收率较高。从测量的层次看,封闭式问题在测量级别、程度、频率等一些等级问题方面有独特优势,这类问题一般必须列出一系列不同层次的答案,供被调查者选择。例如,"您认为您的健康状态如何?①很好;②好;③一般;④差;⑤很差"。若用开放式问题,由于被调查者可能有很多不同的方式进行描述,因而很难将答案归纳为统一的等级结果。对于一些敏感的问题(如经济收入等),用等级资料的方式划出若干等级,让被调查者选择,往往比直接用开放式问题更能获得相对真实的回答。从资料的整理和分析方面看,封闭式问题列出答案种类,可以将不相关的答案尽量减少,收集到的资料略去了被调查者间的某些差异,统一归为几类,便于分析和比较。

(2) 缺点:某些问题的答案不易列全,被调查者如果不同意问卷列出的任何答案,没有表明自己意见的可能,调查者也无法发现。对于有些无主见或不知怎么回答的人,答案给他们提供了猜答和随便选答的机会,因此,资料有时不能反映真实情况。封闭式问题调查还容易发生笔误,例如本来想回答②,结果却选择了答案③,对这类错误无法区分。

3. 封闭式问题和开放式问题的实际应用:由于开放式问题在适用范围和统计分析等方面的缺陷,目前的问卷调查多以采用封闭式问题为主,但在一些少数几个答案不能涵盖大多数情况的提问中,或者问卷设计者不能确定问题的所有答案,或者要了解一些新情况时,也可用开放式问题。许多采用封闭式问题的问卷,常常在预调查时先采用部分开放式问题,以确定封闭式问题的答案种类。为了保证封闭式问题的答案涵盖全部情况,可以在主要答案后加上"其他"之类的答案,以作补充,避免强迫被调查者选择不真实的答案,例如,"您的职业是什么?①工人;②农民;③商人;④教师;⑤公务员;⑥科技人员;⑦其他(请注明)____。"

(二) 答案的设计

问题答案的格式在一定程度上是由问题的特征决定的。例如:"您是否参加了医疗保险?",这个问题只能用"是"或"否"作答,而"您为什么参加医疗保险?"这个问题就不能用"是"

或"否"作答了。

常用的答案方式有以下五种:

1. **填空式** 常用于一些事实性的、能定量的问题。例如,"您的年龄是多少?＿＿＿岁"

2. **二项选择式** 在问题后给出"是"或"否","有"或"无"两个答案,或者两种答案是对立的、排斥的。二项选择式测量的是统计学所说的"0/1"型变量,这种答案格式对于研究者和被调查者双方而言均简便、易行,因而应用广泛。但是将一些本来比较复杂的答案简化成二项选择式后,就意味着研究者人为地合并了许多虽然相关但有程度差异的答案。在调查时,被调查者之间以及被调查者和研究者之间可能对于这种合并有不同的标准,还有一些人可能觉得无所适从,不知如何应答。此外,减少答案的种类后,测量的信度也会明显下降。

3. **多项选择式** 问题的答案超过两个,该格式在问卷设计中应用最广,无论测量的尺度如何,在设计问卷时均可采用多项式的答案格式。目前,对于具有连续性特征的变量的测量也多采用多项选择式的答案设计。但是要注意,答案数量太少,信度便会下降,问卷测量的稳定度不佳;而答案数量太多,不仅会造成问卷篇幅的增加,而且可能导致被调查者不耐烦而不认真答卷。一般认为,5~7个答案是比较适宜的,最多不宜超过10~15个。在排列答案时,对于没有顺序关系的答案,无须考虑答案的排序问题,无论怎样排列答案都可以;但对于有一定顺序关系的答案,应按顺序排列,以免造成逻辑混乱,影响答案的选择。

4. **图表式** 有些问题答案可以用图表的方式列出,被调查者在图表上表示自己的意见。常见的有脸谱、线性尺度等。其中,线性尺度应用得最多,通常绘出一条10cm长的刻度线,线的两个端点分别表示某项特征的两个极端情况,回答方式实际上是将答案视为一个连续的频谱,研究者不必想出许多名词来描述答案,而且所得结果是定量资料。但是,线性尺度操作起来有很大难度,被调查者在确定选择哪一刻度来表示自己情况时有可能出现失误,而且极少有人选择线性尺度的极端。

5. **排序式** 有些提问是为了了解被调查者对某些事物重要性的看法,其答案是列出要考虑的有关事物,让被调查者排序。例如,"您认为下列问题中哪些对社会影响最大?请按影响的重要程度从1(最重要)到5(最不重要)排序。＿＿＿环境污染问题,＿＿＿交通问题,＿＿＿人口问题,＿＿＿治安问题,＿＿＿物价问题。"

(三) 问题设计的常见错误

1. **双重装填** 指一个问题中包括了两个或两个以上的问题,有些被调查者可能难以作答。

2. **含糊不清** 使用了一些词义含糊不清的词,或使用一些专业术语、俗语,从而使问题不易被人理解。有时也可能因为对问题的表述不准确或修饰语过多,从而使问题的意思含糊不清。

3. **抽象的问题** 涉及幸福、爱、正义等一类抽象概念的提问一般较难回答。许多被调查者遇到抽象的问题时,有可能发现自己从未考虑过这类问题。问卷如果一定要涉及这方面的提问,最好给出一些具体的看法,让回答者仅回答赞成与否。

4. **诱导性提问** 诱导性提问会人为地增加某些回答的概率,从而产生偏误。因为带有诱导性的提问,容易使无主见的被调查者顺着调查者的意思回答,所以最好采用中性的提问。

5. **敏感性问题** 有些问题对于被调查者来说是非常敏感的,如未婚先孕、流产、同性恋、吸毒等。这类问题的设计宜慎重,否则将因被调查者说谎而造成偏误。有时,在肯定存在这类行为的人群中调查时,可以进行适当诱导性提问,不给否定答案。

(四) 问题的排序

当调查的各个问题合并为一份问卷时,研究者必须考虑各个问题在问卷中的排列顺序。以下几点在排列问题时可供参考:

1. **先排列容易回答的、无威胁性的问题** 如年龄、性别、职业等事实方面的问题宜放在前面。一般情况下,敏感性问题(如性行为、经济收入、宗教之类的问题),宜放在问卷的后面部分,以免引起被调查者的反感,影响对后面问题的回答。

2. 先排列封闭式问题　开放式问题需要时间考虑,回答不易,如将这类问题放在前面,容易导致拒答,影响问卷的回收率。

3. 问题要按一定的逻辑顺序排列　应考虑人们的思维方式,按事物的内容和相互关系以及事情发生或发展的先后顺序排列问题。性质和内容相同或相似的问题应集中在一起,问完一类问题之后再转向另一类问题,避免跳跃性地提问。对有时间关系的系列问题,应按顺时或逆时方向提问,不要随意更换问题的次序,否则可能扰乱被调查者的思维。但是,如果问卷的内容并不是很复杂,或不能很明显地被分为若干部分,则不用分,有时为了防止被调查者反感或不假思索地随便答问,可随机地使用各类形式的问题和不同的排列次序相结合,增加问卷的多样性。

4. 对于需要检验信度的问题须分隔开来放在很多问卷中,研究者有意设置一些高度相关或内容相同而形式不同的问题,这些成对出现的问题,目的是检验问卷的信度,它们不能排在一起,否则被调查者很容易察觉并使回答无矛盾,达不到检验的目的。

四、问卷的信度和效度

(一) 信度

信度(reliability)是指所得结果的可靠程度。可以通过测量结果的稳定性及一致性来判断结果的信度,通常用信度系数来评价。一般将两种或两次测量结果的相关系数作为信度系数。影响调查结果可靠性的因素包括:①调查问题设计不合理,如问题不明确和太难;②调查实施过程存在问题,如不同调查员所用指导语不同、被调查者相互交流等;③被调查者的主观因素影响,如应答动机等。信度分析就是对问卷的信度进行分析,其主要方法如下:

1. 再测信度(test-retest reliability)　用同一问卷在不同时间对同一研究对象进行重复测量,两次测量结果之间的一致性程度。这是应用最多的一种方法。由于研究对象的特征可能随时间发生变化,并且重复测量受前一次测量的影响,因此,重复测量的间隔时间不宜太长,也不宜太短,以 2~4 周为宜。

2. 复本信度(alternate form reliability)　设计另外一种与研究问卷在测量内容、应答形式及统计方法等方面高度类似的问卷,同时测量同一研究对象,分析两个问卷测量结果的相关性。但是要设计并保证真正的副本问卷是非常困难的。

3. 分半信度(split-half reliability)　将一个问卷拆分为两半,分别作为各自的复本。最常用的分半法是将问卷中的题目按问题的性质、难度排序并编号,求出奇数号和偶数号的相关系数(r)。由于分半法计算出的是半个问卷的信度,而一个完整问卷的条目增加了1倍,故其信度系数(R)可用下式换算:

$$R = \frac{2r}{1+r}$$

一般来说,信度系数达到 0.8 以上,才能认为问卷的信度较好。

(二) 效度

效度(validity)是指测量结果与试图要达到的目标之间的接近程度。效度的评价种类很多,但主要可以从四个方面进行评价。

1. 表面效度(face validity)　从表面上看,评价问卷的条目是否都与研究者想要了解的问题有关。这是一个由专家评价的主观指标。

2. 内容效度(content validity)　评价问卷所涉及的内容能在多大程度上覆盖研究目的要求达到的各个方面和领域。内容效度与表面效度一样,同属主观指标。在实际工作中,只能由专家根据自己的经验，判断问卷表达内容的完整性。

3. 构想效度（construct validity） 又称结构效度，是用两个相关的可以互相取代的测量尺度对同一概念交互测量，如能取得同样结果，可认为有构想效度，一般可用相关分析、因子分析等方法评价构想效度。

4. 准则效度（criterion validity） 评价问卷测量结果与标准测量即准则间的接近程度。常用的统计方法为相关分析，相关系数被称为效度系数。

（三）信度和效度的关系

信度和效度之间，一般有下述四种关系：

1. 不可信的测量一定是无效的。即信度不高，效度也不会高。
2. 可信的测量既可能有效，也可能无效。即信度高，不一定效度也高。
3. 无效的测量既可能是可信的，也可能是不可信的。即效度不高，信度可能高，也可能不高。
4. 有效的测量一定是可信的测量。即效度高，信度一定也高。

第四节 随机应答技术

社会医学的调查中，经常会涉及人们的一些禁忌和隐私，对这类问题的调查比较困难，用常规的问卷偏差较大。可以考虑采用随机应答技术进行调查，其原理包括随机化原则和匿名。匿名是指被调查者不用向调查者泄露问题的答案，这可以使被调查者解除顾虑，收集到较为真实的资料。通过随机化处理可以估计出所有被调查者中属于某种情况的比例。

一、随机应答技术的步骤

1. **向被调查者提出一对问题** 设计一对问题，使两个问题的答案种数和编码完全一致，被调查者随机选取一个问题，将答案编码选出，在答卷上做出相应的记号。由于答卷上没有问题的编号，只有一套答案编码，人们无从知晓被调查者回答的是哪一个问题，因而起到保密作用。问题的设计方法有两种：

（1）设计两个相对立的陈述。例如：

问题1：你在考试中作弊了吗？①是；②否

问题2：你在考试中没有作弊吗？①是；②否

（2）第一陈述为敏感性问题，第二陈述是与第一陈述无关的非敏感性问题。例如：

问题1：你在考试中作弊了吗？①是；②否

问题2：你是六月份出生的吗？①是；②否

2. **设计一个随机装置进行调查** 使用一个内装许多黑、白色小球的匣子，黑白球的比例接近但不等于1:1。均匀混合后，被调查者从匣子中随机摸取一球，摸取的是黑球还是白球只有被调查者知道。若摸取的是黑球，则回答第一个问题，否则回答第二个问题。问卷上只有答案选择，没有题号，可按如下格式设计："请将你的回答在相应的编号处做记号√：①是；②否"。

3. **根据概率理论进行调查** 以上述两对问题为例：

（1）第一对问题：假设黑球所占比例为 P，则白球比例为 $1-P$，应答者中回答"是"所占比例为 r，那么对第一个问题回答"是"的比例 R_A 可以由下式推算：

$$r = PR_A + (1-P)(1-R_A)$$

$$R_A = \frac{r-(1-P)}{(2P-1)} \quad (0.5 < P < 1.0)$$

（2）第二对问题：假设回答六月份出生的被调查者所占比例为 R_U，则 r 与 R_A 的关系为：

$$r = PR_A + (1-P)R_U$$

$$R_A = \frac{r - (1-P)R_U}{P}$$

二、随机应答技术的应用

当社会学调查中涉及敏感性问题，即那些内容涉及隐私而使被调查者不便或不愿意在公开场合表态或陈述的问题（例如对大学生考试作弊、旷课、酗酒、婚前性行为等问题）时，如果不注意调查的方式和方法而直接提问，就会引起被调查者的反感而导致其拒绝回答或者不愿意做真实回答，这样就会造成极高的拒答率，或者根本得不到真实答案，从而导致调查失败。因此当调查中涉及类似的问题时，就需要运用随机应答技术。

（曲 波）

第六章　生命质量评价

第一节　概　述

一、生命质量研究的历史

生命质量（quality of life，QOL）又称生活质量、生存质量、生命质素，最初是社会学的概念，由美国经济学家 J. K. Calbraith 在 20 世纪 50 年代末提出。生命质量多应用在社会学领域，主要用一些社会和环境的客观条件指标（如收入与消费水平、受教育程度、就业率、人均住房面积等）来评价。20 世纪 70 年代末，医学领域广泛开展了生命质量的研究工作，探索疾病及治疗对生命质量的影响，形成了健康相关生命质量（health related quality of life，HRQOL）的范畴。生存质量多用于临床研究，以评价慢性病患者生存期的生命质量。社会医学的研究对象除患者外，更多涉及普通人群、健康人群等，研究对象广泛，故常用生命质量。

生命质量的提出，与疾病谱的改变和对健康观的重新认识有一定联系。随着疾病谱的改变，心、脑血管疾病和肿瘤等慢性病成为威胁人类生存的主要疾病。这些疾病很难治愈，治疗手段对延长生存期的效果并未完全肯定，而治疗本身对患者却往往存在着副作用。如何评价治疗的利弊？作为一种新的医疗结局评价技术，生命质量可用于全面评价疾病及治疗对患者造成的生理、心理和社会生活等方面的影响。它不仅考虑客观的生理指标，而且强调患者的主观感受和功能状况；它不仅关注患者的存活时间，而且关注患者的存活质量；它不仅用于指导临床治疗，而且还用于指导患者的康复和卫生决策的制订。

我们正在进入一个新的时代，来自患者的功能状态、良好适应和其他重要的卫生保健信息将被常规收集。卫生管理者、医生及临床研究者都试图利用这些信息来比较不同卫生服务的成本和效益。HRQOL 评价的发展是多因素作用的结果。

生命质量评价可追溯到 20 世纪 40 年代末。1948 年，Karnofsky 和 Burchenal 用功能状况量表评价癌症化疗患者的躯体功能状况。1976 年，Priestman 等人用线性模拟自我评估量表对乳腺癌患者化疗前后的健康感觉、活动水平、情绪、疼痛、恶心、食欲、家庭事务能力、社会活动和焦虑水平进行测定。1977 年，美国《医学索引》（Index Medicus，IM）第一次将"quality of life"收入医学主题词（Medical Subject Headings，MeSH）。1985 年，美国食品药品监督管理局（Food and Drug Administration，FDA）开始在新药审批时要求同时提交药物对患者生存时间和生存质量影响的资料。1992 年，国际生命质量研究协会（International Society for Quality of Life Research，ISOQOL）下属的专业杂志《生命质量研究》（Quality of Life Research）创刊。1994 年 ISOQOL 正式成立，并每年召开一次国际学术会议对有关问题进行探讨。2003 年，又一专业杂志《健康与生命质量结局》（Health and Quality of Life Outcomes）创刊。

回顾生命质量研究的历史，从时间上大致可分为三个时期：20 世纪 20—50 年代的酝酿阶段、20 世纪 50—70 年代的兴起阶段，以及 20 世纪 70 年代后的发展融合阶段；从涉及的领域和侧重点大体上可将生命质量分为两类：社会经济领域中的生命质量（日常生活/工作相关生命质量）和医学领域中的生命质量（健康相关生命质量）。本章生命质量名词均指健康相关生命质量。

二、生命质量的概念与构成

（一）生命质量的概念

多年来，不少学者对生命质量的概念进行了探讨，但往往从各自的专业出发加以理解，从而导致了生命质量的多义性和复杂化。

目前，对生命质量还没有一个公认的定义。如 Levi 认为，生命质量是对个人或群体所感受到的躯体、心理、社会各方面良好适应状态的一种综合测量，而测得的结果是用幸福感、满意感或满足感来表示的。Cella 认为，生命质量是患者对目前的功能状态与其预期或认为可达到的功能状态相比而产生的赞同感和满足感。Katz 认为，生命质量是完成日常工作、参与社会活动和追求个人爱好的能力，是患者对生活环境的满意程度和对生活的全面评价，包括认知、情感和行为方面。

WHO 将生命质量定义为：不同文化和价值体系中的个体对与其生活目标、期望、标准以及所关心事情有关的生活状态的体验。这一概念包含了个体的生理健康、心理状态、独立能力、社会关系、个人信仰和与周围环境的关系。

QOL 的概念可分为三个层次：①第一层次，维持生存，保持身体完好，对象是患者；②第二层次，强调生活得好，对象是一般人群，是社会医学、预防医学研究的主要内容之一；③第三层次，强调前两者，还注重自身价值的实现和社会的作用。

研究者普遍认为，疾病给患者的日常生活带来生理、心理和社会生活等多方面的损害，这种损害会影响个体对生活的满意度。生命质量体现了个体对疾病损害的反应，包括生理状态，也包括各种良好适应的感觉、基本满意度和总体自我价值感。生命质量的概念抽象、复杂，包含的领域多样化，但最终指向个体满意度和自尊。健康相关生命质量（HRQOL）是在疾病、意外损伤及医疗干预的影响下，测定与个人生活事件相联系的主观健康状态和个体满意度。HRQOL 是主观的评价指标，应由被测者自己评价。生命质量建立在一定的文化价值体系基础上，具有文化依赖性。

（二）生命质量的构成

生命质量测定的内容应由哪些构成？对于生命质量的不同理解导致了生命质量构成的差异。如 M. K. Aaronson 认为 HRQOL 是一个多维的概念，主要包括功能状态（functional status）、心理和社会的良好状况（psychological and social well-being）、健康意识（health perception）和疾病治疗的相关症状（disease and treatment related symptoms）。其中功能状态包括生理、心理、个人角色的功能，良好的心理健康状况涉及精神健康、情绪积极、有活力。Morales 认为 HRQOL 主要由下述 4 个方面组成：生理和职业功能（physical and occupational function）、心理状态（psychological state）、社会互动状况（social interaction）、经济状况或因素（economic status or factors）。Ferrell B. R. 提出了生命质量的四维模式结构，即身体健康状况、心理健康状况、社会健康状况和精神健康状况。世界卫生组织规定的生命质量测定包括生理状况、心理状况、独立性、社会关系、环境、宗教信仰与精神寄托 6 个领域。Hollen P. J. 等认为 HRQOL 的研究范围大致如下（表 6-1）。

表 6-1　HRQOL 的研究范围

指标	研究范围
生理（physical）	疾病症状、治疗副作用、压抑表现
心理（psychological）	情绪良好、情绪压抑
功能（functional）	活动水平、角色水平、认知状态、性功能
社会（social）	社会关系、工作角色、财政状况、业余休闲
精神（spiritual）	生活意义、宗教问题

尽管目前对生命质量的构成尚未达成共识，但绝大多数研究者认同 HRQOL 的评价应包括生理问题（症状）、功能（活动）、家庭良好适应、精神、治疗满意度、对未来的取向、性及亲密行为、社会功能和职业功能。在实际应用过程中，对生命质量的评价逐渐形成两种方法：一种是统一界定生命质量的各个方面，发展一个代表不同人群共性的多维量表，根据需要附加一个较短的特异问卷来评价特定人群的生命质量，使研究结果既有可比性又有针对性；另一种是限定只评价某一层次的生命质量，这样可在较小的工作量下解决实际问题，而且在相同限定条件下，对不同群体间的研究也具有可比性。

总的来说，WHO 的生命质量概念与构成是比较完善的，既说明生命质量是对生活各方面（包括疾病）的主观体验，又体现其是基于一定的文化背景和价值体系的。

（三）生命质量的动态性

随着生理功能的退化，老年人会逐渐降低对功能状态的期望或调整功能状态的评价标准。慢性病患者发病前后，不仅对生命质量的领域，而且对这些领域的相对重要性的评价都发生了变化。例如，截瘫新发患者，其客观健康状态和对主观生命质量的评价都会很低，而患病多年的截瘫患者，虽然客观健康状态可能更差，但其对主观生命质量的评价却相当不错。慢性病患者的这种适应过程称为 HRQOL 评价的"反应转移"（response shift）现象，被认为是对生命质量评价效度的一种挑战。慢性病患者似乎设法用某种方式弥补缺陷，有时比健康者的 HRQOL 评价更高，而健康人往往因为有较高的生活期望而给出低于预期的自我评价。这一现象可能是由于患者针对变化的环境调整了期望值，调整时间长短因个体和疾病类型及疾病严重程度而异。此外，研究发现个体的近期健康状态会影响他对其他不同健康状态的评价，而远期既往病史对个体的评价标准则没有什么影响。健康人的评价标准较高，对非健康状态时的评价往往较低。近期健康自评低的个体对更差健康状态的评价较高，而个体康复一段时间后，评价标准重新恢复到患病前（健康时）水平。生命质量的动态性让我们思考这样一些问题：首先，不同人群存在不同的评价标准，对于政策制订者来说，应对谁的评价给予较高权重？如果按照生命质量的主观特征采用患者的标准，那么客观的疾病严重程度可能会被低估；而如果采用健康的评价标准，那么功能障碍的严重程度可能会被高估。其次，同一个体因病史距离现时的远近会有不同的健康评价，那么应采用何时的评价？对这些问题的回答正在成为生命质量研究领域新的热点。

第二节　生命质量评价的内容

根据 HRQOL 的基本概念和构成，生命质量评价是指具有一定生命数量的人在一定时点上的生命质量表现。健康或疾病是一个连续变化且不能截然被区分开的状态，生命质量随时间推移显示出平衡、改善和下降三种状态（图 6-1）。

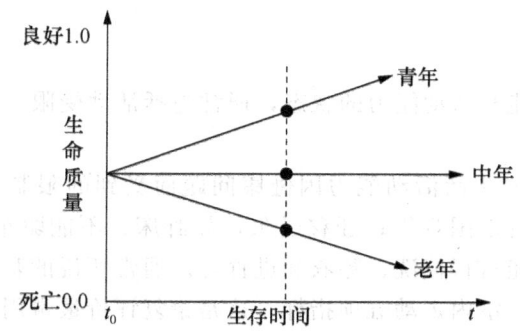

图 6-1　生存时间与生命质量二者的关系

生命质量通常包括生理状态、心理状态、社会功能状态、主观判断与满意度，此外，针对具体疾病的量表还包括疾病症状等内容（表 6-2）。生理、心理和社会功能状态是生命质量的重要内容。任何一种疾病或损伤，都会导致这三方面功能的改变；反之，这三方面功能的改变，能够大体地反映个体的生命质量状况。主观判断和满意度评价反映了个体对健康状态的自我评判以及需求，或期望得到满足时所产生的主观认可程度，是生命质量的综合指标。

表 6-2　生命质量评价的基本内容

概念/分类	定义/指征
满意度与幸福感	对健康需求满足程度的判断及综合感觉
对健康的总体感受	自我判定健康、感受健康或担忧健康
社会功能状态	
社会交往	与陌生人、亲人和朋友交往的频率
社会融合	以成员身份参与社会活动
社会接触	与亲友交往、参与集体活动
亲密关系	获得亲密感和支持感
机会	因健康而实现机会平等
社会资源	社会关系、网络的数量和质量
心理状态	
情绪反应	对事物的体验，包括压抑、忧虑、痛苦和恐惧
认知功能	意识、智力、定向、推理及记忆力
生理状态	
活动受限	在躯体活动、移动和自我照顾方面受限
体力适度	进行一般的体力活动无疲劳感和虚弱感
角色受限	工作、学习和家务等通常角色活动受限
疾病	
主诉	患者自述生理和心理症状、感觉、疼痛或其他不能直接观察的感受
体征	体检发现的缺陷和异常表现
自我报告疾病	患者自述有病或损伤
生理测定	生理测定指标（如脉搏、血压等）及临床解释
组织改变	病理学证据
诊断	临床判断的证据
失能	因健康问题带来的工作能力的丧失
死亡	死亡率、生存率

一、生理状态

生理状态反映个人体能和活动能力的状态，通常包括活动受限、角色受限和体力适度等三方面的内容。

1. 活动受限　是指日常生活活动能力因健康问题而受到的限制，包括三个层次：躯体活动受限，如屈体、弯腰、行走困难等；迁移受限，如卧床、不能驾车、不能利用交通工具等；自我照顾能力下降，如不能自行梳洗、穿衣和进食等。通常所说的基本日常生活活动能力是指穿衣、进食、洗澡、如厕、室内走动五项指标，这是康复评价最常用的指标。

2. 角色受限　人的社会角色表现为担当一定的社会身份，承担相应的社会义务，执行相应的社会功能。健康问题常引起角色功能受限，包括主要角色活动的种类和数量受限、角色紧张和角色冲突等。角色功能反映了躯体健康状况和对通常角色活动的需求，因此，不仅反映患者的生理状态，而且还受心理状态和社会生活状态的影响，是反映患者生命质量的一个综合性指标。

3. 体力适度　主要指个人在日常活动中所表现出的疲劳感、无力和虚弱感。许多疾病并不导致躯体活动受限，而是通过降低患者的体力使其角色功能下降。体力适度是一个相对概念，不同的社会角色在日常活动中所消耗的体力是不同的，因此，患病期间或患病后所表现出的体力适度也是不同的。

二、心理状态

所有的疾病都会给患者带来不同程度的心理变化，主要是情绪和意识变化。情绪反应和认知功能的评价是生命质量评价的又一个重要组成成分。

1. 情绪反应　情绪是指个体感知外界事物后所产生的一种体验，包括正向体验（如愉快、兴奋、满足和自豪等）以及负向体验（如恐惧、抑郁、焦虑和紧张等）。情绪反应是生命质量测量中最敏感的部分，不仅直接受疾病和治疗措施的影响，而且患者生理状态和社会功能状态的变化也会间接地通过情绪反应表现出来。

2. 认知功能　包括时间与地点的定向、理解力、抽象思维、注意力、记忆力以及解决问题的能力等，它们是个体完成各种活动所需要的基本能力。认知功能障碍常发生于特定的疾病或疾病的特定阶段以及达到一定年龄段的老年人。任何疾病晚期，都伴有认知功能障碍，包括机智、思维、注意力和记忆力的损失。由于认知功能的改变是渐进的，因此，认知功能在生命质量评价中不是一个敏感的指标，是否将其纳入生命质量评价内容要依据研究目的和对象而定。

三、社会功能状态

社会功能包含两个不同的概念：社会交往和社会资源。社会交往根据其深度可分为三个层次：一是社会融合，指个人属于一个或几个高度紧密的社会组织，并以成员身份参与活动；二是社会接触，指人际交往和社区参与，如亲友交往和参加集体活动等；三是亲密关系，指个人关系网中最具亲密感和信任感的关系，如夫妻关系。许多疾病和治疗都会给患者造成主观上或客观上的社交困难。这些社会交往功能的下降，最终导致社会支持力下降，心理上的孤独感和无助感，以及个人机会的丧失。

社会资源不能被直接观察。社会资源的质量只能由个体来判断并通过向个体直接询问来进行评价。社会资源的评价代表了个体对其人际关系充足度的评判，包括与能够倾听私人问题并提供实质性帮助和陪伴的亲友的联系。对社会资源感到满意的人往往感觉与别人"连线"或

"接合",感受到被关照、被关爱和被需要。

四、主观判断与满意度

1. 自身健康和生活状况判断　指个人对其健康状态、生活状况的自我评判,是生命质量的综合性指标。这类指标在生命质量评价中非常重要,它反映在疾病和治疗的影响下,患者生命质量的总体变化,同时也反映患者对未来生活的期望与选择。由于指标是建立在自我意识的基础上,影响因素很多,所以在实际情况下往往不很敏感。

2. 满意度与幸福感　二者同属于当个人需求得到满足时的良好情绪反应。满意度是对待事件的满意程度,是人的有意识的判断。而幸福感是对全部生活的综合感觉状态,是自发产生的精神愉快和活力感。在生命质量评价中,满意度用于评价患者的需求满足程度,幸福感用于评价患者整体生命质量水平。

另外,还有一些针对特殊人群或特定疾病的生命质量评价量表,通常包括反映特殊人群特征或症状等疾病特异的内容。评价内容应该选择研究问题所涉及的目标,体现被评价对象的特征及其所关注的问题。如对麻风病患者来说,社会歧视和自卑心理应纳入心理状态的评价。此外,评价内容应较为敏感且操作性强。

第三节　生命质量评价的方法

生命质量评价的前提和关键是其评价工具——量表。生命质量评价的量表根据评价对象不同可分为普适性量表(general scale)和特异性量表(specific scale)。一般普适性量表具有普遍性,它不针对某一种(类)患者,而是可用于健康人和各种疾病患者反映其一般健康状况,而特异性量表对具有共同属性的一大类人群或疾病制订一个共性模块,在针对具体的人群或病种制订一个较短的特异性模块。本文重点介绍常见的普适性量表和用于癌症的特异性量表。

一、生命质量评价的步骤

(一)选择或制订量表

生命质量评价的主要工具(即量表)来源于两个途径:一是利用现成的量表,二是重新制订新的量表。随着健康观和医学模式的转变,生命质量研究在国际范围内迅速发展。一般说来,针对某一研究需要,如果存在适宜的外文量表,应将外文量表的规范引进作为首选,这样便可将研究成果和国际同类工作进行比较。

根据研究目的和对象的不同,生命质量评价量表的构成略有不同,一般包括条目、维度、领域和总量表四个层次。条目是量表最基本的构成元素,所有备选的有关条目的集合称为条目池。维度由若干反映同一特征的条目构成。领域指生命质量中一个较大的功能部分,由若干密切相关的维度构成,如生理领域、心理领域等。若干领域组合构成一个完整的量表。

1. 选择量表　量表选择应考虑以下因素。

(1) 设计者的评价主题和评价目的:目前对生命质量的定义并未完全统一。尽管生命质量评价量表很多,但每一种量表都建立在设计者对生命质量定义的基础上,所包含的内容不尽相同。因此,在选择量表时,首先要考虑该量表设计者对评价的定义是否科学,是否符合应用者的要求。此外,因为每一种量表都是按照一定目的设计和完善的,同样一个主题可能因目的差异而生成完全不同的量表。因此,应用者应核实或检验相应的评价目的,以明确其能否满足应用要求。

(2) 评价的层次:绝大多数生命质量评价量表针对生命质量的各个构成内容(如生理状态、心理状态和社会功能状态等)分别予以评价,以便了解研究对象生命质量各个层面的变化

第六章 生命质量评价

情况，从而采取针对性措施改进生命质量。有的生命质量量表评价的是生命质量的综合值，如良好适应状态指数评价量表主要用于卫生经济学评价；还有一些生命质量评价量表仅用于评价生命质量的某一个方面，如日常生活自理能力、疼痛等。

（3）通用型量表与特异型量表：通用型量表主要反映人们生命质量中共同的特性，评价对象是一般人群或不同疾病或状况的人群，量表用于描述一般人群的生命质量状况和不同人群间生命质量的差异。相反，特异型工具包含很多与人群特征或疾病密切相关的内容，评价对象是特殊人群或特定疾病患者，量表用于评价特定人群的生命质量状况。对于不同的评价对象应该选用不同类型的量表。

（4）量表的特性：信度、效度和反应度是评价量表质量的基本指标。信度是衡量评价结果反映出系统中偶然误差引起的变异程度。效度是评价量表评价了它所要评价的特质或功能以及评价的程度。反应度是评价量表评价出生命质量在时间上变化的能力和程度。此外，量表特性的全面考评还包括对量表的可接受性、可操作性和评价的可行性进行分析比较。信度和效度等特性随着样本的不同而不同，一旦人群发生变化，就需要重新评价。

（5）量表内容的文化适应性：目前大部分生命质量评价工具都产生并应用于英语或法语国家。虽然将西方的量表应用于中国不失为一条捷径，但由于文化差异，不能将量表直接翻译过来就使用，而要进行适当的改造，使之成为适合中国文化背景的新量表，并经过预试和功能测试后才能使用。即便是本国自行开发的量表，如果应用于不同的亚文化人群，也要考虑文化适应性问题。

2. 制订新的量表 生命质量评价量表的制订方法是一个复杂的系统工程，包括定义的确立、条目的形成及筛选、量表的考评及修订等一系列过程中涉及的各种方法。

（1）明确研究对象及目的：确定所评价的人群，从而明确是制订特异型量表还是通用型量表，并明确量表的使用目的。

（2）建立研究工作组：通常选取一定数量的与生命质量主题有关的人，如患者、医学专家、医生、护士和社区人群等组成议题小组和核心工作组，负责量表的制订与考评。其中，议题小组的成员来源较为广泛，主要负责条目的提出；核心小组一般由专业人员组成，负责具体的研究工作。

（3）评价概念的定义及分解：由核心小组完成，给出所评价概念的定义及构成。如所评价的生命质量有什么意义，包含哪些领域和维度及其含义。

（4）提出量表条目，形成条目池：由核心小组阐释所评价概念的定义和结构，然后由议题小组成员分别独立地根据知识和经验等写出与所评价概念相关条目。将各成员提出的条目收回并进行整理，包括归类、筛除和合并等，构成条目池。

（5）条目分析及筛选：对条目池中的各条目进行考察及必要的预试验，并根据结果的统计分析来进行条目的选择和改良（包括考察条目的困难度、辨别力、代表性和独立性等），制订出初始量表。如用主观评价法考察条目的重要性，用逐步判别分析法考察条目的辨别力，用相关系数法考察条目的独立性，使用相关系数法、聚类分析法和因子分析法考察代表性。

（6）确定条目的形式及答案选项：一般采用线性和等级记分法。线性记分法，一般给出一定长度（通常0~10cm）的线段，并定出两端的选项，适用于一些反映心理感受和社会功能状态的条目。等级记分法，主要根据状态的强度赋予一定的分值，各答案选项原则上通过反应尺度分析来确定，适用于评价客观功能行为和状态。反应尺度分析通过对可作答案选项的各种程度副词进行定位，从中选出合适的措辞使选项间等距，从而方便条目的量分及统计分析。如果未进行定位分析，各选项间不一定等距，应用时需再进行各词定位分析，以便调整各选项的得分。

（7）量表的量分方法：一般生命质量评价量表条目均很多，若对每个条目直接进行分析，工作量很大而且不能揭示规律。通常先进行适当的降维处理，把多个变量综合为少数几个主要指标，即维度（小方面）、领域和总量表。目前有两种综合方法较为常用。一是直接累加法，将条目的得分按照构成层次的所属关系进行累加，从而得到各维度、各领域甚至总量表的得分。采用相加法量化的问卷，在设计时要特别注意问卷中每一个维度组成条目的数量，重要维度的条目数应该多些，以强调这一维度对整个问卷分值的贡献。二是加权累加法，对每个条目给一个权重值，再进行加权累加。权重值的确定可以通过统计学方法（如因子分析法）和决策分析中的一些方法（如时间权衡法、标准赌博法）来获得，也可采用管理学常用的德尔菲法等。加权累加法虽然考虑了各条目的重要性，但很不容易实施，权重的确定方法也很难得到统一。实际工作中，直接累加法较常用。上述计算所得的分值为初评分，有时需要计算转化分，以消除条目多少的影响，并使得分在相同的范围内取值以便于比较。

（8）预试与修改：初始量表可以在小样本研究对象中试用，考察量表内容是否与调查对象密切相关、描述是否清晰、理解有无困难、答案和问题的排列是否合适等问题。根据预试结果，修改初始量表。

（9）量表功能评价：量表是否适用于待评价人群需要通过功能测试，主要的评价指标有信度、反应度和效度等。常用的信度评价方法有再测信度、分半信度、副本信度和内部一致性信度。反应度评价一般采用与某种外部标准相比较的方法。例如，某病在治疗前后各功能状态会发生较大变化，如果量表没有反映出这种变化，说明反应度不佳。常用的效度评价方法有内容效度、结构效度和准则效度。

（二）生命质量研究的设计与实施

1. **样本含量** 从生命质量资料的特点和分析目的入手，生命质量评价样本含量的估计可遵循以下原则和方法：

（1）评价目的：如果评价目的是反映普通人群的健康状况，样本含量应大一些，这样结果比较稳定、可靠。如果评价目的是分析临床治疗前后的差异，样本含量可小一些，只要能显示差异就可以。

（2）多变量分析的经验和方法：生命质量资料包含多个领域、维度和条目，是多终点资料，可借鉴一般多变量分析的样本含量估计方法和经验。Kendall 认为，作为一个粗糙的工作准则，样本含量可取变量数的 10 倍，一般认为至少是变量数的 5～10 倍。必要时可用多变量多组比较的样本含量估计法计算，但需对生命质量的变异大小有所了解。如果样本获取比较困难，宜以领域、维度甚至总量表作为分析变量。

（3）分析因素：分层分析需使每层都有足够的样本含量，尤其是按多个因素组合分层时要使各个组合（如城市女性、城市男性等）的样本含量达到要求。分层较多时，所需的总样本含量增加较快。因此，对分析的因素也要精选。

2. **生命质量评价的时间和次数** 根据研究目的确定。评价次数应尽量减少，以避免出现过多的数据缺失。

3. **研究对象的依从性** 依从性指人们对所要求做的事情采取的响应性行为及其程度。这里指被调查者按要求完成量表的程度。依从性如果太低，结果就会有偏倚。因此，依从性是评价中一个重要问题。量表简短、有效、从患者角度出发设计评价过程以及亲友等相关人员的支持与配合有助于提高依从性。

4. **研究对象的代理者** 所谓代理者，是指代替研究对象（患者）进行生命质量测定的其他人，包括家庭成员、亲属、照料者、医生和护士等。在生命质量研究的发展过程中，由于生命质量没有完全界定为个体的主观评判，因而出现了大量代理评价的量表和实践。从目前生命质量评价的发展趋势以及对其内涵的界定来看，生命质量是不能由代理者评价的。然而一些患者和特殊人群由于健康和文化原因不能自行评价其生命质量，此时代理者评价可为了解其生命质量提供一定的参考。

（三）生命质量资料的统计分析

1. 生命质量资料的特点　生命质量资料是不可直接观察的主观资料。生命质量的分析不同于一般客观指标的分析，开始时需进行很多的过渡性预处理，如量化记分、逆向指标的正向化等。生命质量包括多个领域，每个领域又分为多个维度和条目，因此，生命质量资料是一种多指标、多终点的资料。

2. 生命质量资料的评价目的　根据生命质量资料的特点，其分析评价可概括为三大类：同一时点的横向分析、不同时点的纵向分析，以及生命质量与客观指标的结合分析。横向分析用于比较某个时点不同特征组的生命质量。纵向分析可以比较同一组人群不同时点的生命质量，揭示生命质量在时间上的变化规律，也可以比较两组或多组人群的生命质量在时间上的变化规律是否相同。在生命质量作为结果变量之一的临床研究中，除了生命质量外，还可以同时得到多项指标。因此将生命质量与一些客观指标结合分析，可以起到取长补短、综合衡量患者健康状况的作用，尤其是与生存时间的结合分析具有重要意义。

3. 生命质量分值的意义　生命质量分值是一个没有单位的相对数字，它代表的意义要根据正常人群分值的分布状态来解释。不同量表评价结果以及同一量表不同维度的分值不能直接进行比较。在解释分析结果时，除了要考虑统计学检验结果外，还要综合考虑生命质量变化的临床意义、量表的信度和反应度。

二、生命质量的评价工具

目前已有数百种生命质量评价量表，各种量表的适用对象、范围和特点各异，但都是从 HRQOL 的基本概念和内容出发而提出问题和制订量表的。有代表性的量表有 Karnofsky 功能状况量表（Karnofsky performance status，KPS）、诺丁汉健康量表（Nottingham health profile，NHP）、疾病影响量表（sickness impact profile，SIP）、线性模拟自我评价量表（linear analogue self-assessment，LASA）、良好适应状态指数（quality of well-being index，QWBI 评价量表）、癌症患者生活功能指数量表（functional living index cancer scale，FLICS）、36 条目简明健康量表（the MOS 36-item short form health survey，SF-36）、世界卫生组织生命质量评价量表（the WHO quality of life，WHOQOL）、欧洲生存质量五维问卷（EuroQOL five-dimension questionnaire，EQ5D）、癌症治疗功能评价量表（functional assessment of cancer therapy，FACT）、癌症患者生命质量评价量表等。HRQOL 的研究已深入到医学的各个领域，量表的发展趋势也越来越细化。

（一）良好适应状态指数评价量表

Kaplan RM 于 1976 年提出良好适应状态指数（QWBI）。死亡的生命质量为"0"，功能与感觉的良好状态为"1"，生命质量客观地反映为 1~0 频谱时点状态。据此，Kaplan 研究发现，QWBI 与人群总体良好适应状态的自我评价水平呈预期正相关，与年龄、慢性疾病患者人数、有健康问题主诉的人数、就诊人数及有不良功能症状的人数呈预期负相关。Kaplan 认为，QWBI 能概括各种功能或症状水平，以及濒死状态或其他难以诊断的复杂疾病人群的健康状况，是一个比较理想的、从正向角度来评价健康状况的指标。QWBII 因指标定义清楚和权重合理而应用广泛。

QWBI 评价量表包括两个部分（表6-3）：第一部分是有关患者日常生活活动方面的内容，包括移动（mobility，MOB）、生理活动能力（physiological activity capability，PAC）和社会活动能力（social activity capability，SAC）三个方面，每个方面下设 3~5 个等级描述。第二部分包括 21 个症状及健康问题综合（complex，CPX）描述，这些症状和问题几乎包括了所有疾病可能出现的问题。最后，按公式综合所有评价指标，可得出对生命质量的评价（W）。计算公式为：

$$W = 1 + (CPX) + (MOB) + (PAC) + (SAC)$$

表 6-3　QWBI 评价量表

A. 健康要素的权重系数

项目	等级	分级意义	权重
移动（MOB）	5	不因健康原因而导致驾驶或使用公共交通工具受限	−0.000
	4,3	因健康原因不能驾驶或使用公共交通工具（<16 岁，不能坐车，或比同龄人需要更多的帮助才能使用公共交通工具）	−0.062
	2,1	作为一个卧床患者而住院（疗养院、临终治疗医院、养老院、精神病院等）	−0.090
	0	死亡	−0.090
生理活动能力（PAC）	4	不因健康原因而使活动受限	−0.000
	3,2	举手、弯腰、屈腿、上、下楼梯及（或）攀登，使用拐杖，活动受限，走路不如同龄人快和远；使用轮椅时不需他人帮助而能自行控制其运动	−0.060
	1	一天大部分时间躺在床上，使用轮椅时没有他人帮助不能控制其运动	−0.077
	0	死亡	−0.077
社会活动能力（SAC）	5	不因健康原因而使其主要的角色功能（工作、持家、学习、退休）和其他活动（人际的、社区的、宗教的、社会的和娱乐的）受限	−0.000
	4,3,2	因健康原因而不能执行主要的角色功能和其他活动，但能照顾自己（进食、洗澡、穿衣、如厕）	−0.061
	1	因健康原因不能照顾自己（或比同龄人需要更多的帮助）	−0.106
	0	死亡	−0.106

B. 症状，健康问题综合描述的权重系数

状态序号	综合描述	权重
1	死亡	−0.407
2	意识丧失，如脑卒中（卒中）、晕厥或昏迷	−0.407
3	面部、躯干、手臂或腿部大面积烧伤	−0.367
4	疼痛、流血、瘙痒、生殖器官分泌物（不包括正常的月经来潮）	−0.349
5	学习、记忆或思考困难	−0.340
6	上肢或下肢缺失、畸形、瘫痪（不能移动）或骨折（包括带假肢或支具）	−0.333
7	疼痛、僵直、虚弱、麻木，或胸部、腹部、两肋、颈部、背部、腰部或任何手、足、上肢、下肢关节不舒服	−0.299
8	大、小便时疼痛、烧灼感、出血、瘙痒或其他不适	−0.292
9	胃部不适、反胃、呕吐或大便失控，伴或不伴发热、寒战、疼痛	−0.290
10	疲劳、虚弱或体重减轻	−0.259
11	咳嗽、哮喘、气促，伴或不伴发热、寒战、疼痛	−0.257
12	阵发性的不安、压抑或尖叫	−0.257

续表

状态序号	综合描述	权重
13	头痛、眩晕、耳鸣、阵发性地感到发热、神经过敏或颤抖	−0.244
14	面部、躯干、四肢大面积发疹和充血	−0.240
15	讲话困难，如发声不清、声音嘶哑或不能讲话	−0.237
16	单眼或双眼疼痛或不适（如充血和发痒），矫正后的视物困难	−0.230
17	与年龄和身高不相称的超重，或面部、躯体、四肢皮肤缺陷（如粉刺、疣、瘢伤或色素沉着）	−0.186
18	耳、牙齿、咽部、唇、舌疼痛，脱牙和义齿（包括带固定器），鼻塞、流涕或听力障碍（包括带助听器）	−0.170
19	因健康原因而服药或接受饮食治疗	−0.144
20	戴眼镜或用放大镜	−0.101
21	呼吸烟雾或不清洁的空气	−0.107
22	没有症状或健康问题	−0.000

（二）疾病影响量表

疾病影响量表（sickness impact profile，SIP）是由 Bergner M 编制的一个包括 12 类问题、136 个条目的量表（表 6-4），其中有 3 类归为生理方面，4 类归为心理方面，其余 5 类各自代表独立的内容。对量表的每个问题均只回答"是"或"否"，量表完成时间为 20～30 分钟。每个问题都经过专家讨论，给予权重，据此可计算各方面得分和总量表得分。该量表主要用于评价在疾病和治疗影响下的行为改变和角色功能表现。它假定在任何疾病状态下，患者都会有相应的行为变化，可表现为生理性、心理性和社会性的。因此，行为的改变适用于评价任何疾病患者的健康状态。

表 6-4 疾病影响量表

分类	描述行为的指征	选择条目
SR	睡眠及休息	我一天大部分时间都坐着
		我在白天睡觉或打盹
E	进食	我完全不吃东西，营养靠胃管或静脉输入
		我吃特殊的或不同的食物
W	工作	我完全不工作
		我常对我的同事表现得很急躁
HM	操持家务	我现在不做我过去常做的任何家务
		我现在不做家里的重活
RP	娱乐与闲暇	我很少外出娱乐
		我现在不做任何过去常做的体育活动和游戏
A	走动	我常走很短的距离就停下来休息
		我完全走不动
M	移动性	我待在一个房间里
		我只在户外很短时间

续表

分类	描述行为的指征	选择条目
BCM	自我照顾和行动	我自己不能洗澡
		我身体活动很迟缓
SI	社会交往	我极少和他人一起参加社会活动
		我尽可能地把自己从家庭中孤立起来
AB	应变行为	我在推理和解决问题上很困难
		我有时发生时间混淆和定向困难
EB	情绪行为	我会忽然大笑或尖叫
		我常迁怒和激愤于自己
C	通讯交流	我写字和打字都有困难
		当我有压力时会很难清楚地讲话

（三）癌症患者生活功能指数量表

癌症患者生活功能指数量表（functional living index cancer scale，FLICS）是由加拿大学者 Schipper H 等建立的，包括 22 个条目，用于癌症患者生命质量的自我评价，也可作为鉴定特异性功能障碍的筛选工具。量表从癌症患者在日常生活中可能面临的问题入手，比较全面地描述了患者的活动能力、执行角色功能的能力、社会交往能力、情绪状态、症状和主观感受等。

FLIC 量表面向一般癌症患者，尤其适用于预后较好的癌症患者（如乳腺癌、宫颈癌等患者），在癌症患者的临床疗效评价中得到了广泛的应用。内容的描述围绕癌症特性和心理方面，着重描述癌症患者常有的对死亡的恐惧和对健康的忧虑等。对疾病和治疗的描述，着重围绕癌症患者常有的眩晕、疼痛等症状。

FLIC 量表（表 6-5）每个条目的回答均在一条 1~7 的线段上标记，根据所标记的位置即可得到条目得分，进而计算 5 个领域及总量表的得分（表 6-6）。

表 6-5 癌症患者生活功能指数量表（FLICS）

说明：
（1）请回答以下全部问题。
（2）回答问题的方法：请在每个问题下面的线段适当位置处划"/"作为标记，以反映您的实际情况。如：

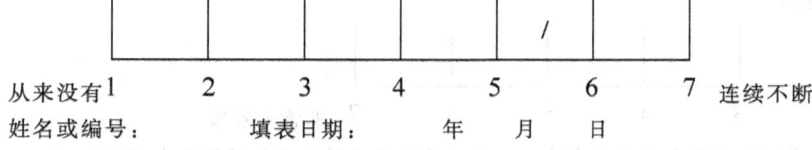

姓名或编号： 　　填表日期： 　　年　月　日

1. 大多数人曾感受过沮丧（情绪低落）的时刻，列出您出现这种感受的次数。

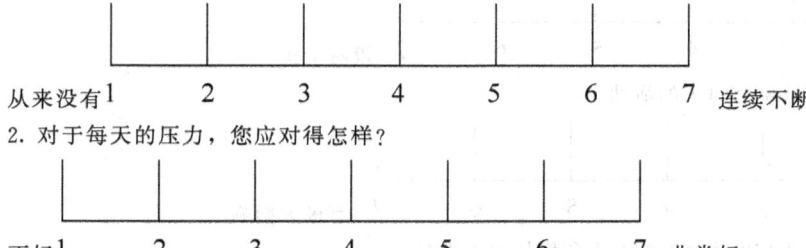

2. 对于每天的压力，您应对得怎样？

3. 您花多少时间思考您的病情？

经常 1 —— 2 —— 3 —— 4 —— 5 —— 6 —— 7 完全不想

4. 估计您个人的能力以保持日常的娱乐和悠闲活动。

大有能力 1 —— 2 —— 3 —— 4 —— 5 —— 6 —— 7 无能力

5. 想吐的感觉有没有影响您的日常活动？

没有 1 —— 2 —— 3 —— 4 —— 5 —— 6 —— 7 时常有

6. 您今天觉得好吗？

很差 1 —— 2 —— 3 —— 4 —— 5 —— 6 —— 7 很好

7. 如果有必要的话，您今天有没有体力去准备一餐饭或做轻微的家务（例如洗碗）？

有体力 1 —— 2 —— 3 —— 4 —— 5 —— 6 —— 7 无体力

8. 在过去2周内，估计您的病情对您最亲近的人造成困扰的程度有多少？

没有困扰 1 —— 2 —— 3 —— 4 —— 5 —— 6 —— 7 有极大困扰

9. 估计您对生命感到失望的时刻。

时常 1 —— 2 —— 3 —— 4 —— 5 —— 6 —— 7 从不

10. 在过去的1个月里，估计您对完成工作或家务的满意程度。

非常不满意 1 —— 2 —— 3 —— 4 —— 5 —— 6 —— 7 非常满意

11. 今天您是否感觉不舒服？

没有不舒服 1 —— 2 —— 3 —— 4 —— 5 —— 6 —— 7 非常不舒服

12. 您个人认为在过去2周内，您的病情对于您最亲近的人在生活上造成干扰的程度有多少？

有干扰 1 —— 2 —— 3 —— 4 —— 5 —— 6 —— 7 没有干扰

13. 疼痛或不舒服有没有影响您每天的活动？

没有影响 1 —— 2 —— 3 —— 4 —— 5 —— 6 —— 7 有极大影响

14. 在过去2周内，您认为您的病情对您个人所增加的困扰有多少？

极大困扰 1 —— 2 —— 3 —— 4 —— 5 —— 6 —— 7 没有困扰

15. 您能够完成多少工作以外的日常活动？

全部 1 —— 2 —— 3 —— 4 —— 5 —— 6 —— 7 全无

16. 在过去 2 周内，您是否愿意与您最亲近的人闲谈或会面？

不愿意 1 —— 2 —— 3 —— 4 —— 5 —— 6 —— 7 非常愿意

17. 在过去的 2 周内您经常想吐吗？

完全不想 1 —— 2 —— 3 —— 4 —— 5 —— 6 —— 7 经常想

18. 估计您对将来产生恐惧的程度。

经常害怕 1 —— 2 —— 3 —— 4 —— 5 —— 6 —— 7 不害怕

19. 在过去 2 周内，您是否愿意与朋友会面或闲谈？

不愿意 1 —— 2 —— 3 —— 4 —— 5 —— 6 —— 7 非常愿意

20. 在过去 2 周内，您认为有多少疼痛及不舒服的感觉与您的病情有关？

与病情无关 1 —— 2 —— 3 —— 4 —— 5 —— 6 —— 7 全部与病情有关

21. 您对医生的指示与处理有多少信心？

没有信心 1 —— 2 —— 3 —— 4 —— 5 —— 6 —— 7 很有信心

22. 您今天觉得自己看起来好吗？

极坏 1 —— 2 —— 3 —— 4 —— 5 —— 6 —— 7 非常好

表 6-6 FLIC 量表各领域及其计分方法

领　域	条目数	计算方法（相应的条目得分相加）
躯体良好和能力（physical well-being and ability）	9	4＋6＋7＋10＋11＋13＋15＋20＋22
心理良好（psychological well-being）	6	1＋2＋3＋9＋18＋21
癌症造成的艰难（hardship due to cancer）	3	8＋12＋14
社会良好（social well-being）	2	16＋19
恶心（nausea）	2	5＋17
总量表	22	全部条目得分相加

(四) 36条目简明健康量表

36条目简明健康量表（the MOS 36-item short form health survey，SF-36）是美国波士顿健康研究所在医疗结果研究（medical outcomes study，MQS）调查表的基础上开发出来的通用性简明健康调查表，适用于普通人群的生命质量评价、临床试验研究和卫生政策评价等。

SF-36量表包括36个条目，评价健康相关生命质量的8个维度（表6-7），分别属于"生理健康"和"精神健康"两大类。此外，SF-36还包括另一项指标健康变化（reported health transition，HT），用于评价过去1年内健康状况的变化。每个维度的最终评分值均以0分为最低值，100分为最高值，分数越高，表明生命质量越好（量表及计分见附录1）。

1991年，由国际生命质量评价（international quality of life assessment，IQOLA）项目发起，制订标准程序，包括翻译、功能测试、常模制订三个阶段，研究SF-36量表在其他国家的适用情况，以利于多国临床试验和国际比较研究，同时使SF-36量表在各国的运用实现统一的程序化管理。目前，SF-36量表在40多个国家发展了各自的语言版本，是一个普遍被认可的生命质量评价量表。浙江大学社会医学研究所首先在全国社会医学年会上报告了中文版SF-36量表研制成果，近年来被国内外医疗科研机构广泛应用。

表6-7 36条目简明健康量表（SF-36）

维度	英文名称	相关性		含义
		生理健康	心理健康	
生理功能	physical functioning，PF	强	弱	因健康原因而使生理活动受限
社会功能	social functioning，SF	中	强	因生理或情感原因而使社会活动受限
生理职能	role-physical，RP	强	弱	因生理健康原因角色活动受限
躯体疼痛	body pain，BP	强	弱	疼痛程度及其对日常活动的影响
精神健康	mental health，MH	弱	强	心理压抑和良好适应
情感职能	role-emotional，RE	弱	强	因情感原因而使角色活动受限
活力	vitality，VT	中	中	个体对自身精力和疲劳程度的主观感受
总体健康	general health，GH	中	中	个体对自身健康及发展趋势的评价

(五) 世界卫生组织生命质量评价量表

世界卫生组织生命质量（the WHO quality of life assessment instrument，WHOQOL）评价量表是世界卫生组织组织20余个处于不同文化背景、不同经济发展水平的国家和地区的研究中心共同研制的，用于评价个体与健康有关的生命质量。目前，已经研制成的量表有WHOQOL-100和WHOQOL-BREF。WHOQOL-100包含100个条目，覆盖了6个领域的24个方面（表6-8），每个方面由4个条目构成，分别从强度、频率、能力和评价四个方面反映同一特质。此外，它还包括4个关于总体健康状况和生命质量的问题。WHOQOL-BREF是在WHOQOL-100基础上发展起来的，保留了量表的全面性，仅包含26个问题条目，各个领域的得分与WHOQOL-100量表相应领域的得分具有较高的相关性，适用于生存质量是众多兴趣变量之一的大型研究。中山大学卫生统计学教研室已主持研制了中文版WHOQOL-100和WHOQOL-BREF（两个量表及计分方法见附录2、3）。

表 6-8 世界卫生组织生命质量评价量表

一、生理领域	四、社会关系领域
1. 疼痛与不适	13. 个人关系
2. 精力与疲倦	14. 对所需社会支持的满足程度
3. 睡眠与休息	15. 性生活
二、心理领域	五、环境领域
4. 积极感受	16. 社会安全保障
5. 思想、学习、记忆和注意力	17. 住房环境
6. 自尊	18. 经济来源
7. 身材与相貌	19. 医疗服务与社会保障：获取途径与质量
8. 消极感受	20. 获取新信息、知识和技能的机会
三、独立性领域	21. 休闲、娱乐活动的参与机会和参与程度
9. 行动能力	22. 环境条件
10. 日常生活能力	23. 交通条件
11. 对药物及医疗手段的依赖性	六、精神领域
12. 工作能力	24. 精神/宗教/个人信仰

第四节 生命质量评价的应用

近 20 年来，生命质量研究备受瞩目，成为国际研究热点。HRQOL 已广泛应用于临床医学、预防医学、药学和卫生管理学等领域，研究对象包括各年龄和各类疾病人群。HRQOL 在临床医学的应用主要集中在肿瘤和慢性非传染性疾病。近年来，HRQOL 已作为评价不同医疗干预临床试验的主要结果指标。美国 FDA 自 1985 年起将生命质量用于新药评价。1993 年以来，美国又采用行为危险因素监测系统（behavioral risk factor surveillance system，BRFSS）监测美国各州 18 岁以上成人的生命质量，评价卫生干预效应，确定卫生投入重点。

一、生命质量评价应该注意的问题

1. 按研究对象和目的来选择与其相应的量表　如果研究目的是反映健康状况，并且进行不同特征（如性别、城乡、疾病）人群的比较，应选择普适性量表，其中 SF-36 和 WHOQOL-BREF 是最适宜的量表。如果要较全面地评价，可用 WHOQOL-100。如果要简便、快速地评价，可用 EQ-5D、SF-12。如果研究目的是用于临床（如治疗效果的评价），则应首选特异性量表，没有特异性量表时可用相应的共性量表，实在没有合适的，则可用较短的一般普适性量表。

2. 应尽量选择 20 世纪 80 年代及以后开发的量表　其中，以 SF-36 和 WHOQOL-BREF 等量表较好，因为这些量表体现了现代生命质量的内涵，按严格的开发程序研制，进行了信度、效度等指标的评价，而且条目数也不太多，易被患者接受。

3. 结合各量表的特性来选择　在同一研究对象有多个量表的时候，结合各量表的特性（如信度、效度、反应度、条目多少、计分是否简便等）来选择，好的量表应具有较好的测量学特性。其中：

(1) 效度（validity）：即量表的有效性和正确性，主要通过内容效度、结构效度和效标关联效度三个方面来评价。结构效度多采用相关分析、探索性因子分析（在理论构象阶段）和实证性因子分析来评价。效标关联效度是说明量表得分与某种外部准则（效标）间的关联程度，用测量得分与效度准则之间的相关系数表示。

（2）信度（reliability）：指量表评价结果的可靠性（dependability）、精确性（accuracy）、稳定性（stability）和一致性（consistency）。信度大小用信度系数来衡量，目前评价信度的方法角度，有再测信度、等同信度、分半信度、内部一致性信度 a 等。关于信度大小的判断，还没有完全公认的标准，一般认为，a 至少 0.70，再测 r 应该在 0.80 以上。

（3）反应度（responsiveness）：是指评价工具能够反映出所评价的特质在时间上（纵向）的变化能力。根据是否采用一个具体的外部评价系统标准可以分为内部反应度和外部反应度。内部反应度的评价习惯上采用配对 t 检验（或秩和检验）并结合反应度衡量指标，如效应大小 ES（effect size）和标准化反应均数 SRM（standardized response mean）。一般认为，ES、SRM 的绝对值在 0.2 左右则反应度较低，0.5 左右则反应度适中，0.8 左右则反应度较好。

4. 特殊量表　当需要侧重了解某些方面的特性时，除了生命质量评价量表外，还可以同时辅助使用一些特殊的量表，如行为表现方面的 KPS、焦虑方面的 SAS 等。

二、生命质量评价的适用范围

综合国内外 HRQOL 的应用情况，大体包括以下六个方面。

（一）人群健康状况的评价

如果研究目的在于了解具有不同特征（性别、文化程度、经济状况甚至疾病）人群的综合健康状况，甚至作为一个综合的社会经济和医疗卫生指标，以便比较不同国家、不同地区、不同民族人群的生命质量和发展水平，往往采用普适性的生命质量评价量表并进行横断面研究。如 1957 年，Gurin 等联合美国的几个大院校进行了一次全国抽样调查，主要研究美国民众的精神健康和幸福感。1976 年，Campbell 等采用 Cantril 量表对美国人的总体满意度及其 13 个具体方面的满意度进行了调查分析。1992 年，Ware 等用 SF-36 量表进行人群调查，了解美国人的健康状况，调查方式为信访（80%）和电话调查（20%），应答率分别为 77.0% 和 68.9%，共调查了 2474 人。该调查分年龄、性别制订了美国人 8 个健康概念的正常值。1993 年，Jen-kinson 等在英国进行了同样的调查，调查方式为信访，最终调查 9332 人，得到了英国人分性别、年龄、社会阶层的健康正常值。1996 年，Watson EK 等报告了使用 SF-36 量表在澳大利亚进行的首次全国性调查，得到了各年龄、性别人群健康正常值。1998 年，德国全国健康调查包括使用 SF-36 量表，共调查 7124 人，与 1994 年 SF-36 量表的常模样本比较，老年组的维度分数上升，提示 4 年来老年人健康状况改善，与人群期望寿命延长相符。一般人群的生命质量评价需要采用通用型评价量表，如 SF-36 量表、WHOQOL 量表和 EQ-5D 量表等。

有时，生命质量的评价仅限于某些特殊人群，用以了解人群健康状况及其影响因素，并解决某些相关问题，如评价参与不同保险或服务项目收费系统（fee for service, FFS）的老年人、贫困者、慢性病患者的健康状况。在亚健康人群中，研究发现有酗酒行为的妇女健康相关生命质量（生理职能、情感职能、社会功能、躯体疼痛和精神健康等维度）下降，自感健康较差，更容易感到压抑。Volk RT 等的研究发现，酒精依赖的患者 SF-36 量表每个维度分数及心理健康总分均较低，提示酒精依赖与 HRQOL 下降，可能以焦虑共存作为中介。此外，很多研究采用 SF-36 量表评价肥胖患者的生命质量，作为体重管理和治疗的一个重要方面。SF-36 量表还被用来评价偏头痛患者的生命质量，评价疾病的社会经济影响。许传志等用 WHOQOL-100 量表对云南少数民族居民生命质量的影响因素进行了分析，其中影响纳西族居民生命质量的因素中患关节炎、酗酒行为、经常熬夜、残疾、高龄等 5 个因素会降低生命质量。

生命质量不仅已被作为一个健康与生活水平的综合指标,而且已经或正在成为医学或社会发展的目标。因此对生命质量影响因素的探讨有利于找出防治重点,从而促进整体健康水平的提高。

(二) 疾病负担的评价

鉴于肿瘤和慢性病病程长、较难治愈,很难用延长生存时间、提高治愈率来评价治疗效果,因此,肿瘤与慢性病患者的生命质量评价成为医学领域 HRQOL 研究的主流。

波士顿健康研究机构的 MOS 调查组公布了生理和(或)精神疾病严重程度不等的患者组的 SF-36 量表维度分数。病情较轻的慢性病患者(包括无合并症的高血压)归入"轻病组";严重患者,如充血性心力衰竭、慢性阻塞性肺疾病和(或)进展性糖尿病患者归入"重病组";精神障碍(如抑郁症)患者归入"精神障碍组"。"重病组"与"轻病组"相比,描述生理健康维度(包括生理功能、生理职能、躯体疼痛和总体健康)的得分低,而心理健康维度的差别则小得多。"轻病组"与"精神障碍组"相比,精神健康、情感职能、社会功能和活力等维度的差别较大,这些维度对心理健康方面的差别敏感。"重病组"合并"精神障碍组",8个维度得分均低于"轻病组"。

(三) 卫生服务效果评价

传统的健康状况指标(如死亡率和期望寿命等)曾是评价卫生服务效果的主要指标。近年来,除了传统意义上的医学终点事件外,不同疗法或干预措施对于患者功能和良好适应的影响正在越来越多地得到评价。美国国立健康研究所利用 SF-36 量表进行乳腺癌干预试验和前列腺癌干预试验,以更好地理解癌症预防的效益与治疗副作用。每一项试验均跟踪观察 5~7 年,调查人数达 1.5 万~2.0 万人,从 100~300 个医疗点中抽样,得到了极其丰富的第一手资料。Phillips 等评价心脏病的负担和心脏瓣膜移植术的效益,分别在术前、术后 1 个月、术后 6 个月调查 100 名患者。术前患者 8 个维度分数均低于正常值,其中生理功能、生理职能、活力、社会功能和情感职能维度的得分尤其低;术后 1 个月,总体健康维度得分与正常值一致,其余 7 个维度仍低于正常值;术后 6 个月,除了生理职能和情感职能维度外,患者其余维度得分均等于或高于正常值。Katz 调查了 54 名患者在全髋关节成形术前后的健康状况,术后健康状况各项指标得分均高于术前。Bravata DM 等系统评价了肝移植患者的健康相关生命质量,总体上患者移植后生命质量有所改善,KPS 量表得分提高 32%,SIP 量表得分提高 11%,NHP 量表领域得分提高 20%~50%;躯体健康、性功能、日常活动、社会功能和总体评价方面改善比较明显,而对心理健康的改善则不明显。

(四) 卫生服务方案的选择

长期以来,有关药物或治疗方法的选择都以医生的专业知识和经验判断为基础。HRQOL 评价可帮助医生判断具体治疗方案或预防、康复措施的实施与否,会对患者今后的生活产生很大的影响。通过测定与评价患者在不同疗法或措施中的生命质量,可以为治疗和预防、康复措施的比较与选择提供新的参考依据。

例如,为了预防高血压患者心、脑、肾等器官并发症的发生,对患者进行药物治疗是必需的。Bullpitt CJ 等观察了 477 例高血压患者采用不同抗高血压药治疗后的副作用。通过应用自评量表,了解到各种抗高血压药(甲基多巴、普萘洛尔、胍乙啶、利血平以及利尿药)对患者体力和脑力方面的影响,了解到同性能的药物具有不同的副作用(如记忆能力减退、思维能力降低、情绪压抑、性功能失调、体力渐衰、睡眠失调和工作能力降低),从而帮助临床医生选用适宜药物。Pozzilli C 等研究多发性硬化症家庭保健的成效。将 201 名多发性硬化症患者随机分成家庭保健组(133 例)和常规医院治疗组(68 例),分别评价研究起点和 1 年后的生理、心理损害和健康相关生命质量。两组患者在功能状态方面没有差异,但家庭保健组在 SF-36 量表总体健康感觉、躯体疼痛、情绪原因造成的角色障碍、社会功能上的维

第六章 生命质量评价

度得分显著优于常规医院治疗组。此外，家庭保健组还减少了人员开支，其费用比医院治疗组节省822欧元/人年。

（五）卫生资源配置与利用的决策

卫生决策的重要任务是选择重点投入目标。要做到合理、优化地分配卫生资源，就需要确定什么地方需要卫生资源，哪一项投入产生的效益最好。成本效果分析（cost effectiveness analysis，CEA）是配置卫生资源的基本依据。传统成本效果分析的效果指标（如生存年数、死亡率、患病率等）往往比较单一、局限，不能综合反映卫生服务对人群健康的影响。生命质量评价为完善成本效益分析提供了有效的途径。近年来，许多研究采用生命质量效用值和质量调整生存年等作为效果指标，将成本效果分析又推进了一步，称之为成本效用分析（cost utility analysis，CUA）。对卫生部门来说，最大的效益就是给人群带来更多的生存年数和更好的生存质量。

1. **质量调整生存年** 在传统寿命计算方法中，有一个不合理的地方，就是把健康人的生存时间和患者的生存时间等同看待。长期失能或卧床的患者，其生命质量是不完善的，应该从他的生存时间中扣除不完善部分，由此获得健康生存时间。生命质量评价提供了衡量生存时间质量的方法，如质量调整生存年（quality-adjusted life years，QALY）的计算综合反映了个体或人群生命质量和生存数量。计算质量调整生存年，通常用生命质量得分充当一种权重值，计算公式如下：

$$E = \sum W_k \times Y_k$$

其中，E 为质量调整生存年；W_k 为处于 k 状态的生命质量权重值，Y_k 为处于 k 状态的年数。

2. **效果评价** 干预的效果评价，通过对接受某种治疗和未接受该治疗的患者进行配对研究（如比较临终关怀疗效来决策护理医院建设），便可比较相同生存时间内生命质量的差异，其差值便是治疗带来的效果。

3. **成本-效用评价** 效果评价不足以构成决策的依据，决策还需考虑单位成本所带来的效益。目前西方医学界用每拯救一个质量调整生存年所需要的费用（成本）作为成本/效用指标（即COST/QALY）。相同成本产生最大的QALYs或同一QALY对应的最小成本就是医疗卫生决策的原则。

（六）健康影响因素与防治重点的选择

作为一个评价生活水平与健康状况的综合指标，生命质量正在成为医学或社会发展的目标。对生命质量影响因素的探讨有利于找出防治重点，从而促进整体健康水平的提高。如Cole等用参数模型分析了影响乳腺癌术后生命质量与生存时间的因素，发现与术后的辅助疗法、年龄和肿瘤大小等因素有关。终末期肾病患者的生命质量与血红蛋白浓度呈强相关，与社会经济地位、教育水平呈中度相关，与年龄、糖尿病史、并发症、女性和失业呈负相关；在非透析患者中，生命质量随着肾小球滤过率的下降而恶化。据此认为，生命质量是终末期肾病患者的预后指标，早期、有效的贫血治疗在透析前后对维持生命质量都是最重要的。

三、生命质量评价的实用案例

（一）计算健康寿命年

例如，某养老院全体老人的平均寿命是71.6岁，其中，健康生活了65.2岁，非卧床活动受限生活了4.5年（生命质量权重值为0.59），卧床功能丧失又生活了1.9年（生命质量权重值为0.34）。计算质量调整生存年为68.5年，即该养老院老人因功能丧失使人均健康寿命损失3.1年（表6-9）。

表 6-9 质量调整生存年计算表

状态	Y_k（年）	W_k	$W_k \times Y_k$（年）
健康	65.2	1.00	65.2
非卧床功能丧失	4.50	0.59	2.70
卧床功能丧失	1.90	0.34	0.60
总计	71.6	—	68.5

注：$E = \sum W_k \times Y_k = 65.2 + 2.7 + 0.6 = 68.5$（年），人均健康寿命损失为：$71.6 - 68.5 = 3.1$（年）

（二）卫生投入的效益评价

成本效益评价：每拯救一个健康寿命年或质量调整生存年（QALY）所需要的成本。相同成本产生最大的 QALY 或同一 QALY 对应的最小成本为医疗卫生决策的原则。

实例一：对冠心病三种预防措施的成本效益分析（表 6-10）

如冠心病的预防措施有戒烟、控制血压、控制血脂水平三种，比较每拯救一个质量调整生存年所需要的成本。结果显示，戒烟措施是预防冠心病的成本是最低的。

表 6-10 冠心病三种预防措施成本效益分析

措施	COST/QALY（美元）
戒烟	<180
控制血压	≤1700
控制血脂水平	≥1700

实例二：尿毒症治疗技术的成本效益分析（表 6-11）

如尿毒症的治疗技术有持续门诊腹膜透析、血液透析、肾移植三种，比较分析哪种治疗技术每拯救一个质量调整生存年所需要的成本。结果显示，肾移植技术不仅延长尿毒症患者生存时间，而且是这三种治疗技术中成本最低的。

表 6-11 尿毒症治疗技术的成本效益分析

治疗技术	QALY/人	COST/人年（美元）	COST（美元）	COST/QALY（美元）
持续门诊腹膜透析（4年）	3.4	12 886	45 676	13 433
血液透析（8年）	6.1	8569	55 354	9075[①]
肾移植（近10年）	7.4	10452	10452	1413[②]

注：①代表年治疗成本；②代表每例患者一次治疗成本和患者生命贴现效益

（三）临床治疗方法的选择

肢体肉瘤的治疗方法通常有两种：一是截肢；二是保守治疗并辅以大剂量放射治疗。传统的观点认为，能不截肢尽量不截肢。Sugarbaker PH 等对 26 名肢体肉瘤患者开展了生命质量评价，其中 9 名截肢，17 名采取保守治疗。比较发现两组患者总体生命质量没有差异，但在情绪行为、自我照顾和活动、性功能等方面差异具有统计学意义（表 6-12）。保守治疗对患者的情绪行为、自我照顾和活动、性功能的损害较截肢严重。由此 Sugarbaker PH 等得出这样的结论：从生命质量的观点出发，保守治疗并不优于截肢；从减少复发的愿望出发，更应考虑截肢。

表 6-12　肢体肉瘤患者截肢与保守治疗的生命质量比较

评价内容	截肢	保守治疗	P 值
情绪行为	3.60	11.2	<0.05
自我照顾和活动	2.45	24.5	<0.01
性功能	0.40	3.50	<0.01

注：低分表示生命质量较好

（鲁　彦）

附录1　36条目简明健康量表（SF-36量表）及其计分

第一部分　　SF-36量表

SF-36量表

说明：

下面的问题是要了解您对自身健康的观点。请回答所有问题，并在所选序号处打"√"。对于您没有把握回答的问题，尽量选出一个最好的答案。我们承诺绝不会泄露您的隐私，我们的调查仅用于医学研究，这将有助于医学的发展和进步，为更多患者带来福利。谢谢您的合作！

您的性别：①男　②女　年龄：

1. 总体来讲，您的健康状况是：

①非常好　②很好　③好　④一般　⑤差

2. 跟1年前比，您觉得自己的健康状况是：

①比1年前好多了　②比1年前好一些　③和1年前差不多　④比1年前差一些　⑤比1年前差多了

3. 健康和日常活动　以下这些问题都和日常活动有关。请您想一想，您的健康状况是否限制了这些活动？如果受限，程度如何（依轻重得分为：1、2、3分）？

(1) 重体力活动，如跑步、举重、参加剧烈运动等：

①限制很大　②有些限制　③毫无限制

(2) 适度的活动，如移动一张桌子、扫地、打太极拳、做简单体操等：

①限制很大　②有些限制　③毫无限制

(3) 手提日用品，如买菜、购物等：

①限制很大　②有些限制　③毫无限制

(4) 上几层楼梯：

①限制很大　②有些限制　③毫无限制

(5) 上一层楼梯：

①限制很大　②有些限制　③毫无限制

(6) 弯腰、屈膝、下蹲：

①限制很大　②有些限制　③毫无限制

(7) 步行1500米以上的路程：

①限制很大　②有些限制　③毫无限制

(8) 步行1000米的路程：

①限制很大　②有些限制　③毫无限制

(9) 步行100米的路程：

①限制很大　②有些限制　③毫无限制

(10) 自己洗澡或穿衣：

①限制很大　②有些限制　③毫无限制

4. 在过去4周内，您的工作和日常活动有无因为身体健康的原因而出现以下这些问题？

(1) 减少了工作或其他活动时间：

①是　②不是

(2) 本来想要做的事情只能完成一部分：

①是　②不是

(3) 想要做的工作或活动种类受到限制：

①是　②不是

(4) 完成工作或其他活动困难增多（如需要额外的努力）：

①是　②不是

5. 在过去4周内，您的工作和日常活动有无因为情绪的原因（如压抑或忧虑）而出现以下这些问题？

(1) 减少了工作或活动时间：

①是　②不是

(2) 本来想要做的事情只能完成一部分：

①是　②不是

(3) 做事情不如平时仔细：

①是　②不是

6. 在过去4周内，您的健康或情绪不好在多大程度上影响了您与家人、朋友、邻居或集体的正常社会交往？

①完全没有影响　②有一点影响　③中等影响　④影响很大　⑤影响非常大

7. 在过去4周内，您有身体疼痛吗？

①完全没有疼痛　②有一点疼痛　③中等疼痛　④严重疼痛　⑤疼痛很严重

8. 在过去4周内，您的身体疼痛影响了您的工作和家务吗？

①完全没有影响　②有一点影响　③中等影响　④影响很大　⑤影响非常大

您的感觉

9. 以下这些问题是关于过去1个月里您自己的感觉，对每一个问题所说的事情，您的情况是什么样的？

(1) 您觉得生活充实：

①所有的时间　②大部分时间　③比较多时间　④一部分时间　⑤小部分时间
⑥没有这种感觉

(2) 您是一个敏感的人：

①所有的时间　②大部分时间　③比较多时间　④一部分时间　⑤小部分时间
⑥没有这种感觉

(3) 您的情绪非常不好，什么事都不能使您高兴起来：

④所有的时间　②大部分时间　③比较多时间　④一部分时间　⑤小部分时间
⑥没有这种感觉

(4) 您的心里很平静：

①所有的时间　②大部分时间　③比较多时间　④一部分时间　⑤小部分时间
⑥没有这种感觉

(5) 您做事精力充沛：

①所有的时间　②大部分时间　③比较多时间　④一部分时间　⑤小部分时间
⑥没有这种感觉

(6) 您的情绪低落：
①所有的时间　②大部分时间　③比较多时间　④一部分时间　⑤小部分时间
⑥没有这种感觉

(7) 您觉得精疲力尽：
①所有的时间　②大部分时间　③比较多时间　④一部分时间　⑤小部分时间
⑥没有这种感觉

(8) 您是个快乐的人：
①所有的时间　②大部分时间　③比较多时间　④一部分时间　⑤小部分时间
⑥没有这种感觉

(9) 您感觉厌烦：
①所有的时间　②大部分时间　③比较多时间　④一部分时间　⑤小部分时间
⑥没有这种感觉

10. 不健康影响了您的社会活动（如走亲访友）：
①所有的时间　②大部分时间　③比较多时间　④一部分时间　⑤小部分时间
⑥没有这种感觉

11. 关于总体健康情况，请看下列每一个问题，哪一种答案最符合您的情况？

(1) 我好像比别人容易患病：
①绝对正确　②大部分正确　③不能肯定　④大部分错误　⑤绝对错误

(2) 我跟周围人一样健康：
①绝对正确　②大部分正确　③不能肯定　④大部分错误　⑤绝对错误

(3) 我认为我的健康状况在变差：
①绝对正确　②大部分正确　③不能肯定　④大部分错误　⑤绝对错误

(4) 我的健康状况非常好：
①绝对正确　②大部分正确　③不能肯定　④大部分错误　⑤绝对错误

再次感谢您的合作！祝您生活愉快！

题号	计分	题号	计分	题号	计分	题号	计分
1		3—8		5—3		9—6	
2		3—9		6		9—7	
3—1		3—10		7		9—8	
3—2		4—1		8		9—9	
3—3		4—2		9—1		10	
3—4		4—3		9—2		11—1	
3—5		4—4		9—3		11—2	
3—6		5—1		9—4		11—3	
3—7		5—2		9—5		11—4	
合计得分							

第二部分　SF-36 量表计分

1. 基本步骤

（1）量表条目编码。

（2）量表条目计分。

（3）量表健康状况各个方面计分及得分换算。得分换算的基本公式为：

$$换算得分 = \frac{实际得分 - 该方面可能的最低得分}{该方面可能的最高得分与最低得分之差} \times 100$$

2. 缺失值的处理　有时被调查者没有完全回答量表中所有的问题条目，我们把没有答案的问题条目视为缺失。我们建议在健康状况的各个方面所包含的多个问题条目中，如果被调查者回答了至少一半的问题条目，就应该计算该方面的得分。缺失条目的得分用其所属方面的平均分代替。

3. 健康状况各方面得分及换算

3.1 生理功能（PF：physical functioning）

问题条目：3
（1）重体力活动（如跑步、举重物、剧烈运动等）。 （2）适度活动（如移桌子、扫地、做操等）。 （3）手提日用品（如买菜、购物等）。 （4）上几层楼梯。 （5）上一层楼梯。 （6）弯腰、屈膝、下蹲。 （7）步行1500米左右的路程。 （8）步行800米左右的路程。 （9）步行约100米的路程。 （10）自己洗澡、穿衣。

条目编码及计分		
答案	条目编码	条目计分
有很多限制	1	1
有一点限制	2	2
根本没限制	3	3
方面计分及换算：将各个条目得分相加为实际得分，再按下式算出最终得分 PF。PF 得分越高，健康状况越好。 $$PF = \frac{实际得分 - 10}{20} \times 100$$		

3.2 生理职能（RP：role-physical）

问题条目：4
（1）减少了工作或其他活动的时间。 （2）本来想要做的事情只能完成一部分。 （3）想要做的工作或活动的种类受到限制。 （4）完成工作或其他活动有困难（如需要额外的努力）。

条目编码及计分		
答案	条目编码	条目计分
有	1	1
没有	2	2
方面计分及换算：将各个条目得分相加为实际得分，再按下式算出最终得分 RP。RP 得分越高，健康状况越好。 $$RP = \frac{实际得分 - 4}{4} \times 100$$		

3.3 躯体疼痛（BP：bodily pain）

问题条目：7，8

7. 在<u>过去 4 周内</u>，您有身体上的疼痛吗？
8. 在<u>过去 4 周内</u>，身体上的疼痛影响您的正常工作吗（包括上班工作和家务劳动）？

条目 7 的编码及计分

答案	条目编码	条目计分
根本没有疼痛	1	6.0
有很轻微的疼痛	2	5.4
有轻微疼痛	3	4.2
有中度疼痛	4	3.1
有严重疼痛	5	2.2
有很严重的疼痛	6	1.0

条目 8 的编码及计分——如果对条目 7 和 8 均做了回答

答案	如果条目 8 的编码为	且条目 7 的编码为	那么条目 8 的计分为
根本没有影响	1	2 至 6	6
根本没有影响	1	1 至 6	5
有一点影响	2	1 至 6	4
有中度影响	3	1 至 6	3
有较大影响	4	1 至 6	2
有极大影响	5	1 至 6	1

条目 8 的编码及计分——如果对条目 7 没有回答

答案	条目编码	条目计分
根本没有影响	1	6.0
有一点影响	2	4.75
有中度影响	3	3.5
有较大影响	4	2.25
有极大影响	5	1.0

方面计分及换算：将各个条目得分相加为实际得分，再按下式算出最终得分 BP。BP 得分越高，健康状况越好。

$$BP = \frac{实际得分 - 2}{10} \times 100$$

3.4 总体健康（GH：general health）

问题条目：1，10

1. 总体来讲，您的健康状况是：
10.1 我好像比别人容易患病。
10.2 我跟我认识的人一样健康。
10.3 我认为我的健康状况在变差。
10.4 我的健康状况非常好。

条目 1 和 10.1～10.4 的编码及计分

续表

问题条目 1	答案	条目编码	条目计分
	非常好	1	5.0
	很好	2	4.4
	好	3	3.4
	一般	4	2.0
	差	5	1.0
问题条目 10.1，10.3	答案	条目编码	条目计分
	绝对正确	1	1
	大部分正确	2	2
	不能肯定	3	3
	大部分错误	4	4
	绝对错误	5	5
问题条目 10.2，10.4	答案	条目编码	条目计分
	绝对正确	1	5
	大部分正确	2	4
	不能肯定	3	3
	大部分错误	4	2
	绝对错误	5	1

方面计分及换算：将各个条目得分相加为实际得分，再按下式算出最终得分 GH。GH 得分越高，健康状况越好。

$$GH = \frac{实际得分 - 5}{20} \times 100$$

3.5 活力（VT：vitality）

问题条目：9.1，9.5，9.7，9.9
9.1 您觉得生活充实吗？
9.5 您精力充沛吗？
9.7 您觉得精疲力尽吗？
9.9 您感觉疲劳吗？

条目的编码及计分

问题条目 9.1，9.5	答案	条目编码	条目计分
	所有的时间	1	6
	大部分时间	2	5
	比较多时间	3	4
	一部分时间	4	3
	小部分时间	5	2
	没有此感觉	6	1
问题条目 9.7，9.9	答案	条目编码	条目计分
	所有的时间	1	1
	大部分时间	2	2

	比较多时间	3	3
	一部分时间	4	4
	小部分时间	5	5
	没有此感觉	6	6
方面计分及换算：将各个条目得分相加得实际得分，再按下式算出最终得分 VT。VT 得分越高，健康状况越好。			
$$VT = \frac{实际得分 - 4}{20} \times 100$$			

3.6 社会功能（SF：social functioning）

问题条目：6，9.10

6. 在<u>过去的 4 周内</u>，您的身体健康或情绪不好在多大程度上影响了您与家人、朋友、邻居或集体的正常社交活动？

9.10 您的健康限制了您的社交活动（如走亲访友）吗？

条目的编码及计分

问题条目 6	答案	条目编码	条目计分
	根本没有影响	1	6
	很少有影响	2	5
	有中度影响	3	4
	有较大影响	4	3
	有极大影响	5	2
问题条目 9.10	**答案**	**条目编码**	**条目计分**
	所有的时间	1	1
	大部分时间	2	2
	比较多时间	3	3
	一部分时间	3	3
	小部分时间	4	4
	没有此感觉	5	5
方面计分及换算：将各个条目得分相加为实际得分，再按下式算出最终得分 SF。SF 得分越高，健康状况越好。			
$$SF = \frac{实际得分 - 2}{8} \times 100$$			

3.7 情感职能（RE：tole-emotional）

问题条目：5

(1) 减少了工作或其他活动的时间。

(2) 本来想要做的事情<u>只能完成一部分</u>。

(3) 做工作或其他活动不如平时仔细。

条目的编码及计分

答案	条目编码	条目计分
有	1	1
没有	2	2
方面计分及换算：将各个条目得分相加为实际得分，再按下式算出最终得分 RE。RE 得分越高，健康状况越好。		
$$RE = \frac{实际得分 - 3}{3} \times 100$$		

3.8 精神健康（MH：mental health）

问题条目：9.2，9.3，9.4，9.6，9.8
9.2 您是一个精神紧张的人吗？
9.3 您感到垂头丧气，什么事都不能使您振作起来吗？
9.4 您觉得平静吗？
9.6 您的情绪低落吗？
9.8 您是一个快乐的人吗？

条目的编码及计分

问题条目 9.2, 9.3, 9.6	答案	条目编码	条目计分
	所有的时间	1	1
	大部分时间	2	2
	比较多时间	3	3
	一部分时间	4	4
	小部分时间	5	5
	没有此感觉	6	6

问题条目 9.4, 9.8	答案	条目编码	条目计分
	所有的时间	1	6
	大部分时间	2	5
	比较多时间	3	4
	一部分时间	3	3
	小部分时间	4	2
	没有此感觉	5	1

方面计分及换算：将各个条目得分相加为实际得分，再按下式算出最终得分 MH。MH 得分越高，健康状况越好。

$$MH = \frac{实际得分 - 5}{25} \times 100$$

3.9 健康变化（HT：reported health transition）

问题条目：2
2. 跟 1 年前相比，您觉得您现在的健康状况是：

条目的编码及计分

答案	条目编码
比 1 年前好多了	1
比 1 年前好一些	2
和 1 年前差不多	3
比 1 年前差一些	4
比 1 年前差多了	5

附录2　世界卫生组织生命质量评价量表（WHOQOL-100量表）及其计分

第一部分　WHOQOL-100量表

WHOQOL-100量表

填表说明：

　　这份问卷是要了解您对自己的生命质量、健康情况以及日常活动的感觉如何，请您一定回答所有问题。如果某个问题您不能肯定如何回答，就选择最接近您自己真实感觉的那个答案。

　　所有问题都请您按照自己的标准、愿望或者自己的感觉来回答。注意所有问题都只是您最近2周内的情况。

　　例如：您对自己的健康状况担心吗？

　　根本不担心①　很少担心②　担心（一般）③　比较担心④　极担心⑤

　　请您根据您对健康状况担心的程度在最合适的数字处打"√"，如果您比较担心您的健康状况，就在比较担心"④"处打"√"。如果根本不担心自己的健康，就在根本不担心"①"处打"√"。

　　谢谢您的合作！

　　下列问题是关于前2周内的某些事情，如快乐或满足之类积极的感觉。如果您极大程度上经历过这些事情，就在对应于"极"的数字"⑤"处打"√"；如果您根本没有经历过这些，就在对应于"根本不"或"根本没有"的数字"①"处打"√"；如果您的答案介于"根本不"或"根本无"与"极"之间，就在数字"②""③""④"中挑选一个最合适您的情况打"√"。

　　问题均涉及前2周。

□作登记用
（您不用填）

F1.2 您对自己的疼痛或不舒服担心吗？
根本不担心①　很少担心②　担心（一般）③　比较担心④　极担心⑤　　□

F1.3 您在应对疼痛或不舒服时有困难吗？
根本没有困难①　很少有困难②　有困难（一般）③　比较困难④　极困难⑤　　□

F1.4 您觉得疼痛妨碍您去做自己需要做的事情吗？
根本不妨碍①　很少妨碍②　有妨碍③　比较妨碍④　极妨碍⑤　　□

F2.2 您容易累吗？
根本不容易累①　很少容易累②　容易累③　比较容易累④　极容易累⑤　　□

F2.4 疲乏使您烦恼吗？
根本不烦恼①　很少烦恼②　烦恼③　比较烦恼④　极烦恼⑤　　□

F3.2 您睡眠有困难吗？
根本没有困难①　很少有困难②　有困难（一般）③　比较困难④　极困难⑤　　□

F3.4 您担心睡眠问题是吗？
根本不担心①　很少担心②　担心（一般）③　比较担心④　极担心⑤　　□

F4.1 您觉得生活有乐趣吗？
根本没有乐趣①　很少有乐趣②　有乐趣（一般）③　比较有乐趣④　极有乐趣⑤　　□

F4.3 您觉得未来会好吗？

根本不会好①　很少会好②　会好（一般）③　会比较好④　会极好⑤ □

F4.4 您在生活中有好的体验吗？

根本没有①　很少有②　有（一般）③　比较多④　极多⑤ □

F5.3 您能集中注意力吗？

根本不能①　很少能②　能（一般）③　比较④　极能⑤ □

F6.1 您怎样评价自己？

根本没有价值①　很少有价值②　有价值（一般）③　比较有价值④　极有价值⑤ □

F6.2 您对自己有信心吗？

根本没有信心①　很少有信心②　有信心（一般）③　比较有信心④　极有信心⑤ □

F7.2 您的外貌使您感到压抑吗？

根本没有压抑①　很少有压抑②　有压抑（一般）③　比较压抑④　极压抑⑤ □

F7.3 您外貌上有无使您感到不自在的部分？

根本没有①　很少有②　有（一般）③　比较多④　极多⑤ □

F8.2 您感到忧虑吗？

根本没有忧虑①　很少有忧虑②　有忧虑（一般）③　比较忧虑④　极忧虑⑤ □

F8.3 悲伤或忧郁等感觉对您每天的活动有妨碍吗？

根本没有妨碍①　很少有妨碍②　有妨碍（一般）③　比较妨碍④　极妨碍⑤ □

F8.4 忧郁的感觉使你烦恼吗？

根本不烦恼①　很少烦恼②　有烦恼（一般）③　比较烦恼④　极烦恼⑤ □

F10.2 您从事日常活动时有困难吗？

根本没有困难①　很少有困难②　有困难（一般）③　比较困难④　极困难⑤ □

F10.4 日常活动受限制使您烦恼吗？

根本不烦恼①　很少烦恼②　有烦恼（一般）③　比较烦恼④　极烦恼⑤ □

F11.2 您需要依靠药物的帮助进行日常生活吗？

根本不需要①　很少需要②　有需要（一般）③　比较需要④　极需要⑤ □

F11.3 您需要依靠医疗的帮助进行日常生活吗？

根本不需要①　很少需要②　有需要（一般）③　比较需要④　极需要⑤ □

F11.4 您的生命质量依赖于药物或医疗辅助吗？

根本不依赖①　很少依赖②　依赖（一般）③　比较依赖④　极依赖⑤ □

F13.1 生活中，您觉得孤独吗？

根本不孤独①　很少孤独②　孤独（一般）③　比较孤独④　极孤独⑤ □

F15.2 您在性方面的需求得到满足吗？

根本不满足①　很少满足②　满足（一般）③　比较满足④　极满足⑤ □

F15.4 你有性生活困难的烦恼吗？

根本没有烦恼①　很少有烦恼②　有烦恼（一般）③　比较烦恼④　极烦恼⑤ □

F16.1 日常生活中您感觉安全吗？

根本不安全①　有安全②　安全（一般）③　比较安全④　极安全⑤ □

F16.2 您觉得自己居住在一个安全和有保障的环境中吗？

根本没有安全保障①　很少有安全保障②　有安全保障（一般）③　比较有安全保障④　极有安全保障⑤ □

F16.3 您担心自己的安全和保障吗？

根本不担心①　很少担心②　担心（一般）③　比较担心④　极担心⑤ □

F17.1 您住的地方舒适吗？

根本不舒适①　很少舒适②　舒适（一般）③　比较舒适④　极舒适⑤ □

F17.4 您喜欢自己住的地方吗？
根本不喜欢①　很少喜欢②　喜欢（一般）③　比较喜欢④　极喜欢⑤ □

F18.2 您有经济困难吗？
根本没有困难①　很少有困难②　有困难（一般）③　比较困难④　极困难⑤ □

F18.4 您为钱财担心吗？
根本不担心①　很少担心②　担心（一般）③　比较担心④　极担心⑤ □

F19.1 您容易得到好的医疗服务吗？
根本不容易得到①　很少容易得到②　容易得到（一般）③　比较容易得到④
极容易得到⑤ □

F21.3 您空闲时间享受到乐趣吗？
根本没有乐趣①　很少有乐趣②　有乐趣（一般）③　比较有乐趣④　极有乐趣⑤ □

F22.1 您的生活环境对健康好吗？
根本不好①　很少好②　好（一般）③　比较好④　极好⑤ □

F22.2 居住地的噪声使你担心吗？
根本不担心①　很少担心②　担心（一般）③　比较担心④　极担心⑤ □

F23.2 你有交通上的困难吗？
根本没有困难①　很少有困难②　有困难（一般）③　比较困难④　极困难⑤ □

F23.4 交通上的困难限制您的生活吗？
根本没有限制①　很少有限制②　有限制（一般）③　比较限制④　极限制⑤ □

下列问题是关于过去 2 周内您做某些事情的能力是否完全，例如洗衣、穿衣、吃饭等动作的完成能力。如果您完全能够做到这些事情，则在"完全"对应的数字"⑤"处打"√"，如果您根本不能做到这些事情，就在与"根本不"对应的数字"1"处打"√"，如果您认为是介于"完全"和"根本不"之间，就在数字"②"，"③"或"④"处打"√"。问题均涉及前 2 周。

F2.1 您有充沛的精力去应付日常生活吗？
根本没有精力①　很少有精力②　有精力（一般）③　多数有精力④　完全有精力⑤ □

F7.1 您认为自己的外形过得去吗？
根本过不去①　很少过不去②　过得去（一般）③　多数过得去④　完全过得去⑤ □

F10.1 您能做自己日常生活的事情吗？
根本不能①　很少能②　能（一般）③　多数能④　完全能⑤ □

F11.1 您依赖药物吗？
根本不依赖①　很少依赖②　依赖（一般）③　多数依赖④　完全依赖⑤ □

F14.1 您能从他人那里得到您所需要的支持吗？
根本不能①　很少能②　能（一般）③　多数能④　完全能⑤ □

F14.2 当需要时您的朋友能依靠吗？
根本不能依靠①　很少能依靠②　能依靠（一般）③　多数能依靠④　完全能依靠⑤ □

F17.2 您住所的条件符合您的需要吗？
根本不符合①　很少符合②　符合（一般）③　多数符合④　完全符合⑤ □

F18.1 您的钱够用吗？
根本不够用①　很少够用②　够用（一般）③　多数够用④　完全够用⑤ □

F20.1 在日常生活中您需要的信息都齐备吗？
根本不齐备①　很少齐备②　齐备（一般）③　多数齐备④　完全齐备⑤ □

F20.2 您有机会得到自己所需要的信息吗？
根本没有机会①　很少有机会②　有机会（一般）③　多数有机会④　完全有机会⑤　□

F21.1 您有机会进行休闲活动吗？
根本没有机会①　很少有机会②　有机会（一般）③　多数有机会④　完全有机会⑤　□

F21.2 您能自我放松和自找乐趣吗？
根本不能①　很少能②　能（一般）③　多数能④　完全能⑤　□

F23.1 您有充分的交通工具吗？
根本没有①　很少有②　有（一般）③　多数有④　完全有⑤　□

下列问题要求您对前2周生活的各个方面说说感觉是如何的，如"满意""高兴"或"好"，例如关于您的家庭生活或您的精力。想一想您生活的各个方面是满意还是不满意，在最符合您的感觉的数字处打"√"问题均涉及前2周。

G2. 您对自己的生命质量满意吗？
很不满意①　不满意②　既非满意也非不满意③　满意④　很满意⑤　□

G3. 总的来讲，您对自己的生活满意吗？
很不满意①　不满意②　既非满意也非不满意③　满意④　很满意⑤　□

G4. 您对自己的健康状况满意吗？
很不满意①　不满意②　既非满意也非不满意③　满意④　很满意⑤　□

F2.3 您对自己的精力满意吗？
很不满意①　不满意②　既非满意也非不满意③　满意④　很满意⑤　□

F3.3 您对自己的睡眠情况满意吗？
很不满意①　不满意②　既非满意也非不满意③　满意④　很满意⑤　□

F5.2 您对自己学习新事物的能力满意吗？
很不满意①　不满意②　既非满意也非不满意③　满意④　很满意⑤　□

F5.4 您对自己作决定的能力满意吗？
很不满意①　不满意②　既非满意也非不满意③　满意④　很满意⑤　□

F6.3 您对自己满意吗？
很不满意①　不满意②　既非满意也非不满意③　满意④　很满意⑤　□

F6.4 您对自己的能力满意吗？
很不满意①　不满意②　既非满意也非不满意③　满意④　很满意⑤　□

F7.4 您对自己的外形满意吗？
很不满意①　不满意②　既非满意也非不满意③　满意④　很满意⑤　□

F10.3 您对自己做日常生活的能力满意吗？
很不满意①　不满意②　既非满意也非不满意③　满意④　很满意⑤　□

F13.3 您对自己的人际关系满意吗？
很不满意①　不满意②　既非满意也非不满意③　满意④　很满意⑤　□

F15.3 您对自己的性生活满意吗？
很不满意①　不满意②　既非满意也非不满意③　满意④　很满意⑤　□

F14.3 您对自己从家庭得到的支持满意吗？
很不满意①　不满意②　既非满意也非不满意③　满意④　很满意⑤　□

F14.4 您对自己从朋友那里得到的支持满意吗？
很不满意①　不满意②　既非满意也非不满意③　满意④　很满意⑤　□

F13.4 您对自己供养或支持他人的能力满意吗？
很不满意①　不满意②　既非满意也非不满意③　满意④　很满意⑤　□

F16.4 您对自己的人身安全和保障满意吗?
很不满意①　不满意②　既非满意也非不满意③　满意④　很满意⑤

F17.3 您对自己居住地的条件满意吗?
很不满意①　不满意②　既非满意也非不满意③　满意④　很满意⑤

F18.3 您对自己的经济状况满意吗?
很不满意①　不满意②　既非满意也非不满意③　满意④　很满意⑤

F19.3 您对得到卫生保健服务的方便程度满意吗?
很不满意①　不满意②　既非满意也非不满意③　满意④　很满意⑤

F19.4 您对社会福利满意吗?
很不满意①　不满意②　既非满意也非不满意③　满意④　很满意⑤

F20.3 您对自己学习新技能的机会满意吗?
很不满意①　不满意②　既非满意也非不满意③　满意④　很满意⑤

F20.4 您对自己获得新信息的机会满意吗?
很不满意①　不满意②　既非满意也非不满意③　满意④　很满意⑤

F21.4 您对自己使用空闲时间的方式满意吗?
很不满意①　不满意②　既非满意也非不满意③　满意④　很满意⑤

F22.3 您对周围的自然环境(如污染、气候、噪声、景色)满意吗?
很不满意①　不满意②　既非满意也非不满意③　满意④　很满意⑤

F22.4 您对自己居住地的气候满意吗?
很不满意①　不满意②　既非满意也非不满意③　满意④　很满意⑤

F23.3 您对自己的交通情况满意吗?
很不满意①　不满意②　既非满意也非不满意③　满意④　很满意⑤

F13.2 你与家人的关系满意吗?
很不满意①　不满意②　既非满意也非不满意③　满意④　很满意⑤

G1. 您怎样评价您的生命质量?
很不满意①　不满意②　既非满意也非不满意③　满意④　很满意⑤

F15.1 您怎样评价您的性生活?
很差①　差②　不好也不差③　好④　很好⑤

F3.1 您睡眠好吗?
很差①　差②　不好也不差③　好④　很好⑤

F5.1 您怎样评价自己的记忆力?
很差①　差②　不好也不差③　好④　很好⑤

F19.2 您怎样评价自己可以得到的社会服务的质量?
很差①　差②　不好也不差③　好④　很好⑤

下列问题有关您感觉或经历某些事情的"频繁程度"。例如关于您亲友支持或觉得不安全之类的消极感受。如果您在前2周内根本没有这些感受,就在"没有"的数字处打"√";如果您经历过这些,想一想频繁的程度,在最接近您的情况的数字处打"√"。例如:如果您时时刻刻都有疼痛的感觉,就在"总是有"数字"⑤"处打"√",问题涉及前2周。

F1.1 您有疼痛吗?
没有疼痛①　偶尔有疼痛②　时有时无③　经常有疼痛④　总是有疼痛⑤

F4.2 您通常有满足感吗?
没有满足感①　偶尔有满足感②　时有时无③　经常有满足感④　总是有满足感⑤

F8.1 您有消极感受吗(如情绪低落、绝望、焦虑、忧郁)?

没有消极感受① 偶尔有消极感受② 时有时无③ 经常有消极感受④
总是有消极感受⑤ □

以下问题有关您的工作，这里所说的工作是指您所进行的主要活动，包括志愿性工作、全日制学习、家务、照顾孩子、有收入的工作和无收入的工作等。所以，这里所说的工作，是指占用您大部分时间和精力的活动。问题涉及前2周。

F12.1 您能工作吗？
根本不能① 很少能② 能（一般）③ 多数能④ 完全能⑤ □

F12.2 您觉得您能完成自己的职责吗？
根本不能① 很少能② 能（一般）③ 多数能④ 完全能⑤ □

F12.4 您对自己的工作能力满意吗？
很不满意① 不满意② 既非满意也非不满意③ 满意④ 很满意⑤ □

F12.3 您如何评价自己的工作能力？
很差① 差② 不好也不差③ 好④ 很好⑤ □

以下问题是关于您在前2周内"行动的能力"如何。这里行动能力是指当您想做事情或需要做事情的时候移动身体的能力。

F9.1 您行动的能力如何？
很差① 差② 不好也不差③ 好④ 很好⑤ □

F9.3 行动困难使您烦恼吗？
根本不烦恼① 很少烦恼② 烦恼（一般）③ 比较烦恼④ 极烦恼⑤ □

F9.4 行动困难影响您的生活方式吗？
根本不影响① 很少影响② 影响（一般）③ 比较影响④ 极影响⑤ □

F9.2 您认为自己的行动能力如何？
很差① 差② 不好也不差③ 好④ 很好⑤ □

以下问题有关您个人的信仰，以及这些信仰如何影响您的生命质量。这些问题有关宗教、神灵和其他信仰。这些问题也涉及前2周。

F24.1 您的个人信仰增添您生活的意义吗？
根本没有增添① 很少有增添② 有增添（一般）③ 有较大增添④ 有极大增添⑤ □

F24.2 您觉得自己的生活有意义吗？
根本没有意义① 很少有意义② 有意义（一般）③ 比较有意义④ 极有意义⑤ □

F24.3 您的个人信仰给您力量去面对困难吗？
根本没有力量① 很少有力量② 有力量（一般）③ 有比较大力量④ 有极大的力量⑤
□

F24.4 您的个人信仰帮助您理解生活中的困难吗？
根本没有帮助① 很少有帮助② 有帮助（一般）③ 有较大帮助④ 有极大帮助⑤ □

此外，还有三个问题：

101. 家庭摩擦影响您的生活吗？
根本没有影响① 很少有影响② 有影响（一般）③ 有比较大影响④ 有极大影响⑤□

102. 您的食欲怎么样？
很差① 差② 不好也不差③ 好④ 很好⑤ □

103. 如果让您综合以上各方面（生理健康、心理健康、社会关系和周围环境等方面）给自己的生命质量打一个总分，您打多少分？（满分为100分）____分

第二部分　WHOQOL-100 量表计分

1. 计分方法　WHOQOL-100 量表的计分能够算出 6 个领域、24 个方面以及 1 个评价总体健康状况和生命质量的评分。6 个领域包括：生理领域（physical domail，PHD）、心理领域（psychological domail，PSD）、独立性领域（level of in dependence domail，LID）、社会关系（social relationship domail，SRD）、环境领域（environment domail，ED）和精神/宗教/个人信仰领域（spirituality/religion/personal belief domail，SRPD）。各个领域和方面的得分均为正向得分，即得分越高，生命质量越好。制订者并不推荐将量表所有条目得分相加计算总分。考察一般健康状况和生命质量的 4 个问题条目的得分相加，将总分作为评价生命质量的一个指标。量表所包含的领域及方面见附表 2。

附表 2　WHOQOL-100 各领域计分方法

领　域	条目数	得分范围	计分方法
PHD	12	0～60	F1+F2+F3
PSD	20	0～100	F4+F5+F6+F7+F8
LID	16	0～80	F9+F10+F11+F12
SRD	12	0～60	F13+F14+F15
ED	30	0～160	F16+F17+F18+F19+F20+F21+F22+F23
SRPD	4	0～20	F24
总量表	96	0～120	PHD/3+PSD/5+LID/4+SRD/3+ED/8+SRPD/1

注：Fx 为第 x 小方面的得分，总体健康状况小方面未参加总量表计分

1.1 方面计分：各个方面的得分是通过累加其下属的问题条目得到的，每个条目对计分的贡献相等。条目的计分根据其所属方面的正负方向而定，许多方面包含需要反向计分的问题条目。对于正向结构的方面，所有负向问题条目需反向计分。有 3 个反向结构的方面（疼痛与不适、消极情绪、药物依赖性）不包括正向结构的问题条目。各国附加的问题条目归于其所属的方面，且计分方向与该方面一致。

例：

不需要反向计分的方面：

积极感受（pfeel）=F4.1+F4.2+F4.3+F4.4

包含需反向计分条目的方面：

精力与疲倦（energy）=F2.1+(6−F2.2)+F2.3+(6−F2.4)

1.2 领域计分：每个方面对其领域得分的贡献相等，各国附加的方面归属于相应的领域，且按正向计分。

各个领域的得分通过计算其下属方面得分的平均数得到，计算公式如下，注意根据下面的计算程序，反向结构方面的得分需要反向换算。

生理领域=[(24−pain)+energy+sleep]/3

心理领域=[pfeel+think+esteem+body+(24−neg)]/5

独立性领域=[mobil+activ+(24−medic)+work]/4

社会关系领域=(relat+socil+sexx)/3

环境领域=(safety+home+finan+service+inform+leisur+envir+transp)/8

精神/宗教/个人信仰领域=spirit

1.3 得分转换：各个领域及方面的得分均可转换成百分制，即：转换后得分=(原来的得分−4)×(100/16)

2. 数据缺失问题　当一份问卷中有20%的数据缺失时，该份问卷便作废。如果一个领域中有一个问题条目缺失，则以该领域中另外条目的平均分代替该缺失条目的得分。如果一个领域中有多于两个（包括两个）条目缺失，那么就不再计算该领域的得分。对于生理、心理和社会关系领域，如果有一个方面的得分缺失，可以用其他方面得分的平均值代替。对于环境领域，可以允许有两个方面的缺失，此时用其他方面得分的平均值代替缺失值。

附录3　世界卫生组织生命质量评价表（WHOQOL-BREF量表）及其计分

第一部分　　WHOQOL-BREF量表

WHOQOL-BREF量表

填表说明：这份问卷是了解您对自己的生命质量、健康情况以及日常活动的感觉如何，请您一定回答所有问题。如果某个问题您不能肯定如何回答，就选择最接近您自己真实感觉的那个答案。所有问题都请您按照自己的标准、愿望，或者自己的感觉来回答。注意所有问题都只是您最近2周内的情况。

例如：您对自己的健康状况担心吗？

根本不担心①　很少担心②　担心（一般）③　比较担心④　极担心⑤

请您根据您对健康状况担心的程度在最适合的数字处打"√"，如果您比较担心您的健康状况，就在比较担心下"④"处打"√"，如果根本不担心自己的健康，就在根本不担心下"①"处打"√"。

谢谢您的合作！

1. （G1）您怎样评价您的生存质量？

很差①　差②　不好也不差③　好④　很好⑤

2. （G2）您对自己的健康满意吗？

很不满意①　不满意②　既非满意也非不满意③　满意④　很满意⑤

下面的问题是关于2周来您经历某些事情的感觉。

3. （F1.4）您觉得疼痛妨碍您去做自己的需要做的事情吗？

根本不妨碍①　很少妨碍②　有妨碍（一般）③　比较妨碍④　极妨碍⑤

4. （F11.3）您需要依靠医疗的帮助进行日常生活吗？

根本不需要①　很少需要②　需要（一般）③　比较需要④　极需要⑤

5. （F4.1）您觉得生活有乐趣吗？

根本没乐趣①　很少有乐趣②　有乐趣（一般）③　比较有乐趣④　极有乐趣⑤

6. （F24.2）您觉得自己的生活有意义吗？

根本没意义①　很少有意义②　有意义（一般）③　比较有意义④　极有意义⑤

7. （F5.3）您能集中注意力吗？

根本不能①　很少能②　能（一般）③　比较④　极能⑤

8. （F16.1）日常生活中您感觉安全吗？

根本不安全①　有安全②　安全（一般）③　比较安全④　极安全⑤

9. （F22.1）您的生活环境对健康好吗？

根本不好①　很少好②　好（一般）③　比较好④　极好⑤

下面的问题是关于2周来您做某些事情的能力。

10. （F2.1）您有充沛的精力去应付日常生活吗？

根本没精力① 很少有精力② 有精力（一般）③ 多数有精力④ 完全有精力⑤

11. （F7.1）您认为自己的外形过得去吗？
根本过不去① 很少过不去② 过不去（一般）③ 多数过不去④ 完全过不去⑤

12. （F18.1）您的钱够用吗？
根本不够用① 很少够用② 够用（一般） 多数够用④ 完全够用⑤

13. （F20.1）在日常生活中您需要的信息都齐备吗？
根本不齐备① 很少齐备② 齐备（一般）③ 多数齐备④ 完全齐备⑤

14. （F21.1）您有机会进行休闲活动吗？
根本没有机会① 很少② 有（一般）③ 多数有④ 完全有⑤

下面的问题是关于2周来您对自己日常生活各方面的满意程度。

15. （F9.1）您行动的能力如何？
很差① 差② 不好也不差③ 好④ 很好⑤

16. （F3.3）您对自己的睡眠情况满意吗？
很不满意① 不满意② 既非满意也非不满意③ 满意④ 很满意⑤

17. （F10.3）您对自己做日常生活事情的能力满意吗？
很不满意① 不满意② 既非满意也非不满意③ 满意④ 很满意⑤

18. （F12.4）您对自己的工作能力满意吗？
很不满意① 不满意② 既非满意也非不满意③ 满意④ 很满意⑤

19. （F6.3）您对自己满意吗？
很不满意① 不满意② 既非满意也非不满意③ 满意④ 很满意⑤

20. （F13.3）您对自己的人际关系满意吗？
很不满意① 不满意② 既非满意也非不满意③ 满意④ 很满意⑤

21. （F15.3）您对自己的性生活满意吗？
很不满意① 不满意② 既非满意也非不满意③ 满意④ 很满意⑤

22. （F14.4）您对自己从朋友那里得到的支持满意吗？
很不满意① 不满意② 既非满意也非不满意③ 满意④ 很满意⑤

23. （F17.3）您对自己居住地的条件满意吗？
很不满意① 不满意② 既非满意也非不满意③ 满意④ 很满意⑤

24. （F19.3）您对得到卫生保健服务的方便程度满意吗？
很不满意① 不满意② 既非满意也非不满意③ 满意④ 很满意⑤

25. （F23.3）您对自己的交通情况满意吗？
很不满意① 不满意② 既非满意也非不满意③ 满意④ 很满意⑤

下面的问题是关于2周来您经历某些事情的频繁程度。

26. （F8.1）您有消极感受吗（如情绪低落、绝望、焦虑、忧郁）？
根本没有消极感受① 偶尔有消极感受② 时有时无③ 经常有消极感受④ 总是有消极感受⑤

此外，还有三个问题：

101. 家庭摩擦影响您的生活吗？
根本不影响① 很少影响② 影响（一般）③ 有比较大影响④ 有极大影响⑤

102. 您的食欲怎么样？
很差① 差② 不好也不差③ 好④ 很好⑤

103. 如果让您综合以上各方面（生理健康、心理健康、社会关系和周围环境等方面）给自己的生命质量打一个总分，您打多少分（满分为100分）？____分。

您是在别人的帮助下填完这份调查表的吗？　　　　是　　　　否

您花了多长时间来填完这份调查表？　　　（　　　　）分钟

您对本问卷有何建议：

第二部分：WHOQOL-BREF 量表计分

1. 计分方法　WHOQOL-BREF 量表能够产生 4 个领域的得分。量表包括两个独立分析的问题条目：问题 1（G1）询问个体关于自身生命质量的总体主观感觉。领域得分按正向计（即得分越高，生命质量越好），领域得分通过计算其所属条目的平均分再乘以 4 得到，结果与 WHOQOL-100 的得分具有可比性。还可以采用附录 2 提出的公式将得分换为百分制。

2. 关于数据缺失　当一份问卷中有 20% 的数据缺失时，该份问卷便作废。如果一个领域中有不多于两个问题条目缺失，则以该领域中另外条目的平均分代替该缺失条目的得分。如果一个领域中有多于两个（包括两个）条目缺失，那么就不再计算该领域的得分（社会关系领域除外，该领域只允许不多于一个问题条目缺失）。

3. 注意　WHOQOL-BREF 量表评价与生命质量有关的各个领域的得分能够替代 WHOQOL-100 量表。它提供了一种方便、快捷的评价，但是它不能测定每个领域下各个方面的情况。因此，在选择量表时，综合考虑量表的长短和条目详细与否是最关键的。

（鲁　彦）

第七章 健康危险因素评价

第一节 概 述

健康危险因素与疾病的发生、发展及预后密切相关,控制健康危险因素是预防疾病及其危害发生的关键所在。研究健康危险因素暴露水平与疾病及死亡之间的关系,获取不同人群健康危险因素暴露程度以及危害程度等可靠的信息对于制定卫生政策和重点干预策略以及指导临床实践具有重要意义。

一、健康危险因素的概念

健康危险因素(health risk factors)是指机体内、外环境中存在的能使疾病或死亡发生可能性增加的因素,或者是能使健康不良后果发生概率增加的因素,包括环境、生物、心理、行为、经济、社会等因素,如不良的行为与生活方式、暴露于有害生产和生活环境、既往疾病史、血压过高、营养不良等。健康危险因素能使疾病或死亡发生的概率增加,但这二者之间不一定存在直接的因果关系。

二、健康危险因素的特点

健康危险因素本身的性质及其对健康的作用不尽相同,但是各种健康危险因素之间也有一些共同的特点。认识健康危险因素的这些特点,是开展健康危险因素评价的前提,也是预防慢性非传染性疾病的重要基础。

(一)潜伏期长

一般经过长期、反复的危险因素接触之后,人群才能发生疾病。危险因素暴露与疾病或死亡发生之间存在的时间间隔,通常受到环境、个体差异、危险因素水平等多种因素的影响,常常因人、因地而异。例如高盐、高脂、高热量饮食,缺乏锻炼等危险因素,需要长时间不断积累作用,最后才有可能导致冠心病;又如吸烟是肺癌的危险因素之一,吸烟史一般长达数十年或更长时间才会促使肺癌的发生。健康危险因素的潜伏期长,使疾病的危险因素不易确定,从而给疾病预防工作带来一定困难,但同时也为消除或减弱危险因素,阻断或降低其危害,提供了时间与机会。

(二)特异性弱

危险因素作用的特异性弱,主要是由于多种危险因素的广泛存在及其混杂作用所致。特异性弱可表现为一种危险因素对多种作用相联系,如长期紧张和心理压力是高血压、胃溃疡、恶性肿瘤等多种慢性疾病的危险因素;特异性弱也可表现为多种危险因素引起一种慢性病,如高脂、高盐、高热量饮食,吸烟,紧张,缺乏锻炼,长期大量饮酒,生活不规律和肥胖等都与冠心病的发生有关。由于危险因素对疾病作用的特异性弱,加之个体差异的存在,人们容易忽视其危险性,因此面向各类人群尤其是高危人群开展针对危险因素的健康促进非常有必要。

（三）联合作用强

当多种健康危险因素同时存在时，其多重叠加可明显地增强致病的危险性。一般而言，如果个体具有多个危险因素存在，即使每个危险因素水平轻度增加，也可能比仅有一个高水平危险因素的个体的发病概率要高。而一因多果、多因一果、多因多果、因果关系链和因果关系网络模型的提出，更是表明多种健康危险因素之间存在联合作用。如吸烟者同时接触石棉和其他有害金属粉尘，肺癌的发病率比单纯吸烟者增加几倍或十几倍；又如高血脂、高血压和吸烟等危险因素的联合作用可以使冠心病的发生概率增加数倍甚至数十倍。健康危险因素的这一特点，提示我们在临床、预防工作中，不能孤立地看待各危险因素，而应对各种健康危险因素综合进行干预。

（四）广泛存在

健康危险因素对人体的危害作用往往是不明显的、潜在的、渐进的和长期的，造成这一现象的主要原因就是健康危险因素在人们的日常生活和工作环境之中广泛存在，各种危险因素相互伴随、紧密交织。这也导致人们发现、识别、分析和评价危险因素的难度增大，尤其是当不利于健康的行为成为人们的生活习惯时，对这些危险因素的干预将会非常困难。因此，必须进行深入、持久、灵活、有效的健康教育和健康促进活动，才能使人们充分认识到各种危险因素的危害，并自觉地加以避免和清除，最终达到增进健康的目的。

三、健康危险因素的分类

健康危险因素种类众多，分类方法也可以有多种形式，有直接、间接健康危险因素之分，也有群体和个体健康危险因素之分等。根据生物—心理—社会医学模式加以分类，主要可分为以下四类：

（一）环境危险因素

环境是人类社会赖以生存的重要条件，主要包括自然环境和社会环境。大量人为的危险因素进入人们的生存环境，使各种环境危险因素对人们的健康造成了严重的影响。

1. 自然环境危险因素

（1）生物性危险因素：传染病、寄生虫病和自然疫源性疾病的直接病原体（如细菌、病毒、寄生虫、生物毒物等）是自然环境中影响健康的主要生物性危险因素。近年来，出现了SARS冠状病毒、中东呼吸系统综合征（Middle East respiratory syndrome，MERS）冠状病毒等新型病毒，成为危害人类健康又一生物性危险因素。

（2）物理、化学性危险因素：物理、化学因素污染是社会工业化、现代化所引起的次生环境危险因素，对人类健康的影响日益严重。其中，电离辐射、电磁辐射、振动、噪声等是自然环境中的主要物理性因素，如手提或平板电脑即使只有微量的电磁辐射，长时间、高频率使用也会对健康造成威胁。交通工具排放的尾气、各种农药、粉尘、生产性毒物等则是化学性危险因素。由二氧化硫、氮氧化物和可吸入颗粒物等主要成分组成的雾霾，是近年来越来越受到人们重视的一种化学性危险因素。

2. 社会环境危险因素　随着人类发展进程的不断加快，经济状况、收入水平、居住条件、营养状况、就业条件以及离婚、丧偶、家庭不和睦等社会环境因素对人类健康的影响越来越大，国家间、地区间、群体间的健康差距呈现加大趋势。如贫困导致受教育机会减少，使个体发展能力减弱，进一步导致社会地位低下，造成就业困难、生存压力、社会隔离及精神压抑。这些健康危险因素相互叠加、互为因果，最终形成贫困影响健康，不健康又导致更贫困的恶性循环。

（二）心理、行为危险因素

1. 心理因素　心理因素主要是通过情绪的变化影响个体神经系统、内分泌系统和免疫系统的平衡与稳定，进而导致人体健康受损、疾病发生。研究发现，心血管疾病的重要危险因素之一就是长期抑郁或焦虑。此外，很多社会因素对健康的作用是通过对心理过程的影响所致，现代社会竞争激烈、职业压力加大、生活紧张等因素所导致的心理疾病不断增加，这些心理因素可通过影响人的行为和生活方式而危害健康。

2. 行为危险因素　自身不良的生活、行为方式而造成的健康危险因素是可以避免的，也可通过干预予以去除，此类健康危险因素称为行为危险因素，又称自创性危险因素。随着疾病谱的改变，与不良行为、生活方式密切相关的慢性病越来越成为人类健康的主要威胁。2014年《2013中国卫生和计划生育统计提要》的统计数据显示，我国2013年城市和农村居民前三位死因都是恶性肿瘤、脑血管疾病、心脏病等慢性非传染性疾病，而这些慢性非传染性疾病的发生、发展与人类的行为、生活方式密切相关。世界卫生组织（WHO）在《2002年世界卫生报告》中将体重过轻、不安全性行为、高血压、吸烟、过量饮酒、不洁饮水及不安全卫生设施和习惯、铁缺乏、室内烟尘污染、胆固醇过高、肥胖列为影响全球的十大健康危险因素。其中，行为危险因素所占比例将近一半，因此，对行为危险因素的研究与监测尤其有必要加强，并需要有针对性地制订优先干预策略，消灭行为危险因素，以增进人体健康。

（三）生物遗传危险因素

在人类社会长期发展过程中，人们逐渐认识到遗传因素和环境因素的共同作用与传染病及慢性病的发生都密切相关，例如哮喘，遗传因素占80%，环境因素占20%。有研究表明，如果父母都患有哮喘，其子女患哮喘的概率可高达60%；如果父母中有一人患有哮喘，子女患哮喘的可能性为20%；如果父母无哮喘病史，子女患哮喘的可能性只有6%左右。近年来，分子生物学和遗传基因研究迅猛发展，促使家族发病倾向（遗传易感性）、遗传特征、复合内因学说等都已经在分子生物学研究领域的最新成果中找到支持证据，这也为疾病的预防提供了有效的生物学基础。

（四）医疗卫生服务中的危险因素

医疗卫生服务中影响健康的危险因素是指医疗卫生服务系统中存在各种不利于保护和增进健康的因素。例如，医疗卫生服务质量低下、误诊、漏诊；医疗程序中出现院内感染，滥用抗生素和激素；医疗行为中开大处方、诱导过度和不必要的医疗消费等。从医疗卫生管理和决策层面来说，医疗卫生服务系统布局不合理，卫生保健网络不健全，城乡卫生人力资源配置悬殊、重治疗轻预防的倾向和医疗保健制度不完善等都是可能危害人群健康的因素，需加以重视。

三、健康危险因素的作用过程

慢性非传染性疾病通常是多种致病因素长时间作用的结果，而一旦出现症状，机体的形态、功能损害就不易恢复到原来的健康状态。因此，通过认识健康危险因素对人体的作用过程，可针对其不同阶段的作用特点，采取相应的干预措施，如在疾病形成前，可采取积极的预防措施，减少健康危险因素的危害，防止疾病发生在疾病已经形成的情况下，可及时治疗，降低疾病诱发因素的作用，控制疾病的发展，促进患者正常功能的恢复，减少劳动能力的丧失。

目前危险因素对人体健康的影响过程可分为无危险阶段、出现危险因素阶段、致病因素出现阶段、症状出现阶段、体征出现阶段以及劳动力和社会适应能力丧失阶段六个阶段，各阶段的具体特点见表7-1。

在实际情况中，健康危险因素作用过程的六个阶段并不是截然分开的，相互之间可能存在交叉、重叠。从这六个阶段来看，临床医学服务的介入点主要起始于第四阶段，而健康危险因素评价从第一阶段就可以开始。在危险因素出现的早期，评价危险因素的严重程度，分析危险因素对健康造成的可能危害，积极干预危险因素，倡导健康的行为生活方式，对预防慢性非传染性疾病的发生、发展有重要意义,这也是临床医学特别是预防医学应积极努力的方向。

表 7-1 健康危险因素作用过程的发展阶段

序号	发展阶段	特点	干预措施
1	无危险阶段	假设人们周围环境和行为、生活方式中不存在危险因素	保持良好的生产、生活环境和健康生活方式。通过健康教育提高对危险因素的认识,防止可能出现的危险因素
2	出现危险因素	年龄增长和环境改变等导致危险因素出现,但作用时间短暂及程度轻微,并没有产生明显的危害,或者对人体危害作用还不易被检出	通过环境因素检测或行为、生活方式调查,发现危险因素的存在并及早干预,去除或阻断危险因素的作用
3	致病因素出现	危险因素数量增加及作用时间延长,转化为致病因素,对机体产生危害的作用逐渐显现,但疾病尚不足以形成,个体处在可能发生疾病的危险阶段,无临床症状和体征出现	积极采取干预措施,去除或阻断危险因素的作用,以延缓或阻止疾病的发生
4	症状出现	此阶段疾病已经形成,症状开始出现,组织器官发生可逆的形态、功能或代谢损害,但人们尚未明显察觉,用生理、生化等检查方法可发现异常的变化	采用筛检手段在"正常人群"中及时发现无症状患者,通过早发现、早治疗,及时阻止危险因素的作用,有可能使病程逆转、症状消失,从而恢复健康
5	体征出现	各种症状和体征并行或程度不一地先后出现,患者机体出现形态、功能或代谢障碍,并因症状和体征明显而主动就医。此时即使停止危险因素的继续作用,一般也不易改变病程	改善症状和体征,针对危险因素采取相应的措施,防止或延缓伤残发生,减少劳动和生活能力的丧失
6	劳动力和社会适应能力丧失	症状加剧,病程继续发展,导致生活和劳动能力以及社会适应能力受损甚至丧失	以康复治疗为主,也可根据情况继续对症、对因治疗及辅助治疗,尽量恢复机体受损的形态结构、功能、代谢变化和社会适应能力的异常,减少残疾的发生

第二节 健康危险因素评价概述

一、健康危险因素评价的目的、内容及分类

健康危险因素评价(health risk factors appraisal,HRA)是研究健康危险因素与慢性病发病及死亡之间数量依存关系及其规律性的一种技术方法。它不仅研究环境、心理及行为、生物遗传、医疗卫生服务等各类危险因素对人们疾病发生和发展的影响程度,同时也研究通过干预消除或降低危险因素后,死亡危险改变的情况以及寿命可能延长的程度。

(一)健康危险因素评价的主要目的

健康危险因素评价作为一种健康促进技术,操作可行、结果直观、易于接受,是预防慢性病的一种有效手段。其主要目的是通过健康咨询,促进人们针对存在的危险因素进行个体化和群体化的干预与控制,改变不良的行为、生活方式,避免或降低危险因素的影响,减少疾病发

生或延缓疾病发展，改善人群的整体健康水平。

（二）健康危险因素评价的基本内容

健康危险因素评价是以人口发病率和死亡率资料、流行病学资料等为依据，以数理统计学方法为处理手段，对存在于人们生活、生产环境及医疗卫生服务中，且与健康相关的危险因素进行量化测评，从而评估个体患病或死亡的危险性，预测个体降低危险因素的潜在可能性及可延长寿命的程度，并向个体进行反馈。在个体评价的基础上，还可以了解危险因素在人群中的分布情况，为确定疾病防治工作的重点、制订人群防治措施提供依据。

（三）健康危险因素评价的分类

根据健康风险的种类，可将评价方法分为两类：一类是一般健康风险评估（general health risk appraisal）；另一类是疾病风险评估，也称对特定疾病发病或患病风险的评估。

1. 一般健康风险评估　一般健康风险评估是针对危险因素和可能发生疾病的评估，适用的评估对象和评估范围较为广泛。

2. 疾病风险评估　疾病风险评估是估计具有一定危险因素水平的个体在一定时间内发生某种特定疾病的可能性。其风险预测方法有以下两类。

（1）第一类方法：以单一健康危险因素与发病概率为基础，以相对危险性来表示这些单一因素与发病的关系的强度，计算出的各相关因素的加权分数即为患病的危险性。这种方法是健康管理发展早期的主要危险性评价方法，无需大量数据分析，简单、实用。美国糖尿病协会所开发的糖尿病风险评估技术是此类方法的典型代表。

（2）第二类方法：建立在多因素数理统计分析基础上，通过流行病学、统计学概率理论方法（如多元回归分析、基于模糊数学的神经网络方法以及基于 Mote Carlo 分析方法等）来确定患病危险性与危险因素之间的关系模型，能同时包括多种健康危险因素。20 世纪 90 年代美国 Framingham 心脏研究中心建立的冠心病风险预测模型是这类方法的典型代表，它是在前瞻性研究的基础上建立的，被广泛使用。

二、健康危险因素评价技术的产生背景与发展

从 19 世纪末到 20 世纪 50 年代，第一次卫生革命使危害人类健康的传染病得到了有效控制，而慢性非传染性疾病又成为主要死亡原因。慢性非传染性疾病是多种致病因素长期综合作用的结果，难以用单一的病因加以解释。随着病因学及流行病学研究的进展，人们逐渐认识到许多慢性非传染性疾病的发生、发展与不良行为、生活方式及环境中存在的多种危险因素密切相关。健康危险因素评价方法的产生主要是基于慢性非传染性疾病防治工作的需要和实践。

20 世纪 40 年代，美国临床医师 Lewis C. Robbins 在总结慢性非传染性疾病防治工作经验的基础上提出了健康危险因素评价的概念，并于 1970 年和另一位美国临床医师 Jack Hall 共同编写了《How to Practice Prospective Medicine》一书，该书对定量研究危险因素评价的原理和方法进行了系统论述。20 世纪 70 年代，健康保险学家 Norman Gesner 和生物统计学家 Harvey Geller 通过分析各种危险因素与相应慢性病之间联系的密切程度和作用强度，研制了 Geller-Gesner 危险分数转换表，使健康危险因素评价方法更加完善。

健康危险因素评价初期均采用手工计算，随着计算机技术的迅速发展，20 世纪 70 年代中期，美国疾病预防控制中心研发了健康危险因素评价计算机软件，使健康危险因素的评价更加迅速、方便。1986—1987 年，埃默里大学对健康危险因素评价计算机软件进行了完善和更新，研发了新的软件"Healthier People"。该软件既可以采用询问的方式对个体进行评价，也可以评价群体的健康状况，同时通过对咨询对象进行适当的健康教育，可促使咨询对象改变不良生活和行为方式。健康危险因素评价计算机软件的出现，极大地推动了健康危险因素评价的

发展。美国,加拿大、英国、澳大利亚、日本等国家先后将健康危险因素评价计算机软件用于健康教育及健康促进活动。20 世纪 90 年代,美国 Framingham 心脏研究中心建立了冠心病风险预测模型,将健康危险因素评价从死亡风险评估发展到发病风险评估。发病风险比死亡风险更能让人们理解危险因素的作用,有助于风险控制措施的有效实施,在实际应用中更具有意义。

20 世纪 80 年代初期,原上海医科大学龚幼龙教授将健康危险因素评价方法介绍到我国后,国内部分医学院校将其列入了社会医学的教学内容,也有部分学者将该方法在人群中进行了一些应用性研究。20 世纪 90 年代以后,健康危险因素评价方法得到国内相关专家,尤其是流行病学专家更多的关注。21 世纪初,我国开始出现的健康管理公司引进了国外健康危险因素评价模型并将其用于健康管理项目。随着健康管理实践的深入,健康危险因素评价方法的应用将会越来越广泛。

第三节　健康危险因素评价的步骤与方法

健康危险因素的评价方法较为复杂,本节分别以个体健康危险因素评价和人群健康危险因素评价为例介绍健康危险因素评价的基本步骤与方法。

一、个体健康危险因素评价的步骤与方法

(一) 收集资料

1. 收集当地人群性别、年龄别以及疾病别死亡率资料　上述资料可通过疾病监测系统、死因登记报告、居民健康档案等途径获取,也可通过回顾性居民健康调查获得。对于疾病的选择,要注意选一种疾病而不是一类疾病,如选择高血压,而不是心血管系统疾病。一般选取 10~15 种具有确定危险因素的主要疾病作为评价对象。同时,当地性别、年龄别以及疾病别死亡率资料需要用来计算同性别、同年龄别死亡率的平均水平,在评价时作为比较的标准,且该死亡率通常换算为 10 年的死亡概率,以提高评价的稳定性。表 7-2 是某地某 41 岁男性健康危险因素评价表,表中第 (1)、(2) 列是疾病别每 10 万人口的平均死亡概率,如脑血管病平均死亡概率为 222/10 万,肺癌平均死亡概率为 202/10 万等。

2. 收集评价对象的健康危险因素资料　可采用问卷调查、询问病史、体格检查和实验室检查等方式收集有关个人的健康危险因素资料。健康危险因素必须是得到公认并且有循证医学依据的危险因素。需要收集的健康危险因素可分为行为与生活方式、环境因素、生物遗传因素、医疗卫生服务、疾病史五大类,具体收集内容见表 7-3。此外,表 7-2 中第 (3)、(4) 项列举了评价对象各种主要疾病的相应危险因素及其指标值。

(二) 分析与处理资料

分析所收集的资料,首先对评价对象的危险因素进行赋值,将其转换为危险分数,然后进行一系列计算。

1. 将危险因素转换成危险分数　危险分数指具有某一危险因素水平的人群的死亡率与人群平均死亡率的比值。因此,必须通过危险分数转换这个中间环节来明确危险因素与死亡率之间的数量依存关系,这是危险因素评价的关键步骤。将危险因素转换成危险分数就是对危险因素赋值。将危险因素转换成危险分数的原则是:

表 7-2 某地某 41 岁男性健康危险因素评价表

死亡原因	死亡概率 (1/10万)	疾病诱发因素	指标值	危险分数	组合危险分数	存在死亡危险	根据医生建议改变危险因素	新危险分数	新组合危险分数	新存在死亡危险	危险降低量 (%)	危险降低百分比 (%)
(1)	(2)	(3)	(4)	(5)	(6)	(7)	(8)	(9)	(10)	(11)	(12)	(13)
冠心病	1877	血压 (kPa)	16.0/9.3	0.4	1.91	3585.07	—	0.4	0.11	206.47	3378.9	47
		胆固醇 (mg/dl)	192	0.6			—	0.6				
		糖尿病史	无	1.0			—	1.0				
		体力活动	坐着工作	2.5			定期锻炼	1.0				
		家族史	无	0.9			0.9	0.5				
		吸烟	不吸	0.5			—	1.0				
		体重	超重 30%	1.3			降到平均体重					
车祸	285	饮酒	不饮	0.5	1.9	541.5	—	0.5	1.9	541.5	0	0
		驾车里程	每年 25 000km	2.5			—	2.5				
		安全带使用	90%	0.8			100%	0.8				
自杀	264	抑郁	经常	2.5	2.5	660.0	治疗抑郁	1.5	1.5	396.0	264.0	4
		家族史	无	1.0			—	1.0				
肝硬化	222	饮酒	不饮	0.1	0.1	22.2	—	0.1	0.1	22.2	0	0
脑血管病	222	血压 (kPa)	16.0/9.3	0.4	0.19	42.18	—	0.4	0.19	42.18	0	0
		胆固醇 (mmol/L)	4.97	0.6			—	0.6				
		糖尿病史	无	1.0			—	1.0				
		吸烟	不吸	0.8			—	0.8				

续表

死亡原因	死亡概率(1/10万)	疾病诱发因素	指标值	危险分数	组合危险分数	存在死亡危险	根据医生建议改变危险因素	新危险分数	新组合危险分数	新存在死亡危险	危险降低量(%)	危险降低百分比(%)
(1)	(2)	(3)	(4)	(5)	(6)	(7)	(8)	(9)	(10)	(11)	(12)	(13)
肺癌	202	吸烟	不吸	0.2	0.2	40.4	—	0.2	0.2	40.4	0	0
慢性风湿性心脏病	167	心脏杂音	无	1.0	0.1	16.7	—	1.0	0.1	16.7	0	0
		风湿热症状、体征	无	1.0			—	1.0				
			无	0.1			—	0.1				
肺炎	111	饮酒	不饮	1.0	0.1	111.0	—	1.0	0.1	111.0	0	0
		肺气肿	无	1.0			—	1.0				
		吸烟	不吸	1.0			—	1.0				
肠癌	111	肠息肉	无	1.0	1.0	111.0	—	1.0	0.3	33.3	77.7	1
		肛门出血	无	1.0			—	1.0				
		肠炎	无	1.0			—	1.0				
		直肠镜检查	无	1.0			每年检查一次	0.3				
高血压心脏病	56	血压(kPa)	16.6/9.3	0.4	0.7	39.2	—	1.0	0.4	22.4	16.8	0.2
		体重	超重30%	1.3			降到平均体重					
肺结核	56	X线检查	阴性	0.2	0.2	11.2	—	0.2	0.2	11.2	0	0
		结核活动	无	1.0			—	1.0				
		经济和社会地位	中等	1.0			—	1.0				
其他	1987			1.0		1987		1.0	1.0	1987	0	0
合计	5560					7167.45				3430.35	3737.1	52.14

表 7-3　个体健康危险因素资料收集内容

分类	收集内容
行为、生活方式	吸烟、饮酒、体力活动情况等
环境因素	居住环境、经济收入、家庭关系、生产环境、心理刺激和工作紧张程度等
生物遗传因素	年龄、性别、种族、身高、体重和疾病遗传史等
医疗卫生服务	是否有定期接受健康检查、预防接种、肠镜检查、乳房检查和阴道涂片检查或TCT宫颈癌筛查等
疾病史	个人的患病史、症状、体征及相应检查结果，包括个人既往疾病史、婚姻与生育状况（初婚年龄、妊娠年龄、生育胎数等）、家族疾病史（家族中是否有冠心病、糖尿病、乳腺癌、直肠癌、高血压和自杀等病史）

（1）当个体的危险因素相当于当地平均水平时，危险分数为 1.0，即个体发生某病死亡的概率大致相当于当地死亡率的平均水平。

（2）当个体的危险因素低于平均水平时，危险分数小于 1.0，即个体发生某病死亡的概率低于当地死亡率的平均水平。

（3）当个体的危险因素高于平均水平时，危险分数大于 1.0，危险分数越高，死亡概率越大。表 7-2 中第（5）项列举了转换的危险分数。

我国目前还未研制出一套适合国情的危险分数转换表，目前主要引用 Geller-Gesner 表，或在其基础上结合国情或地区情况进行适当修改后得到。表 7-4 是 Geller-Gesner 表中 40~44 岁年龄组男性冠心病、自杀和肺癌危险分数的转换值。查表时，如果某个危险因素的值不能直接查出，而是介于表上相邻两组之间，可以选用两个指标间相邻值或用内插法计算出平均值。如表 7-2 中 41 岁男性胆固醇测量值为 4.97mmol/L，在表 7-4 不能直接查出，根据 4.65mmol/L、5.69mmol/L 对应的危险分数分别是 0.5 和 1.0，用内插法计算出 4.97mmol/L 的危险分数为 0.6。

2. 计算组合危险分数　特异性弱、联合作用强是危险因素的特点。一个危险因素可能对多种疾病具有作用，而当多个危险因素同时存在时，则会对同一疾病产生联合协同作用，并且这种联合作用对疾病的影响程度相当明显。因此，计算组合危险分数时应分两种情况：

表 7-4　冠心病、自杀和肺癌危险分数转换表（男性 40~44 岁年龄组）

死亡原因	危险指标	测量值	危险分数
冠心病	收缩压 [kPa（mmHg）]	26.6（200）	2.2
		23.9（180）	2.2
		21.3（160）	1.4
		18.6（140）	0.8
		16.0（120）	0.4
	舒张压 [kPa（mmHg）]	14.1（106）	3.7
		13.3（100）	2.0
		12.5（94）	1.3
		11.7（88）	0.8
		10.9（82）	0.4
	胆固醇（mmol/L）	7.24	1.5
		5.69	1.0

续表

死亡原因	危险指标	测量值	危险分数
		4.65	0.5
	糖尿病史	有	3.0
		已控制	2.5
		无	1.0
	运动情况	坐着工作和娱乐	2.5
		有些活动的工作	1.0
		中等强度锻炼	0.6
		较强度锻炼	0.5
		坐着工作,有定期锻炼	1.0
		其他工作,有定期锻炼	0.5
	家庭史	父母60岁前均死于冠心病	1.4
		父母之一60岁前死于冠心病	1.2
		父母健在（<60岁）	1.0
		父母健在（≥60岁）	0.9
	吸烟	≥10支/日	1.5
		<10支/日	1.1
		吸雪茄或烟斗	1.0
		戒烟（不足10年）	0.7
		不吸或戒烟10年以上	0.5
	体重	超重75%	2.5
		超重50%	1.5
		超重15%	1.0
		超重10%以下	0.8
自杀	抑郁	经常	2.5
		偶尔或没有	1.0
		有	2.5
		无	1.0
肺癌	吸烟	40支/日	2.0
		20支/日	1.5
		10支/日	1.1
		<10支/日	0.8
		不吸	0.2
	雪茄或烟斗	≥5次/日,吸入	1.0
		<5次/日,不吸入	0.3
		戒烟	从原有危险分数中减去0.2,再减去戒烟年数乘0.1,但危险分数最小不能小于0.2

第七章 健康危险因素评价

(1) 若与死亡原因有关的危险因素只有一项，则组合危险分数等于该死因的危险分数。如表 7-2 中饮酒作为 41 岁男性肝硬化的疾病诱发因素时，不饮酒者肝硬化的危险分数和组合危险分数都是 0.1。

(2) 若与死亡原因有关的危险因素有多项，则要考虑每一项危险因素对死亡原因的综合作用。组合危险分数的计算方法为：将大于 1.0 的各项危险分数值分别减去 1.0 后剩下的数值作为相加项分别相加；将小于或等于 1.0 的各项危险分数值作为相乘项分别相乘；再将相加项与相乘项相加即得到组合危险分数。例如，表 7-2 第（5）列中冠心病危险因素有 7 项，其中，危险分数大于 1.0 的有体力活动中的坐着工作，危险分数为 2.5，体重超过正常体重的 30%，危险分数为 1.3，其余危险分数小于 1.0。计算组合危险分数，相加项：(2.5−1.0)+(1.3−1.0)=1.8；相乘项：0.4×0.6×1.0×0.9×0.5×1.0=0.108；组合危险分数=1.8+0.108=1.91，见表 7-2 第（6）列。

3. 计算存在死亡危险　存在死亡危险是指在某一种组合危险分数条件下，因某种疾病死亡的可能危险性。计算方法为：存在死亡危险=该疾病平均死亡概率×该疾病组合危险分数。即表 7-2 中将第（2）列和第（6）列相乘即为存在死亡危险，列于表 7-2 第（7）列。如表 7-2 中男性 40～44 岁年龄组自杀平均死亡概率为 264/10 万人口，某 41 岁男性自杀组合危险分数为 2.5，因而该男性自杀死亡存在危险值=264×2.5=660/10 万人口，是当地平均水平的 2.5 倍。

4. 计算评价年龄　评价年龄是依据年龄与死亡概率之间的函数关系，按个体所存在的危险因素计算出的预期死亡数而求得的年龄。首先将各种死亡原因的存在危险因素求和，得出总的死亡危险值，再从健康评价年龄表（表 7-5）中查出存在死亡危险的总数值，即可得出评价年龄值。健康评价年龄表左边一列和右边一列分别是男性总的存在死亡危险、女性总的存在死亡危险；中间部分，最上边的一行数目是个体实际年龄的最末一位数字，余下的主体部分就是相应的评价年龄。例如，在表 7-2 中，41 岁男性总的存在死亡危险为 7167.45/10 万人口。查表 7-5 左边男性存在死亡危险这一列，7167.45 这一数值在 6830 与 7570 之间；该 41 岁男性实际年龄的最末一位数字是 1，经查表得到 6830 的评价年龄为 43 岁，7570 的评价年龄为 44 岁，因此得出该男子的评价年龄应在 43～44 岁，取平均值为 43.5 岁。

表 7-5　健康评价年龄表

男性存在死亡危险	实际年龄最末一位数					女性存在死亡危险	男性存在死亡危险	实际年龄最末一位数					女性存在死亡危险
	0 5	1 6	2 7	3 8	4 9			0 5	1 6	2 7	3 8	4 9	
530	5	6	7	8	9	350	4510	38	39	40	41	42	2550
570	6	7	8	9	10	350	5010	39	40	41	42	43	2780
630	7	8	9	10	11	350	5560	40	41	42	43	44	3020
710	8	9	10	11	12	360	6160	41	42	43	44	45	3280
790	9	10	11	12	13	380	6830	42	43	44	45	46	3560
880	10	11	12	13	14	410	7570	42	43	44	45	46	3560
990	11	12	13	14	15	430	8380	44	45	46	47	48	4220
1110	12	13	14	15	16	460	9260	45	46	47	48	49	4600
1230	13	14	15	16	17	490	10 190	46	47	48	49	50	5000
1350	14	15	16	17	18	520	11 160	47	48	49	50	51	5420
1440	15	16	17	18	19	550	12 170	48	49	50	51	52	5860
1500	16	17	18	19	20	570	13 230	49	50	51	52	53	6330
1540	17	18	19	20	21	600	14 340	50	51	52	53	54	6850

续表

男性存在死亡危险	实际年龄最末一位数					女性存在死亡危险	男性存在死亡危险	实际年龄最末一位数					女性存在死亡危险
	0 5	1 6	2 7	3 8	4 9			0 5	1 6	2 7	3 8	4 9	
1560	18	19	20	21	22	620	15 530	51	52	53	54	55	7440
1570	19	20	21	22	23	640	16 830	52	53	54	55	56	8110
1580	20	21	22	23	24	660	18 260	53	54	55	56	57	8870
1590	21	22	23	24	25	690	19 820	54	55	56	57	58	9730
1590	22	23	24	25	26	720	21 490	55	56	57	58	59	10 680
1590	23	24	25	26	27	750	23 260	56	57	58	59	60	11 720
1600	24	25	26	27	28	790	25 140	57	58	59	60	61	12 860
1620	25	26	27	28	29	840	27 120	58	59	60	61	62	14 100
1660	26	27	28	29	30	900	29 210	59	60	61	62	63	15 450
1730	27	28	29	30	31	970	31 420	60	61	62	63	64	16 930
1830	28	29	30	31	32	1040	33 760	61	62	63	64	65	18 560
1960	29	30	31	32	33	1130	36 220	62	63	64	65	66	20 360
2120	30	31	32	33	34	1220	38 810	63	64	65	66	67	22 340
2310	31	32	33	34	35	1330	41 540	64	65	66	67	68	24 520
2520	32	33	34	35	36	1460	44 410	65	66	67	68	69	26 920
2760	33	34	35	36	37	1600	47 440	66	67	68	69	70	29 560
3030	34	35	36	37	38	1760	50 650	67	68	69	70	71	32 470
3330	35	36	37	38	39	1930	54 070	68	69	70	71	72	35 690
3670	36	37	38	39	40	2120	57 720	69	70	71	72	73	39 250
4060	37	38	39	40	41	2330	61 640	70	71	72	73	74	43 200

5. 计算增长年龄 增长年龄又称可达到年龄，是根据已存在的危险因素，提出可能降低危险因素的措施以后，以新存在死亡危险算出的一个相应年龄。增长年龄是健康危险因素减少或去除以后的一个估计值，其计算方法与计算评价年龄相似，以表 7-2 为例，首先将医生根据评价对象存在危险因素的性质和程度所建议的可能改变的危险因素列于表 7-2 第（8）列，然后根据降低或改变了的危险因素的指标值查危险分数转换表，并把计算所得的新危险分数、新组合危险分数、新存在死亡危险的数值分别填入表 7-2 第（9）、(10)、(11) 列。该 41 岁男性新存在死亡危险为 3430.35，查表 7-5 得到该男子的增长年龄约为 36 岁。

6. 计算危险降低程度 危险降低程度用于描述评价对象如果根据医生建议改变现有的危险因素，其死亡危险能够降低的程度，可用危险降低量与总的存在死亡危险的百分比表示。表 7-2 中第（12）列是危险降低的绝对量，由第（7）列存在死亡危险减去第（11）列新存在死亡危险求得。表 7-2 中第（13）列是危险降低数量在总存在死亡危险中所占的比例。如该患者改变危险因素后，肠癌的死亡危险降低的绝对量 = 111 − 33.3 = 77.7，危险降低百分比 = 77.7/7167.45 × 100% = 1%，见表 7-2 第（12）、(13) 列。

二、人群健康危险因素评价的步骤与方法

WHO 发布的《2002 年世界卫生报告》主题为"降低风险，延长健康寿命"。该报告从数量上介绍了当今世界一些最重要的人类健康危险因素所造成的疾病、残疾和死亡，还以从现在起就减少这些危险因素为假设，评价测算了今后二三十年能够在多大程度上避免当前的这种疾

病负担。WHO健康危险因素评价方法更多的是从群体角度出发，关注各种危险因素对人群健康的影响，以疾病负担为测量指标，以综合社会干预策略为主要手段来改善群体健康，其评价结果往往应用于人群干预策略的选择和政府决策的参考。

（一）基本概念

WHO人群健康危险因素评价方法能够系统地评价和比较不同健康危险因素导致疾病和伤害负担的大小。该方法涉及以下几个重要的概念：

1. 危险因素暴露率（prevalence of risk） 指暴露于某一健康危险因素的人口数占总人口数的比例。

2. 相对危险度（relative risk） 指暴露于某一危险因素人口与非暴露人口中某种疾病的发病率或死亡率之比，表示暴露者易患某病的程度。

3. 人群归因危险度（population attributable risk） 指暴露于某一危险因素的人群中，由于暴露所致的发病率或死亡率，即总人群发病率中归因于暴露的部分。

4. 人群归因疾病负担比（population attributable burden） 指人群中由于暴露于某危险因素所致的发病率或死亡率占人群发病率或死亡率的百分比。

5. 可避免的疾病负担比（avoidable burden） 指若将目前的危险因素暴露水平降低到某种假设的暴露水平，可以避免的疾病和损伤负担比。

（二）基本步骤

WHO人群健康危险因素评价可以对各种健康危险因素的暴露程度进行评价，但更重要的应用是对不同健康危险因素导致疾病负担的比较研究。评价的基本步骤包括确定危险因素、评价暴露程度、评价剂量-反应、评价危险特征等，具体内容见表7-6。

（三）评价方法

1. 计算方法 WHO报告中是以"减少目前这些健康危险因素，今后二三十年会怎样"为假设进行研究测算的。计算人群归因疾病负担比和可避免的疾病负担比的变化，则是评价开展健康危险因素干预降低人群目前的危险因素暴露水平所带来的积极影响比较直观的指标。同时，危险因素潜在影响分数（potential impact fractions，PIF）这一指标被应用于WHO健康危险因素评价，该指标反映当一种危险因素的分布发生特定的改变时，疾病负担减少的比例。

表7-6 WHO健康危险因素评价基本步骤

序号	步骤名称	具体内容
1	确定危险因素	通过流行病学调查的方法或者实验研究获取某种危险因素对人体健康危害方面的数据，并推断其对人类健康带来的可能后果
2	评价暴露程度	根据某种危险因素在人群中的分布情况、危险因素的流行频率及其对人群行为和生理等方面的影响来确定人群的暴露程度
3	评价剂量-反应	主要研究危险因素的剂量或暴露程度所导致某种健康后果的概率
4	评价危险特征	根据人群的暴露程度及剂量-反应关系的研究结果，对某一个体或群体的健康危险程度进行评价，如预测某一人群发生某种疾病的概率

2. 选择和确定健康危险因素 由于影响个体和群体健康的危险因素广泛存在，应用WHO健康危险因素评价方法对危险因素的危害进行评估时，主要选择流行频率很高、对常见病有重要影响的危险因素。

（1）选择参考：WHO健康危险因素评价方法主要从以下几个方面考虑并选择要评价的健

康危险因素，一是对全球具有潜在影响的因素是导致疾病负担增加的主要因素，有较高的流行率或能在很大程度上增加主要疾病死亡或残疾的风险；二是危险因素与健康结果之间存在高度因果关联性；三是危险因素要具有潜在可干预性；四是危险因素的选择范围要合适，既不能太宽也不能太窄；五是应具有比较完整的危险因素分布以及危险因素和疾病关系方面的数据资料。

（2）判断健康危险因素的标准：一是关联的时间顺序，按照前因后果的时间顺序要求，健康危险因素必须出现在疾病发生之前，二者的出现应符合一定的时间顺序；二是关联的强度，健康危险因素与疾病之间关联的强度越大，则健康危险因素与疾病之间更紧密关联的可能性就越大；三是暴露与疾病在分布上的一致性，危险因素的暴露分布与疾病在不同人群之间的分布存在共变关系；四是健康危险因素与疾病的发生之间存在剂量-反应关系；五是关联的合理性，一方面对于关联的解释与现有理论知识不矛盾，符合疾病的自然史和生物学原理，另一方面，研究者和评价者基于自己现有知识水平与信念所做出的关于假设把握度的主观评价；六是危险因素与疾病之间的关系得到实验研究数据的支持。

（3）计算目前的危险因素水平，并确定假设的危险因素分布水平：计算 PIF 不仅要收集当前人群危险因素暴露水平方面的数据资料，同时还要有不同性别、年龄别、国家别的危险因素暴露数据。许多国家缺乏相应的数据，利用已有的数据进行外推是一种可行的方法，但进行外推的前提是首先要假设所有人群的理论最低暴露风险分布是一致的。WHO 基于制订科学合理的风险干预政策的目的，对降低不同年龄、性别、地区危险因素暴露水平所带来的疾病负担变化情况进行了测算，在当前暴露分布与理论最低风险暴露分布之间假设了若干个暴露水平，并对暴露水平发生不同变化所带来的疾病负担变化进行测算、比较和分析。

（4）测量当前的和今后的疾病与损伤负担：这是目前 WHO 全球疾病负担研究项目的一项主要内容，因为计算 PIF 还需要收集不同年龄、性别、地区的疾病与损伤负担。

（5）测量危险因素暴露水平与疾病负担之间的关系：这也是计算 PIF 所需的数据。虽然不同地区间危险因素暴露水平存在着不一致，但在危险因素暴露与疾病的发生之间却存在着一定的生物学方面的内在联系，因而具有较好的一致性。

（6）测算可避免的疾病负担比：目前针对健康危险因素所采取的干预措施只能对未来产生影响。从疾病负担比的改变角度来看，它只能改变疾病的未来负担比。WHO 报告中的可避免的疾病负担比，是指改变目前的和未来的危险因素暴露水平可避免的疾病负担的比例。由于计算人群归因疾病负担比时存在很多不确定性因素，还需要收集全球疾病负担预测资料、正常情况下危险因素的暴露水平资料、假设条件下危险因素暴露水平预测资料、危险因素的可消除性资料等，所以可避免的疾病负担比的计算难度还是较大的。

（7）测算多种危险因素的联合作用：当两个危险因素分别影响不同的疾病时，它们的净作用效果将是其各自分别作用效果之和。然而，当两个危险因素作用于同一疾病或损伤时，它们所产生的净作用效果将会比其分别作用所产生的效果增强或减弱。这种联合作用的大小将取决于两种危险因素流行交叉程度的大小，以及危险因素间联合作用所产生的生物学后果。因此，进行人群健康危险因素评价也需计算多种危险因素共同作用的净作用效果。

第四节　健康危险因素评价的应用

根据应用的对象和范围，健康危险因素评价方法可应用于个体评价和群体评价。

第七章　健康危险因素评价

一、健康危险因素评价的应用范围

（一）个体评价

个体评价主要是通过计算出评价对象的实际年龄、评价年龄和增长年龄，再比较三者之间的差别，从而评价危险因素对评价对象寿命可能的危害程度，以及降低危险因素后其寿命可能延长的程度。

一般而言，评价对象的评价年龄与实际年龄的差值，表示其存在的危险因素与当地平均水平的比较情况。若差值为正值，表示评价对象存在的危险因素高于平均水平，也就是表明其死亡概率可能高于当地同性别、同年龄组人群的平均水平；若差值为负值，则反之。而增长年龄与评价年龄的差值，则表示评价对象接受医生建议并采取降低危险因素的措施后可能延长寿命的年数，可表明死亡概率降低水平。根据评价年龄、实际年龄与增长年龄三者之间的关系将个体归为健康型、自创性危险因素型、难以改变的危险因素型以及一般性危险因素型四种不同的类型，各类型的定义及代表意义等见表7-7。

表7-7　个体评价的四种类型

类型	定义	表明情况	降低危险因素效果
健康型	评价年龄＜实际年龄	个体预期健康状况较好，危险因素低于平均水平	有降低危险因素的可能，降低效果有限
自创性危险因素型	评价年龄＞实际年龄，且评价年龄与增长年龄的差值大	个体危险因素高于人群的平均水平，其危险因素主要来自个人的不良行为和生活方式，即自创性危险因素	通过自身的行为改变可降低或去除危险因素，较显著地改善健康状况，预期寿命可有较大程度的延长
难以改变的危险因素型	评价年龄＞实际年龄，但评价年龄与增长年龄之差较小，且≤1岁	个体的危险因素主要是遗传因素或既往疾病史	个体不容易降低或改变其危险因素，即使有所改变，效果也不显著
一般性危险因素型	实际年龄与评价年龄相近	个体存在危险因素的类型和水平接近当地人群的平均水平	降低危险因素的可能性有限，增长年龄与评价年龄也较接近

个体评价可作为健康教育和健康咨询的理论依据，促进个体改变不良行为、生活方式，降低健康危险因素的危害，从而减少疾病的发生或延缓其发展。可以针对性地对不同类型的个体采取不同的预防措施。健康教育、行为干预对自创性危险因素型的作用较大。除此之外，还可以针对某一种危险因素进行分析，如仅减少吸烟的危险因素，用同样方法计算增长年龄，从评价年龄的差值大小说明某一种危险因素对个体预期寿命可能影响的程度。危险因素对个体预期寿命影响的程度同样可以用改变危险因素后危险因素降低的程度来说明。

（二）群体评价

群体评价是在个体评价的基础上进行的，一般可从不同人群的危险程度、危险因素的属性、单项危险因素对健康状况的影响三个方面展开分析。其中，分析不同人群的危险程度，可以确定防治重点人群；分析危险因素属性，可为制订针对不同人群的疾病干预措施提供支持；分析单项危险因素对健康状况的影响，则可为确定重点干预的危险因素提供依据。

1. 不同人群的危险程度　首先按照个体评价的结果，将被评价者划分为上述的健康型、自创性危险因素型、难以改变的危险因素型以及一般性危险因素型四种类型。进行不同人群的危险程度分析时，可以根据不同人群危险程度性质将其分为三种类型：健康型的个体归为健康组,自创性危险因素型和难以改变的危险因素型的个体归为危险组,一般性危险因素型个体归为一般组。根据不同人群中健康组、危险组、一般组各类型中人数所占百分比的大小,分析哪一种人群的危险水平较高,从而确定不同人群的危险程度。一般来说,某人群中处于危险组的人越多,则人群的危险水平就越高,应为重点防治对象。对不同人群的危险程度进行分析,有利于确定高危人群,能更好地利用资源进行有效的健康管理。表 7-8 显示所调查人群中不同性别的危险水平分布不一致,男性危险组的比例最高。但是该人群中危险组的比例能否通过干预被降低,要进一步分析危险因素的属性。

表 7-8　湖南省衡阳市某区老年居民不同危险水平的人群构成

危险水平	男性		女性	
	人数	比例（%）	人数	比例（%）
危险组	68	86.08	93	78.15
一般组	7	8.86	17	14.29
健康组	4	5.06	9	7.56
合计	79	100	119	100

2. 危险因素的属性　危险因素又可被分为难以消除危险因素和可以消除危险因素两大类。慢性疾病的很多危险因素属于行为、生活方式,非先天所致,是可以通过干预手段改变消除的,如吸烟、饮酒、缺乏锻炼等危险因素都可以通过健康教育,建立良好的行为、生活方式来消除。计算难以消除危险因素和可以消除危险因素的比例来分析人群中的可以避免危险因素占多大比例,如果可以消除危险因素的人群比例较高,则可以有针对性地制订个体化和群体化的健康干预措施,来降低死亡或疾病风险,提高人群健康水平。

3. 单项危险因素对人群健康状况的影响　单项危险因素对人群健康状况影响的分析方法是将所评价个体在去除了某一单项危险因素后算得的评价年龄与增长年龄差值的均数作为单项危险强度,并将存在某一单项危险因素者在评价人群中所占比例作为危险频度,两项相乘得到危险程度,即危险程度=危险强度×危险频度,以此值反映这一单项危险因素对人群健康可能产生的影响及其影响程度。要注意的是,某一单项危险因素对人群健康状况的影响程度,与该因素对个体的影响以及在人群中分布范围的大小都有关系。有些因素虽然对个体的影响较大,但在人群中的分布范围不大,那么该因素对整个人群总体的危险程度并不严重。若某些因素对个体的影响并不大,但由于其在人群中的分布范围大,所以该因素仍值得注意。因此,当人群存在危险因素较多时,通常根据单项危险因素对人群健康状况影响的分析结果,选择对当地人群影响最大的危险因素进行干预。

二、健康危险因素评价的局限性及其原因

个体健康危险因素改变与健康结局的预测,两者之间存在不确定性是健康危险因素评价应用局限性的主要表现,导致这一表现的原因主要有以下几个方面:

1. 健康危险因素评价所需的医学人口统计资料和疾病流行病学资料等需要完整、可靠,而在实际评价过程中这些资料的获取常常难以做到准确、全面,尤其是人群暴露于某些特定危险因素资料的获取更为不易。

2. 大多数疾病的发病原因非常复杂,有些疾病的发病机制目前尚未完全阐明,因而能够被定量的危险因素占全部死因危险因素的比例仍然不大,同时,已经建立的危险因素模型对疾病的解释力还不高,会造成评价结果存在一定的误差,对某些疾病发生的预测还不能确保准确。

3. 社会环境因素对健康和疾病的影响不容忽视,且日趋增强,但目前所评价的危险因素范围还主要局限在行为、生活方式和遗传因素,对社会环境因素评价较少。

4. 从生物—心理—社会多层面综合阐明危险因素与疾病因果关系,以及建立新危险因素模型来确定危险因素与疾病之间存在复杂的直接效应、间接效应和调节效应的研究还有待深入。

(姜志胜 唐志晗)

第八章 卫生服务研究

> **案例 8-1**
>
> **国家卫生服务调查为循证医疗卫生决策提供证据**
>
> 2013年，国家卫生和计划生育委员会在全国范围内开展了第五次国家卫生服务调查，调查涉及全国31个省（自治区、直辖市）、156个县（市、区）、780个乡镇（街道）、1560个行政村（居委会），共调查93 613户居民、常住人口273 688人。本次卫生服务调查主要结果：
>
> 2013年，调查地区居民的两周患病率为24.1%，城市和农村分别为28.2%和20.2%。与2008年的两周患病率18.9%相比，上升了5.2个百分点。调查地区15岁及以上人口按患病例数计算的慢性病患病率为33.1%，城市和农村分别为36.7%和29.5%。与2008年的慢性病患病率24.1%相比，上升了9.0个百分点。
>
> 2013年，调查地区居民两周就诊率为13.0%，城市和农村分别为13.3%和12.8%。调查地区居民两周新发病例未就诊的比例为27.3%，其中城市和农村分别为32.9%和22.0%。与2008年的两周内新发病例未就诊比例38.2%相比，下降了10.9个百分点。
>
> 2013年，调查地区居民调查前12个月内的住院率为9.0%，城市和农村分别为9.1%和9.0%。与2008年的年住院率6.8%相比，上升了2.2个百分点。调查地区居民需住院未住院比例为17.1%，城市和农村分别为17.6%和16.7%。与2008年的需住院未住院比例25.1%相比，下降了8.0个百分点。
>
> 这些数据显示，近5年来，我国居民医疗卫生服务需要量增加，需求与利用随之增长。这为循证医疗卫生决策提供了证据。
>
> 讨论：为什么一个国家需要进行国家卫生服务调查？

第一节 概 述

20世纪80年代，卫生服务研究（health services research）作为一门新兴的交叉学科，开始在我国卫生领域逐渐发展起来，如今已成为我国社会医学和卫生事业管理学科的一个重要研究方向。卫生服务是指卫生部门为了保障人群的健康，充分、合理利用卫生资源，向人群提供适宜的医疗、预防、康复和健康指导等一切卫生保健服务的过程。目标是保障整个人群的健康，服务对象是整个社会人群，包括患者和健康人。由于世界各国的社会经济发展水平、文化背景、生活方式、卫生服务体系、医疗保健制度等不尽相同，卫生服务面临的问题也不一样，各国卫生服务的研究内容和侧重点也有所不同，因此，至今尚未对卫生服务研究形成一个较为明确、统一的定义。WHO将其定义为：系统开发和分析各种影响卫生服务利用的因素，重点研究覆盖面（coverage）和服务可及性（accessibility）、卫生资源、医疗需求和服务利用等因素之间的相互关系，同时研究这些因素对卫生服务系统的影响，以达到改善卫生服务功能和提高卫生资源效益的目的。我国学者一般认为，卫生服务研究是从卫生服务的供方（provider）、需方（consumer）和第三方（third party）及其相互之间的关系出发，研究卫生系统为一定的目的合理使用卫生资源，向居民提供医疗、预防、保健、康复和健康促进等卫生服务的过程，探索改善卫生服务系统的功能以及提高卫生资源使用效益的途径。卫生服务研究的基本程序主要包括卫生服务的计划、实施和评价，三者之间相互衔接，循环发展，共同贯穿于卫生服务研究的整个过程。

一、卫生服务研究的意义与目的

近年来，随着生产力的快速发展、生物—心理—社会医学模式的提出和医药卫生体制改革的持续深入，卫生服务已向社会化和现代化的趋势发展，在这一大环境下，仅仅依靠传统的生物医学成果、单一的疾病防治技术和方法，已经远远不能满足人民群众日益增长的卫生服务需求。人群健康水平得不到有效的提高，卫生工作无法取得满意的效果，要想改变这一现状，我们必须对卫生服务进行深入、系统的研究，相应地调整其组织结构、功能以及工作方式、方法，通过采取适宜的卫生服务计划、实施和评价管理技术，充分发挥现代生物医学技术与方法的作用，从而最终实现提高卫生服务效益和效果的目标。

目前，世界各国在卫生服务研究领域中普遍关注四个问题：①提高卫生服务的普及度和可及性，即保证卫生服务利用的社会公平性（social equity）。②有效控制医药费用，提高卫生事业的社会效益和经济效益。③改进卫生服务质量，提高居民的健康水平。④提高卫生服务的效率。卫生服务研究的核心主题是保证公平、提高效益、改善质量。因此，研究并解决上述四个问题是当前卫生系统改革的主旋律，对于深化医药卫生体制改革，实现人人享有初级卫生保健，促进我国卫生事业的可持续发展具有重要指导意义和现实价值。

任何一个国家或地区的卫生资源都是有限的，如何充分利用有限的卫生资源，最大限度地发挥卫生服务的经济效益和社会效益，满足人民群众日益增长的卫生服务需要，这是卫生服务研究的重点。卫生服务研究的目的就在于从卫生服务需要、卫生资源供给、卫生服务利用三者之间的关系出发，科学、合理地组织卫生服务工作，以有限的卫生人力、物力、财力、技术和信息等资源尽可能满足广大人民群众的卫生服务需要，最终实现提高人民群众健康水平和生命质量、改善社会卫生状况的目标。

二、卫生服务研究的进展

我国开展较为系统的卫生服务研究已经有30多年的历史。1981年，中美两国科技人员在科技合作项目中对上海县（上海市郊原10县之一）的卫生服务状况进行了描述性研究。双方联合考察了我国上海县与美国华盛顿县的居民健康状况、妇幼保健与计划生育、卫生费用、卫生服务利用及医疗保健制度等领域，并将某些有代表性的、综合性的关于居民健康和社会卫生状况的指标进行了对比分析。这一研究开创了我国卫生服务研究的先例，其所采用的研究技术、研究方法以及研究经验，对我国之后的卫生服务研究具有十分重要的示范与指导作用。之后的30多年里，我国的卫生服务工作者紧紧围绕卫生改革和社会经济发展中的热点和焦点问题，开展了大量卫生服务调查研究工作，并取得了一些显著的研究成果。原国家卫生部于1993年、1998年、2003年、2008年和2013年（卫计委）进行了五次国家卫生服务调查，通过这种大规模的家庭健康询问调查，收集了大量关于城乡居民卫生服务需要、需求、利用、费用以及对医疗服务的满意度等信息，客观评价了卫生改革与发展对提高居民基本医疗保障、改善卫生服务利用及减轻就医经济负担产生的影响，真实反映了居民卫生服务需要、需求与利用的变化趋势及卫生事业面临的挑战，为各级卫生和计划生育行政部门循证医疗卫生决策提供了证据。

近年来，我国卫生服务的研究范围、内容、对象以及研究方法都得到了进一步的拓展。研究范围从农村向城市，从东部地区向西部地区乃至全国范围拓展；研究内容从单一的医疗服务向医疗、预防、保健、护理、康复等领域拓展；研究对象从总体人群向特殊人群或弱势人群拓展；研究方法从一次性横断面家庭健康询问调查向重复性或连续性家庭健康询问调查拓展，从最初的单一性的描述性研究到现在的描述性研究与分析性研究相结合拓展。这些都使得卫生服务研究结果更具科学性、有效性和可信性，大力推动了我国卫生服务现代化、科学化的发展进程。

此外，在我国卫生服务改革和发展的进程中，保障卫生服务公平、提高卫生服务效益、改善卫生服务质量日益成为一个错综复杂的社会问题和政治问题。近年来，我国众多专家、学者开始改变"就卫生论卫生"的狭隘思路，通过不同学科的交叉融合，在全面建设和谐社会的大背景下共同参与到卫生服务研究中，不断开阔视野，加快了卫生服务多学科研究格局的形成。当前，我国卫生服务研究热点主要集中在深化新一轮医药卫生体制改革，包括加快推进基本医疗保障制度建设、初步建设国家基本药物制度、健全基层医疗卫生服务体系、促进基本公共卫生服务逐步均等化以及大力推进公立医院改革五个方面。

三、卫生服务研究的分类

（一）卫生系统研究

卫生系统研究的核心是为了促进、维护和提高人群的健康水平，从系统论的视角出发，将卫生服务的供需作为一个系统过程，借鉴系统分析的基本原理和方法，通过研究人群卫生服务需要量、卫生服务利用量和卫生资源投入量及其相互联系，综合分析人群卫生服务需要能否得到满足，卫生服务利用程度是否充分、过度或不足，卫生资源配置是否适度等，并提出卫生资源合理配置的原则和方法。另外，卫生服务研究还可以将其组织结构、功能、服务投入量和产出量、服务过程及效果作为一个系统进行综合考察，以探讨各要素之间的相关性。

（二）卫生工作研究

卫生工作研究主要是对卫生工作的各个方面和环节开展的研究，具体包括卫生工作的计划、组织、管理、指导、实施、监督、激励和评价等方面。卫生工作研究可分为两大类：工作开发研究和目标评价研究。工作开发研究是对卫生服务的工作过程进行考察，借此了解卫生服务计划的进展情况和评价其所取得的成效，为新技术、新方法的应用和推广提供客观依据。目标评价研究主要是考察卫生工作实际目标与计划目标完成的接近程度，目的是了解计划目标的执行和完成情况。

（三）防治效果评价

防治效果评价主要是指评价疾病的防治效果。防治效果评价包括但不限于：对一项临床试验疗效的考核，评价某些预防措施的效果，研究与探讨一些新技术、新方法的推广应用对居民健康产生的影响及其联系等，这些都可以帮助促进现有的生物医学成果在卫生领域得到适宜的应用。

（四）行为医学研究

行为医学研究主要是探讨人的行为心理因素对卫生服务产生的影响。行为医学研究具体研究患者、患者家属、健康者的行为心理特征，卫生技术人员的医疗行为及其心理特征，医护关系，医患关系，以及个人、家庭、社区和卫生服务机构之间的利益协调与分配等。

四、卫生服务研究的内容

世界各国的卫生服务研究内容因其社会经济发展水平、文化背景、生活方式等特征以及面临的主要卫生服务问题不同而各有所侧重。改革开放以来，我国的经济体制发生了变化，从原先的计划经济改革为社会主义市场经济，卫生服务体系也随之发生了一系列的改变。随着我国医药卫生体制改革的持续推进，卫生服务领域和范畴也在不断拓展，并提出了一些亟待解决的问题。卫生服务研究的内容主要包括以下几个方面：

（一）社会因素对卫生系统的影响

社会因素对卫生系统有着重要影响，有时甚至是决定性的影响。一个国家卫生系统的组织结构是其历史演变的产物，它同时受到多方面的影响，包括国家的历史传统、社会制度、政府的组织结构以及国家所处的社会经济发展阶段。科学、合理地组织卫生服务，优化卫生资源配置是构建卫生服务体系应遵循的基本原则。此外，通过研究社会因素对卫生系统产生的影响，可以为各级卫生组织和机构的设置提供客观依据。

（二）评价人群的医疗卫生服务需要

医疗卫生服务包括各种医疗、预防、康复和保健等有关服务。了解居民的医疗需要量及其影响因素是卫生服务研究的重要内容之一。最大限度地满足居民的医疗需要是卫生服务最基本的任务。人口学特征及人群健康水平是影响卫生服务需要量的关键因素，此外，社会经济、文化、医疗保健制度等对卫生服务需要也有着重要的影响。随着社会经济的发展和人民生活水平的提高，居民对卫生服务需求又有了新的转变。因此，研究居民医疗卫生服务需要量未能满足的程度及其影响因素，可以为改善卫生服务指明方向和重点。

（三）卫生资源的合理配置和有效使用

卫生资源是开展各种卫生服务所需的社会资源的总和，包括卫生人力、物力、财力、信息、知识和技术等。一个国家或地区拥有的卫生资源是有限的，如何合理配置有限的卫生资源，最大限度地发挥卫生资源的效用，这是卫生服务研究的一项重要内容。结合居民的卫生服务需要和需求，合理分配各种卫生资源，提高卫生资源的利用率和公平性，可以达到提高居民健康水平和改善社会卫生状况的目的。

（四）卫生系统的组织结构与功能

一个国家或地区卫生系统的组织结构及其功能是历史演变的产物。在不同时期根据具体任务建立的组织结构，并不一定与总任务或总计划相适应，需要根据新的任务进行改革。研究卫生系统的组织结构与功能，是对如何审时度势、因地制宜地建立新的卫生服务体系和工作网络进行研究，从而使卫生系统组织结构与功能更加健全和完善。例如，通过研究各级卫生保健网络之间的分工和联系，综合性医院与社区卫生服务机构、全科与专科医疗、门诊与住院医疗、医疗与预防服务等问题，可以理顺卫生系统内、外部纵向和横向间的分工与协作，充分发挥卫生服务系统的潜力，促进各级不同性质卫生组织或机构之间的协调发展。

（五）卫生系统的经济分析

卫生系统的经济分析是指运用经济学的理论和方法，分析、研究卫生领域的经济活动。卫生经费是开展各种卫生服务活动不可缺少的必要条件，研究卫生经费关系到卫生服务的全局，同时也是制订卫生服务计划的一项基本内容。目前，我国正处于社会主义市场经济阶段，卫生经费必然会与其他部门之间产生竞争。因此，从经济学角度了解并掌握卫生经费的来源、数量、分配、使用及其构成，对于制订卫生计划和卫生决策等都具有十分重要的意义。

（六）卫生服务效果评价

卫生服务研究的根本目的是提高居民的健康水平，因此，居民健康状况应是评价卫生服务效果的最终指标，是卫生服务研究的重点。对单项卫生服务项目（如预防接种及计划生育）的效果评价，一般通过考核预防接种率、传染病发病率、死亡率以及计划生育率等指标来评价，但对综合性卫生服务项目［如初级卫生保健（primary health care，PHC）、门诊和急诊工作、住院工作等〕进行评价，则情况要复杂得多，需要运用综合评价方法建立综合评价指标体系，才能提升评价的有效性和可信性。

五、卫生服务研究的方法

（一）描述性研究

描述性研究是卫生服务研究的常用方法，主要用来描述人群中疾病或健康状况及暴露因素的分布情况，提出病因假设，为进一步研究提供线索，是分析性研究的基础。

卫生服务的描述性研究，目的在于阐明卫生服务的三个分布特征，即不同时间、地区、人群分布的特点和规律，为制订适宜的卫生策略提供参考。主要形式包括现场调查、收集各种常规登记报告和报表。可从以下三个方面进行：

1. 考察卫生服务发展的变动规律，预测卫生事业发展的趋势　如通过系统回顾，分析新中国成立以来卫生服务的变化情况，总结、比较不同历史时期卫生事业取得的成绩、存在的不足，寻找其变化规律，分析成功经验，预测我国未来卫生事业的发展趋势，并进一步提出具体的目标以及需要采取的措施。

2. 比较不同国家或地区的卫生服务状况与水平　通过比较不同国家间、地区间卫生服务状况的差异，了解现状，找出差距，指明卫生事业发展及改革的方向和重点。

3. 分门别类地研究卫生事业的特点，评价卫生服务的效益及效果　例如，1981年对我国上海县与美国华盛顿县的卫生服务描述性研究，对比分析了双方的医疗保健制度、居民健康状况、妇幼保健和计划生育、环境和营养、卫生费用和卫生服务利用等方面，通过这些互为联系的不同方面来评价卫生服务的效益及效果。

（二）分析性研究

分析性研究主要研究影响卫生服务的因素。例如，分析社会因素对卫生服务的影响，分析居民年龄、性别、职业、受教育程度、医疗保健制度、收入、吸烟和饮酒习惯等因素与慢性病患病率之间的关系，均属于分析性研究。分析性研究中经常采用一些统计学和流行病学研究方法来收集和分析资料，包括单因素和多因素的统计分析、病例对照研究（case control study）和队列研究（cohort study）等，这些均已在卫生服务分析性研究中得到广泛应用。

（三）实验性研究

实验性研究是通过比较给予干预措施后的试验组人群与对照组人群的结局，判断干预措施效果的一种前瞻性研究方法，所以又称干预研究。研究对象为社区人群。研究目的主要是考察卫生服务与疾病防治效果之间的相关性，如在缺碘地区通过供应加碘食盐措施预防地方性甲状腺肿，缺氟地区采用饮水加氟措施预防龋齿等都是典型的实验性研究。此外，对于那些已经明确危险因素的疾病，可以通过采取社会性的预防措施来降低其危险因素，如1968—1978年，美国通过对全社会采取改变饮食习惯和膳食结构、戒烟和参加体育锻炼三项社会干预措施，使心血管疾病死亡率显著降低。

（四）数学模型方法

数学模型方法应用数学模型从理论上阐述卫生服务与有关因素的联系及其规律性，是一种定量研究的方法。主要通过构建数学模型来阐述各变量间的函数关系，并显示各变量的动态变化情况。常用的模型有人口预测模型、疾病分布概率模型、卫生技术人员需要量模型以及病床需要量模型等。

（五）系统分析法

系统分析法是指把要解决的问题作为一个系统，运用系统分析技术，对系统内部各要素之间的联系和规律进行综合分析，找出解决问题的可行方案，帮助研究者对这些备选方案进行可行性评价和最优化选择。系统分析法目前已在卫生服务计划的制订和评价中得到广泛应用。

(六) 综合评价法

综合评价法是指运用多个指标对多个参评对象进行评价的方法，也可称为多变量综合评价法。其基本思想是将多个指标转化为一个能够反映综合情况的指标来进行评价。例如，1976年，WHO通过对7个国家12个地区卫生服务的效益和效果进行抽样调查，提出了卫生服务综合评价模式。此外，我国每5年一次的国家卫生服务调查所得到的卫生服务相关指标值，也为全国及地区卫生服务的综合评价提供了客观依据。

(七) 投入产出分析法

卫生服务研究中的投入产出分析法，主要研究卫生服务投入量（卫生资源量）与产出量（卫生服务利用量）之间的数量关系，以评价卫生资源配置或使用的效益和效果。卫生经济学广泛使用的成本效益分析（cost benefit analysis，CBA）、成本效果分析（cost effectiveness analysis，CEA）及成本效用分析（cost utility analysis，CUA）等方法均属此法。

(八) 家庭健康询问调查

家庭健康询问调查（household health interview survey）采用入户询问的方法收集数据，由经过培训合格的调查员按调查表的项目对调查户所有成员逐一进行询问。家庭健康询问调查设调查员和调查指导员，调查员负责入户调查，调查指导员负责调查的组织、指导、检查及验收工作。通过对调查地区居民的有关社会经济、人口学特征、健康状况、卫生服务需要与利用及其影响因素、社会卫生状况以及卫生费用等进行深入、细致的调查研究，弥补常规卫生信息登记报告系统存在的不足，并可据此对目标人群的特征作出较为准确的推断。因而，这是一种调查信息量较多、省时、省力、可行性良好的调查方法。

通常将家庭健康询问调查分为一次性横断面调查、重复性横断面调查和连续性横断面调查三种方法。这三种调查方法均属回顾性调查的范畴。目前包括我国在内的大多数发展中国家均采用一次性横断面调查方法，仅少数发达国家（如英国、美国、加拿大、日本、荷兰等）采用连续性横断面调查方法。

一次性横断面调查是指在某一个具体的时间点进行的抽样调查，目的是提供疾病的频率、严重程度及卫生服务利用资料，主要缺陷是不能充分、准确地反映疾病和患者就诊的季节性变化差异。重复性横断面调查是在一年内重复进行若干次抽样调查，它是一次性横断面调查的扩展，可以取得不同时间患病率及卫生服务利用资料，其调查结果的说服力强于一次性横断面调查。连续性横断面调查可以是在一年内连续不断地组织调查员进行调查，取得全年的患病率及卫生服务利用资料，也可以是累计几年的健康询问调查资料，供动态分析之用。连续性横断面调查是三种调查方法中误差最小、样本推断总体准确性最高、调查结果最具有说服力的方法，但也存在耗费人力、物力、财力和时间较多的缺陷，目前仅有少数发达国家采用此种方法。

第二节　卫生服务需要、需求与利用

一、基本概念

1. 卫生服务要求（health services want）　是指人们对卫生服务的希望、要求和建议，以及对自身健康状况和疾病的自我感受等。它反映人们要求预防保健、增进健康、摆脱疾病、减少致残的主观愿望，不完全是由自身的实际健康状况所决定的，可因经济、政治、文化等社会因素的影响而与人群实际健康状况有所差异。

2. 卫生服务需要（health services need） 经济学上把人们对某种物品或服务的一种欲望或意愿称为需要。卫生服务需要是依据人们的实际健康状况与"理想健康状况"之间存在的差距而提出的对医疗、预防、保健、康复等卫生服务的客观需要，包括个人觉察到的需要（perceived need）和由医疗卫生专业人员判定的需要，两者有时是一致的，有时又是不一致的，主要取决于人们的自身健康状况。研究人群卫生服务需要量，探讨需要量不能满足的影响因素并提出相应的对策，是卫生服务研究的一项重要内容，对合理组织卫生服务工作、充分发挥卫生资源的作用、提高卫生服务的经济效益和社会效益具有重要意义。

3. 卫生服务需求（health services demand） 经济学上把人们在一定时期内、一定价格水平上愿意并有能力购买的商品或服务的数量称为需求。卫生服务需求是指人们对卫生服务实际发生的有支付能力的卫生服务量。一般可分为两类：

（1）由需要转化而来的需求：一个人只有察觉到有卫生服务需要时，才有可能去寻求利用卫生服务。现实生活中，需要能否转化为需求受许多因素的影响和制约，包括收入水平、社会地位、享有的医疗保障制度、交通便利程度，以及卫生机构所提供的服务类型和质量等都可影响居民是否寻求利用卫生服务。

（2）没有需要的需求：大多是由不良的就医行为和行医行为造成的"求非所需"和"供非所求"的现象。例如，有些公费医疗者就医时要求医生多开药、开高价药、延长住院时间，有些医务人员受经济利益驱动对患者做不必要的检查等，这类需求都是造成卫生资源浪费和短缺的主要原因。

4. 卫生服务供给（health services supply） 是指医疗卫生服务提供者在某一特定时间内、一定价格水平上愿意而且能够提供的卫生服务。卫生服务供给和卫生服务需求是相适应的，后者是前者产生的前提条件，而前者是后者得以实现的基础。

5. 卫生服务利用（health services utilization） 卫生服务利用是卫生服务需求者实际利用卫生服务的数量（即有效需求量）。其既可以直接反映卫生系统为居民健康提供卫生服务的数量和工作效率，也可以间接反映卫生系统提供的卫生服务对居民健康状况的影响。人群卫生服务利用受卫生服务需要量和卫生资源供给量的相互制约。研究卫生服务利用是评价卫生服务的社会效益及经济效益的常用手段。

6. 卫生服务需要、需求、利用之间的关系 三者之间相互联系、相互影响、相互制约。卫生服务需求是由需要转化而来的。如果所有卫生服务需要都能转化为需求，需求就有可能通过对卫生服务的实际利用而得到满足。然而，现实情况并非如此，一方面，由于受到多种因素的影响，人们的卫生服务需要并不能全部转化为需求。另一方面，由于卫生资源有限，配置不合理，人们有需求，却得不到有效利用。卫生服务需求能否得到满足及其满足程度取决于卫生服务的供给量。当供大于求时，需求将会得到满足，但会出现卫生资源利用不足的情况。当供不应求时，需求不可能得到全部满足，就会出现等待就诊、等待住院以及得不到规范服务的现象。

二、卫生服务需要的测量与分析

人群的卫生服务需要可以通过对人群健康状况的测量与分析来衡量，它是居民实际健康状况的客观反映。反映人群健康状况的指标很多，包括疾病指标、死亡及其构成指标、残疾指标、营养与生长发育指标、心理指标、社会指标，以及由这些指标派生出来的复合指标，如生命质量指数、健康期望寿命、无残疾期望寿命以及伤残调整生命年等。目前，常用疾病指标和死亡指标来反映人群的卫生服务需要。

反映人群卫生服务需要的疾病指标主要包括疾病频率（度）指标和疾病严重程度指标两大类，大多都要通过调查获得。常见的有如下几种：

1. 疾病频率（度）指标 卫生服务调查中的"患病"建立在居民自我报告的基础上，取决于居民对疾病或健康的认识。常用的指标有：

(1) 两周患病率＝两周内患病人次数/调查总人口数×100%

"国家卫生服务调查"将居民"患病"定义为：①有就诊；②对病伤有医疗（如服药或采用推拿、按摩、热敷等辅助疗法）；③因病伤休工、休学在家或卧床1天及以上者（有些老年人明显精神不振、食欲减退或婴幼儿异常哭闹、食欲减退等）。上述三种情况有其一，即判定为"患病"。需要强调的是，如果一位被调查者两周内患多种疾病或损伤，应记为多次患病。

(2) 慢性病患病率（按照例数计算）＝慢性病患病例数/调查总人口数×100%

慢性病患病率（按照人数计算）＝慢性病患病人数/调查总人口数×100%

"国家卫生服务调查"对"慢性病"的定义强调必须有医生明确的诊断，即：①调查的近半年内，经过医务人员诊断明确有慢性病（如冠心病、高血压等）。②半年以前经医生诊断有慢性病，在调查的近半年内时有发作并采取了治疗措施（如服药、理疗），或者一直在治疗以控制慢性病的发作等。过去曾有过慢性病，目前已经痊愈，或在近半年内无发作或无症状体征者，不计为慢性病患者。上述两种情况有其一，即判定为患"慢性病"。

(3) 居民自我健康评价：国际上广泛应用的、标准化的评价健康相关生命质量的量表是欧洲五维健康量表（EQ-5D），此量表适用于大规模人群调查。EQ-5D 评价健康的五个维度：行动、自我照顾、日常活动、疼痛/不适、焦虑/抑郁。每个维度分为三个层次，即没有问题、有中度问题和有重度问题。应用直观式测量表（visual analogue scale/score, VAS）评价总体健康状况，0 代表最差，100 代表健康状况最好。

2. 疾病严重程度指标 疾病严重程度大多是通过询问被调查者在过去某一时期内的病伤持续天数和因病伤卧床、休工、休学天数来间接了解，并由此推算因病伤造成的经济损失。常用的指标有：

(1) 两周每千人患病天数：是指在每千名被调查的居民中，平均两周内患病的天数。公式为：

两周每千人患病天数＝两周内患病累计天数/调查总人口数×1000

(2) 两周患病休工率：是指在被调查的劳动人口（一般指年满15岁至未满65岁人口）中，两周内因病伤而休工的比例。这不但是一个反映患病严重程度的指标，而且还是一个反映患病经济损失的指标。公式为：

两周患病休工率＝两周劳动人口因病伤休工人数/被调查劳动人口数×100%

(3) 两周患病休学率：是指在被调查的在校学生中，两周内因病伤而休学的比例。公式为：

两周患病休学率＝两周在校学生因病伤休学人数/被调查在校学生数×100%

(4) 两周患病卧床率：是指在全部调查人口中，两周内因患病而卧床的比例，这是一个反映患病严重程度的指标。公式为：

两周患病卧床率＝两周因病伤卧床人数/被调查总人口数×100%

此外，反映疾病严重程度的指标还有失能率、残障率，以及两周卧病天数、休工天数、休学天数等。

分析五次国家卫生服务调查中我国城乡居民医疗卫生服务需要量（表8-1）可知：城市居民的两周患病率、按病例计算慢性病患病率、两周每千人患病天数均高于农村居民，而城市居民的两周患病休工率、两周患病休学率、两周患病卧床率均低于农村居民。

表 8-1 我国城乡居民医疗卫生服务需要量

指标	1993 年		1998 年		2003 年		2008 年		2013 年	
	农村	城市	农村	城市	农村	城市	农村	城市	农村	城市
两周患病率（‰）	12.8	17.5	13.7	18.7	14.0	15.3	17.7	22.2	20.2	28.2
按病例计算慢性病患病率（‰）	13.1	28.6	11.8	27.3	12.1	24.0	17.1	28.3	29.5	36.7
两周每千人患病天数（天）	989	1496	1125	1646	1043	1238	1429	1842	1865	2628
两周患病休工率（%）	4.3	2.4	5.5	2.4	3.8	1.6	1.8	1.0	2.8	1.6
两周患病休学率（%）	3.1	2.2	2.7	2.1	1.5	1.1	1.4	1.1	0.6	0.5
两周患病卧床率（%）	2.6	2.1	2.6	1.8	3.8	3.4	3.7	2.9	3.1	2.5

资料来源：2013 第五次国家卫生服务调查分析报告，2015

反映居民卫生服务需要量的死亡指标包括死亡率、粗死亡率、死因别死亡率、年龄别死亡率、婴儿死亡率、新生儿死亡率、孕产妇死亡率、5 岁以下儿童死亡率、平均期望寿命、死因顺位及构成比等，其中，常用婴儿死亡率、孕产妇死亡率和平均期望寿命这三项指标来反映一个国家或地区居民的卫生服务需要量水平。一般情况下，如果一个地区婴儿死亡率和孕产妇死亡率高，而平均期望寿命低，则可说明该地区居民的健康状况差，保健水平低，卫生服务需要量大。此外，死因顺位及构成比也是反映居民卫生服务需要量的一项重要指标。通过对其进行分析，可以发现危害居民健康的主要疾病和卫生问题，从而确定居民的主要卫生服务需要。

与疾病指标相比，死亡指标比较稳定、可靠，资料也比较容易通过常规登记报告或死因监测系统收集，并且可获得连续性资料。但是，死亡是疾病或损伤对健康的影响达到最严重时的结局，因而用死亡指标反映居民健康问题不太敏感。因此，在了解居民对医疗、预防、护理、康复、健康教育等卫生服务需要中消耗资源最多的医疗卫生服务需要时，还需综合考察居民的疾病指标与死亡指标。

三、卫生服务利用的测量与分析

卫生服务利用是综合评价卫生服务系统能否提供普遍、及时、适宜、有效的卫生服务和最大限度地满足居民医疗需要的客观指标。我国卫生服务利用的资料主要来源于常规的卫生工作登记及报表。这类资料一般比较容易获得，可长期积累，便于系统观察和分析，但由于居民的卫生服务利用点大多不固定，仅根据这类资料通常难以判断居民利用卫生服务的全貌，故可通过家庭健康询问调查来弥补这一缺陷。

卫生服务利用可分为医疗服务（包括门诊服务和住院服务）利用、预防保健服务利用及康复服务利用。医疗服务利用的主动性主要在于群众，预防保健服务利用的主动性主要在于卫生人员。

1. 门诊服务利用指标　主要包括：两周就诊率、两周患病未就诊率及两周新发病例未就诊比例，可以用来反映居民就诊的水平、流向和特点，评价居民的满意程度，为合理组织门诊服务和制订卫生事业发展规划提供科学依据。

（1）两周就诊率：是指在每百名被调查的人群中，两周内因病、伤、保健等原因去医疗卫生机构就诊的次数。两周就诊率体现了居民对医疗卫生服务机构的门诊利用频率,是一个很常用的卫生服务利用指标,是评价卫生服务社会效益及测算经济效益的指标之一。公式为:

两周就诊率＝两周内因病伤等去医疗机构就诊人次数/调查总人口数×100%

(2) 两周患病未就诊率:是指患病未就诊人次数与两周患病人次数之比,是反映就诊情况的负向指标。未就诊率在某种程度上体现了居民因某种原因应就诊而未就诊的百分比,是一个应该利用医疗卫生服务而未利用的指标,一旦未就诊的原因消失,这种潜在的需求很快就兑现为现时的需求,为医疗卫生服务的规划管理提供一个先行指标。公式为:

两周患病未就诊率＝患病未就诊人次数/两周患病人次数×100%

(3) 两周新发病例未就诊比例:是指患者两周内新发病例中未去就诊人次数与两周患病人次数之比。它是反映两周内卫生服务利用情况的一个指标。公式为:

两周新发病例未就诊比例＝患者两周内新发病例中未就诊人次数/两周患病人次数×100%

2. 住院服务利用指标 测量住院服务利用指标可以帮助了解居民对卫生服务的利用程度,并进一步分析居民住院原因、住院医疗机构与科别以及需住院而未住院的原因等,从而为确定医疗卫生机构布局和制订相应的病床发展规划提供依据。反映住院服务利用的指标主要有:住院率、住院者平均住院天数及需住院而未住院率。

(1) 住院率:是指一年内每百人住院次数,指自调查之日前12个月(或某一年)内,每百名被调查者中住院次数。住院率体现了居民在医疗卫生机构住院的频率,是一个很常用的卫生服务利用指标,也是评价卫生服务社会效益和测算经济效益的指标之一。公式为:

住院率＝12个月内住院累计次数/调查总人口数×100%

(2) 平均住院天数＝总住院天数/总住院人次数。

(3) 需住院而未住院率:住院率的负指标为未住院率,指有病经医生判断需要住院而因某种原因实际未能住院者的百分比。未住院率体现了居民因某种原因需住院而未能住院的百分比,是一个反映应利用医疗卫生服务而未利用的指标。公式为:

需住院而未住院率＝12个月内需住院而未能住院累计次数/需住院人次数×100%

分析五次国家卫生服务调查中我国城乡居民医疗卫生服务利用量(表8-2)可知:①城乡居民的两周就诊率都有不同程度的下降;②除2013年外,城市居民的两周患病未就诊率均高于农村居民;③城乡居民的住院率呈现不断增长的趋势,且城市居民的住院率均高于农村;④住院者平均住院天数呈现减少趋势,且农村小于城市;⑤城乡居民的需住院而未住院率呈下降趋势。

表8-2 我国城乡居民医疗卫生服务利用量

指标	1993年 农村	1993年 城市	1998年 农村	1998年 城市	2003年 农村	2003年 城市	2008年 农村	2008年 城市	2013年 农村	2013年 城市
两周就诊率(%)	16.0	19.9	16.5	16.2	13.9	11.8	15.2	12.7	12.8	13.3
两周患病未就诊率(%)	33.7	42.4	33.2	49.9	45.8	57.0	37.8	37.3	16.9	14.5
年住院率(%)	3.1	5.0	3.1	4.8	3.4	4.2	6.8	7.1	9.0	9.1
住院者平均住院天数(天)	14.0	30.0	12.6	22.7	10.3	18.4	10.1	16.6	10.7	12.5
需住院而未住院率(%)	40.6	26.2	34.5	27.5	30.3	27.8	24.7	26.0	16.7	17.6

资料来源:2013 第五次国家卫生服务调查分析报告,2015

3. 预防保健服务利用指标 预防保健服务利用是卫生服务利用的重要组成部分,其研究内容较广泛，包括计划免疫、健康教育、传染病控制、妇幼保健等。预防保健服务利用多数发生在人群现场，加之有的服务有一定的季节性，故其测量较为复杂，有一定的困难。一般采用卫生机构登记报告和家庭健康询问调查相结合的方法收集资料，并通过比较居民实际接受的服务量与按计划目标应提供的服务量对预防保健服务利用进行测量与评价。在进行预防保健服务抽样调查时应注意，有些预防保健服务项目只在一年内某个时段进行，而有些预防保健服务项目则是在全年经常性开展。

分析五次国家卫生服务调查中我国城乡居民妇幼保健服务利用量（表8-3）可知：①城市15~49岁已婚育龄妇女妇科检查率高于农村；②城市和农村孕产妇产前检查率、住院分娩率和产后访视率均有增加的趋势，尤其在农村这种趋势更为明显；③5岁以下儿童预防接种建卡率大幅度上升，农村地区提高更为明显。

表8-3 我国城乡居民妇幼保健服务利用量

指标	1993年		1998年		2003年		2008年		2013年	
	农村	城市	农村	城市	农村	城市	农村	城市	农村	城市
妇科检查率（%）	16.4	47.7	—	—	29.8	48.9	43.3	56.6	42.8	51.4
产前检查率（%）	60.3	95.6	77.6	86.8	85.6	96.4	93.7	97.7	97.3	98.4
住院分娩率（%）	21.7	87.3	41.4	92.2	62.0	92.6	87.1	95.1	96.8	95.7
产后访视率（%）	48.3	39.6	50.2	61.4	51.7	59.6	54.3	61.0	63.5	64.9
儿童预防接种建卡率（%）	56.0	89.2	91.8	97.3	87.3	94.7	97.8	98.4	99.4	99.4

资料来源：2013 第五次国家卫生服务调查分析报告，2015

四、卫生服务需要与利用指标的应用

1. **测算目标人群卫生服务需要量和利用量**　假设两周内一次性横断面抽样调查的结果对全年有代表性，通过采用两周指标平均值乘以26（1年按52周计），再除以调查人数，就可得出全年患病、休工（学）及卧床人数或天数，因病伤门诊和住院人次数，以及医药费用等。两周抽样调查结果从时间上延长可以测算全年卫生服务需要量和利用量，从调查人群可以推论一个区域内总人群的卫生服务概貌。但是，由于一次性横断面抽样调查的结果易受季节性变动的差异而产生误差，如果能在调查时采取连续性横断面抽样调查方法收集资料，所得的结果就能更准确地反映居民全年卫生服务需要量和利用率的水平，便于探索其变化规律。

2. **为合理配置卫生资源提供依据**　依据疾病频率、疾病严重程度以及门诊服务、住院服务和预防保健服务利用等各项指标，分析居民的医疗卫生服务需要量，找出影响其需要量不能满足的因素，为科学制订卫生事业发展规划与合理配置卫生资源提供客观依据。

3. **计算疾病造成的间接经济损失**　每人每年因病伤休工天数乘以人均产值或利税和该地区因病伤休工总人口数，可以得出因病伤休工而引起的间接经济损失数额。

五、影响卫生服务需要与利用的因素

1. **人口数量及其年龄、性别构成**　在其他因素固定的情况下，接受卫生服务的人口数越多，其卫生服务需要量和利用量就越大。此外，接受卫生服务人口的年龄和性别也是影响卫生服务利用量的重要因素。一般来说，老年人和儿童的患病率较高，其卫生服务利用量也大。同样，女性由于有月经期、妊娠期、产褥期、哺乳期和更年期等特殊生理期，其卫生服务利用量也要多于男性。

2. 社会经济因素　社会经济因素不仅可以直接影响居民的健康状况，而且可以通过卫生服务对居民的健康产生间接影响。不同的社会经济发展水平是造成不同国家或地区居民健康水平差异的一个重要原因。

3. 文化教育　一般来说，受教育水平越高者其预防保健意识、对疾病的自我认识能力以及有病早治的愿望要明显强于受教育水平较低者。

4. 卫生服务质量及设施　良好的医疗工作质量和全面的预防保健服务，可以从不同角度降低人群发病率，改善人群的健康水平，从而对卫生服务需要量产生影响。卫生服务质量越高，患者的治疗时间就越短，治愈率就越高，可以有效减少卫生服务需要量。此外，预防保健也是决定卫生服务需要量的一个重要因素，积极开展预防保健工作有利于从长远角度减少居民的卫生服务需要量和利用量。

5. 医疗保障制度　医疗保健制度也是影响卫生服务需要和利用的一个重要因素。国内外许多研究结果都表明，享受不同程度医药减免者在医疗服务利用量方面存在明显不同，医保医疗者高于自费医疗者。

6. 气候、地理条件　某些疾病的发生常伴有一定的季节性和地域性，季节、居住地点、环境条件等都对居民的卫生服务需要与利用有着或多或少的影响。

7. 行为、心理　各种不良的心理、行为和生活方式（如紧张、压抑、吸烟、酗酒等），对疾病的发生、发展和转归都有明显的作用。当人群中不良行为和不良心理素质者较多时，居民的卫生服务需要量会大幅度增加。

8. 婚姻和家庭　有配偶者由于可以得到家庭的护理和照料，其卫生服务需要量少于独身、丧偶以及离婚者，这在缩短住院时间方面更为明显。

影响卫生服务需要与利用的因素远非以上所述，还包括生物学遗传因素、社会地位、交通便利程度和卫生政策等众多因素。正确运用多因素分析方法，研究影响卫生服务需要与利用的因素，对于发现疾病高危人群，确定疾病防治重点，进而实施有效的干预措施，从而提高人群健康水平和改善社会卫生状况具有重要意义。

第三节　卫生资源

卫生资源是指人类进行一切卫生活动所使用的社会资源，是国家、社会和个人在卫生服务中投入要素的总和，包括卫生人力、物力、财力、信息、知识及技术等重要组成部分。任何一个国家或地区，其卫生资源都是有限的，社会提供的卫生资源与人群实际需要总是存在一定的差距。卫生资源的合理配置和有效使用，有助于发挥卫生资源的效用，是卫生服务研究的一项重要内容。

一、卫生人力资源

卫生人力资源（health human resource）是卫生资源中最宝贵、最具活力的一种资源，对保障人民健康、制订与实现国家卫生发展计划具有重要意义。卫生人力是指经过专业培训、在卫生系统工作、提供卫生服务的人员，包括已在卫生部门工作和正在接受规范化医学教育和培训的人员。评价卫生人力资源是否有效配置与合理使用的指标主要包括卫生人员的数量、结构和分布。

1. 数量　可用绝对数和相对数表示。绝对数表示卫生人力实际拥有量，如国家或地区的医生总数。相对数表示卫生人力相对拥有量，反映不同时期、不同地区卫生人力的相对水平，如每千人口医师数或床位数。

2. 结构　主要包括卫生人力的年龄、专业、职称结构三个方面，可用于反映卫生人力的质量高低和结构合理程度。

(1) 年龄结构：年龄结构反映卫生人员的年龄组成情况，是衡量卫生人员工作能力、技能和效率的综合指标。维持合理的年龄结构有助于充分发挥不同年龄层次卫生人员的长处，是保证卫生服务工作可持续发展的必要条件之一。

(2) 专业结构：我国的卫生人力大体分为医生和护士两大类，此外，还有检验、放射、预防、生物医学工程等一系列分支，不同的专业人员提供不同的服务。卫生人力的专业结构合理与否可直接影响卫生服务的提供和居民健康状况的改善。

(3) 职称结构：职称反映卫生人力资源一定的技术和学术水平。合理的职称结构是卫生服务工作可持续发展的前提条件，有助于提高卫生人员队伍的工作效率。

3. 分布　主要是指卫生人员在不同国家、不同地区和不同人群之间的分布。目前，不同地区之间、城乡之间卫生人员分布不平衡的现状，严重影响了卫生服务的效率和公平性，研究并改善这一现象是当前我国卫生服务领域改革的热点问题之一。

二、卫生人力规划

卫生人力规划是指在一定时期内，为了实现预定的目标，对卫生部门人力的数量、结构、技术和能力等进行预测的过程，包括预测未来卫生人力的需要量、供应量及拥有量。卫生人力供应不是临时准备就能够得到的，而是长期培养的结果。卫生人力规划就是针对卫生人才培养所做的一项长远的发展计划。

1. 卫生人力需求　是指从社会经济发展水平、生产力发展水平、人民生活水平等多角度出发，研究卫生部门在目标年间需要的卫生人力数量。预测方法主要有以下4种：

(1) 健康需要法：主要是根据人群接受的卫生服务量来计算卫生人力需要量。

(2) 健康需求法：健康需求法是建立在有效需求，即卫生服务的实际利用上，根据过去和现在的实际卫生服务需求量，结合未来一定时期内可能影响卫生服务需求量的各种因素，从而计算出未来的卫生服务需求量，再推算出卫生人力需求量。

(3) 服务目标法：通过制订服务产出量目标来计算卫生人力需要量。不同于健康需要法或健康需求法，服务目标法是从服务提供的角度来确定目标的，而不是从服务对象的需求或人群健康需要的角度，这是服务目标法的显著特征。

(4) 人口比值法：该法简便、易行，通过计算预测的人口数以及卫生人力与人口的比值，就可得出目标年度卫生人力需要量。

应该指出的是，不同的卫生人力预测方法有其不同的假设条件和工作量标准，所得的预测结果也不完全一致。在实际操作过程中，应合理选择最适宜的卫生人力预测方法。

2. 卫生人力供给　卫生人力供给是卫生服务的基础，包括现有卫生人力拥有量、未来卫生人力增加量及流失量三个部分。通过调查现有卫生人力供给情况，分析和预测未来卫生人力供给量，为卫生人力规划的制订提供科学依据。

3. 卫生人力管理　卫生事业发展的关键就是科学管理和合理使用卫生人力。卫生人力管理主要包括：①制订卫生人力管理政策和规范；②调节卫生人力需要或需求；③卫生人力的监督和指导；④卫生人力的激励；⑤卫生人力的使用和评价等。

三、卫生费用

卫生费用是卫生资源的重要组成部分之一。研究卫生费用，掌握卫生服务领域内经济活动的规律和特征，科学、合理地筹集、分配、使用卫生费用，对优化卫生资源配置、提高卫生服务的经济效益具有重要意义。卫生费用有广义和狭义两种概念。广义的卫生费用是指一定时期内为保护人群健康直接和间接消耗的社会资源，包括一切人力、物力和财力的消耗，以货币来计量。狭义的卫生费用是指在一定时期内为提供卫生服务直接消耗的经济资源。通常所说的卫生费用是指狭义的卫生费用,它是卫生费用研究的主要对象。

卫生费用研究的内容包括:卫生费用的数量、卫生费用的来源、卫生费用的构成和特点、卫生费用的分配和使用、影响卫生费用的因素及变动趋势,卫生费用增长的原因等。

(一)卫生费用的来源

我国卫生费用主要来源于国家、集体和个人三种渠道。例如,政府财政预算拨款,社会各界对卫生事业的资金投入,居民个人支付的医疗卫生费和医疗保险费等。

(二)卫生费用的分类

卫生费用包括两大类:直接卫生费用和间接卫生费用。直接卫生费用是指利用卫生服务而支付的费用,包括患者就诊支付的各种服务费、检查费、药费及材料费等。间接卫生费用包括因病伤误工的工资、车旅费、营养费、照顾患者的误工工资等。间接费用不是卫生费用研究的重点,但在进行费用效益分析时,为了全面衡量因病伤造成的社会经济损失,必须全面计算直接费用和间接费用,才能对卫生服务的投入与产出做出全面的评价。按卫生服务的内容又可将卫生费用分为医疗服务费、预防保健费、妇幼卫生费、医学教育费及科学研究费等。

(三)卫生费用的评价指标

1. **卫生总费用占国内生产总值(GDP)百分比** 反映一个国家或地区投入卫生事业的资金数量与其社会经济发展水平的适应程度、政府对卫生工作的支持程度以及全社会对卫生工作的重视程度。

2. **人均卫生费用** 是指一个国家或地区卫生费用的人均水平,可用于分析与评价不同国家或地区人群卫生费用消费的公平性。

3. **政府财政预算卫生支出占卫生总费用百分比** 反映各级政府对卫生工作的资金投入力度,是进行卫生费用筹资结构分析的一个重要指标。

4. **卫生事业费占财政支出百分比** 反映一个国家或地区财政部门对卫生事业发展的支持和重视程度。

5. **卫生各部门的资金投入比例** 反映卫生费用在各级医疗卫生机构中的分配情况。

6. **门诊与住院费用及构成** 反映医疗机构卫生费用在门诊和住院服务方面的分配与使用情况。

7. **医疗、预防保健和妇幼卫生费用的比例** 该指标反映卫生费用在医疗、预防保健和妇幼卫生服务方面的分配情况,是卫生部门在进行卫生费用分配时应当首先考虑的问题。

第四节 卫生服务综合评价

综合评价也可称为多变量评价,是将反映评价对象特征的多项指标进行系统加工、有机整合,从总体上认识评价对象的优劣;或将多个单项评价指标组合成一个包含各个成分的综合指标,借以反映评价对象的全貌。

卫生服务综合评价是指从卫生服务的多个侧面出发,围绕特定的评价目标、评价对象和评价阶段,利用多项指标对卫生服务的计划、进展、成效和价值进行评估的过程。

卫生服务综合评价贯穿于整个卫生服务管理过程的始终,是卫生事业管理的一项重要内容,同时也是卫生事业规划和管理工作中的一个重要手段。卫生服务综合评价主要包括卫生服务计划评价、实施过程和进展评价以及结果评价三个方面,是一项社会性、政策性、连续性很强的系统工作。卫生服务的对象是社会人群,评价卫生服务社会效益和经济效益的最终指标是人群健康水平和社会卫生状况得到改善与提高的程度。通过精心设计卫生服务综合评价方法和指标,了解卫生服务计划是否按预定目标和方向推进,适时、有效地开展评价工作,可以为制订新的卫生服务计划提供建设性的方案和措施。

一、卫生服务综合评价的意义与目的

卫生服务综合评价的目的在于通过评价来了解居民的卫生服务需要和需求,探讨影响居民卫生服务需要和利用的因素,便于人们更好地理解卫生问题,更有效地配置和利用现有的卫生资源,更合理地组织各项卫生服务,提高卫生服务工作的效益、效率,阐明卫生服务工作的进展和成效,为调整与改进各项卫生服务计划提供科学依据,有助于保障卫生资源利用的有效性和公平性、提高人群的健康水平和改善社会卫生状况。

二、卫生服务综合评价的主要内容

1. 适宜程度 指所制订和执行的各项卫生服务计划是否适应社会、经济、文化、卫生发展水平和现行的卫生政策,提出的目标和措施、配置的卫生资源是否适应当地居民的健康需要或需求,在经济、技术、民意支持方面是否可行。通过评价卫生服务的适宜程度,可以帮助了解和掌握计划、政策、活动、措施、卫生服务机构及其功能的合理性。

2. 足够程度 指在制订卫生服务计划过程中对各种主要问题是否明确及对其重视程度,从而在人力、物力等一系列卫生资源的配置上给予足够保证。

3. 进度 指将开展的各项卫生服务计划实施情况与预期目标进行比较,评价成功和不足的原因,提出需要引起重视的问题,并及时向决策者或项目组织者反馈,必要时进行相关调整与改进,以保证计划的顺利实施。

4. 效率 即卫生规划或活动取得的成效与投入的卫生资源(包括人力、物力、财力、技术和时间等)之间的对比。效率评价的目的在于改善卫生服务系统的工作效率,提高管理水平。

5. 效果 指卫生服务计划在实施过程中或结束阶段,对解决某个(些)卫生问题所取得的成效或计划预期目标实际达到的程度。效果评价的目的是对卫生服务计划的价值作出科学评判。在可能的情况下,尽量采用一些定量或半定量的指标来测量目标实际达到的程度,以更确切地反映评价目标,便于效果之间的定量分析和相互比较。

6. 影响 指一项卫生服务计划的实施对社会、经济、卫生发展和居民健康的贡献和影响,也可以是评价其结果的可持续性。

三、卫生服务综合评价指标的筛选原则

在卫生服务综合评价中,评价结果的正确与否与评价指标的选择是否恰当有很大关系。建立科学、合理的卫生服务综合评价指标体系是开展评价工作的前提,也是评价能否准确反映评价对象真实情况的关键。一套适宜的综合评价指标体系所包括的指标既要能够较全面地反映评价对象的特征、水平以及卫生服务的整体状况,同时,指标数量又要尽量少而精,以降低评价的难度和复杂性。如何从众多的指标中筛选出有代表性的指标,通常需要满足下列几项要求:

1. 重要性(important)和实用性(useful) 要求所选指标是较为公认的重要且实用的指标,能反映某一(些)方面的情况。

2. 有效性(valid) 要求所选指标能确切反映评价目标的内容和实现的程度,一般可根据实际情况和经验进行判断。

3. 特异性(specific) 要求所选指标有其特点,能从一定角度有针对性地反映某个方面的情况,且不能被其他指标所取代。

4. 敏感性(sensitive) 要求所选指标灵敏,区分能力强,能迅速鉴别事物的变化水平。

5. 代表性(representative) 要求所选指标包含的信息量大,能在一定程度上反映其他指

标的信息。

6. 可靠性（reliable） 要求所选指标能真实、可靠地反映实际情况。

7. 可获得性（accessible） 要求所选指标容易获得，并尽可能充分利用常规登记报告资料。

四、卫生服务综合评价模式

卫生服务综合评价涉及多个方面，包括人群的卫生服务需要、卫生服务利用、卫生资源投入及产出的社会效益和经济效益等。对一项涉及面较广的卫生服务项目进行综合评价时，要综合考虑社会经济环境和卫生服务计划所处的阶段，选择与之相适应的评价技术与方法，从不同的角度出发，对其进行全方位、多层次、多环节、多因素的综合评价，使卫生服务的成效及其影响能够得到较为全面的反映。由于评价的性质、目的、角度、层次、侧重点等方面的不同，国内外至今尚未对卫生服务综合评价的范围、内容和指标体系形成广泛的共识。

派克（R·Parker）根据系统分析的观点，从卫生服务系统每一个要素的特征以及各个要素间的相互关系出发，提出从人群卫生服务需要量、卫生资源投入量、卫生服务产出量、工作过程、结果、效益、效果7个方面进行评价。

劳埃姆（M·Roemer）根据卫生服务的内容，建议从8个方面进行评价：①项目目标评价；②医疗服务需要量评价；③卫生服务利用接受能力评价；④卫生资源评价；⑤工作、活动和态度评价；⑥工作过程评价；⑦结果与效果评价；⑧费用与效益评价。

萨盖特（Sackett）根据卫生服务研究的对象，在《预防医学与公共卫生》一书中提出：卫生服务综合评价应围绕卫生服务是否有效，公众能否利用到有效的卫生服务，提供服务的数量和质量是否充分、可靠，以及费用是否低廉4个方面进行评价。

1976年，WHO通过对美国、加拿大、阿根廷、英国、荷兰、芬兰、前南斯拉夫7个国家12个地区卫生服务的效益和效果进行抽样调查，提出了卫生服务综合评价模式（表8-4）。其基本思路是将人群卫生服务需要量、卫生服务利用量及卫生资源投入量按平均数划分高低，由此形成8类组合，评价一个国家或地区的卫生服务状况，为卫生资源的合理配置和制订卫生事业发展规划提供依据。

表8-4 卫生服务综合评价模式

卫生服务利用	高卫生服务需要		低卫生服务需要	
	高卫生资源投入	低卫生资源投入	高卫生资源投入	低卫生资源投入
高	A型（平衡型）资源分配适宜	B型 资源利用率高	E型 资源过度利用	F型 资源利用率高
低	C型 资源利用率低	D型 资源投入低	G型 资源投入过度	H型（平衡型）资源分配适宜

A型：人群卫生服务需要量大，卫生资源投入充足，卫生服务利用量大，三者之间在高水平状态下保持平衡。

B型：人群卫生服务需要量大，卫生资源投入不足，卫生服务利用量大，低卫生资源投入与高卫生需要不相适应，应向A型转化。

C型：人群卫生服务需要量大，卫生资源投入充足，卫生服务利用量小，需研究影响人群卫生服务利用的因素，提高卫生服务的效益。

D型：人群卫生服务需要量大，卫生资源投入不足，卫生服务利用量小，人群卫生服务需要得不到充分满足，应增加卫生资源投入，提高卫生服务利用量，以适应人群卫生服务需要。

E 型：人群卫生服务需要量小，卫生资源投入充足，卫生服务利用量大，可能存在过度利用卫生服务和卫生资源浪费的情况。

F 型：人群卫生服务需要量小，卫生资源投入不足，卫生服务利用量大，低卫生资源投入，高卫生服务利用，是卫生服务效益良好的表现。

G 型：人群卫生服务需要量小，卫生资源投入充足，卫生服务利用量小，卫生资源投入过度，应向 H 型转化。

H 型：人群卫生服务需要量小，卫生资源投入不足，卫生服务利用量小，三者之间在低水平状态下保持平衡。

（朱滨海）

第九章 社会卫生状况与卫生策略

第一节 社会卫生状况及评价

一、社会卫生状况及评价的内涵

(一) 社会卫生状况的涵义

社会卫生状况是指人群的健康,以及影响人群健康的诸多社会因素的状况。

社会卫生状况评价的内容主要包括两大方面:人群健康状况评价、与人群健康相关的影响因素评价。人群健康状况评价主要包括人口状况、生长发育、营养水平、疾病与残疾、死亡与平均寿命等评价。与健康相关的影响因素评价主要包括卫生政策、与健康相关的社会及经济状况、卫生保健、卫生行为等评价。

社会卫生状况是评价一个国家或地区卫生事业发展不可缺少的卫生信息。

(二) 社会卫生状况评价

1. 社会卫生状况评价的意义　评价社会卫生状况的意义在于:对于卫生服务提供者,找出主要的社会卫生问题、发现重点保护人群及重点防治对象。对于卫生决策和管理者,有助于科学制订及改善社会卫生措施,动员有限的卫生资源,最大限度地促进人群的健康。对于外部资助者及干预措施的实施者,可以有针对性地配置卫生资源,实施干预措施。

2. 社会卫生状况评价的程序

(1) 确定被评价社会卫生状况的内涵:确定是对人群健康状况的评价还是对影响人群健康状况因素的评价。如果是对人群健康状况的评价,应根据世界卫生组织界定的生物—心理—社会三维健康的概念来进行评价。如果是对影响人群健康状况的因素的评价,应重点对卫生政策、与健康相关的社会及经济状况、卫生保健、卫生行为等进行评价。

(2) 界定社会卫生状况评价的具体范畴:世界卫生组织提出人群健康状况的评价包括三个范畴,即①核心范畴,包括听力、疼痛、认知能力、行动能力等10个方面;②核心边缘范畴,包括社会职能、交流能力等4个方面;③健康相关范畴,包括自理能力、人际关系等3个方面(图9-1)。

(3) 根据所确定的具体范畴寻找适宜的有针对性的指标:社会卫生状况评价指标的确定可以参考两种方法。一种是德尔菲法(专家咨询法)筛选评价指标;一种是通过查阅文献资料,获取相关评价指标。

(4) 开展社会卫生状况评价的资料收集工作:根据所确定的社会卫生状况的评价指标,搜集相关评价资料。

(5) 分析、归纳评价指标,得出评价结论:通过对相关评价指标的整理、分析,评价社会卫生状况,得出社会卫生状况评价的结论。

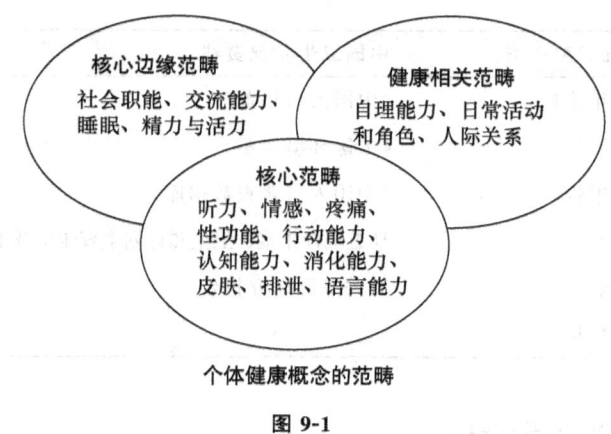

图 9-1　个体健康概念的范畴

二、社会卫生状况评价资料的来源

(一) 文献资料

1. 生命统计资料　生命统计资料是一种重要的和基本的资料，包括出生、死亡、婚育等指标。来源于医院、妇幼保健院、公安局、民政局等。

2. 人口普查资料　人口普查资料是社会、经济和人口统计情报（如人口死亡率、出生率、人口自然增长率、15岁及以上人口识字率和平均期望寿命等指标）重要来源。来源于人口普查（每10年一次）。

3. 卫生服务常规登记资料　易于获得，费用低，信息量大，并具有连续性，可以用来进行纵向分析。来源于医疗机构（可获得疾病的发病率，患病率，死亡率和门、急诊和住院信息）、妇幼保健所（可获得婴儿、孕产妇死亡率等信息）、卫生防疫部门（可获得环境卫生、地方病、卫生监督等信息）、卫生局（可获得卫生经费、设备、设施信息）、食品卫生监督部门、职业卫生机构、儿童计划免疫部门等。

4. 疾病登记　可以提供某个系统或某种疾病的发病、死亡、治疗和其他情报。疾病登记工作需要所有卫生服务机构密切合作，以避免漏报。资料来源以医院为主，社区卫生服务中心也应被纳入该信息报告系统。

5. 卫生相关部门的资料　通过这部分资料可以掌握与健康相关的自然环境和社会经济状况等信息，由非卫生专业人员提供。资料来源机构包括气象、环保等部门，统计局，工农业生产部门，以及民政、教育等部门。

(二) 调查和监测资料

1. 调查资料　有些资料无法从文献资料及常规登记表中获得，需要开展专题现场调查。常用的现场调查方法有3种：家庭调查、机构调查和典型调查。

2. 监测数据　传染病和慢性非传染性疾病是一个国家或地区疾病防治工作的重点，需要设立疾病监测点来监测这些疾病的发生、发展及流行情况。例如通过对某地区肺结核、高血压、肿瘤等疾病监测数据的分析，可以对该地区需要的公共卫生规划作出决策。

(三) 其他国内外资料源

世界卫生状况资料	中国卫生状况资料
《世界卫生报告》	《中国卫生和计划生育年鉴》
《世界儿童状况报告》	《中国卫生统计年鉴》
	《中国统计年鉴》

续表

世界卫生状况资料	中国卫生状况资料
《世界卫生统计年鉴》	《中国人口年鉴》
《世界卫生统计》	《中国环境年鉴》
《世界人口状况报告》	《中国人口普查数据库》
《世界发展报告》	地方统计年鉴、卫生和计划生育年鉴及卫生统计年鉴等
《世界人口数据表》	有关专题研究报告
《亚太地区人口数据表》	

三、社会卫生状况评价指标

(一) 卫生政策指标

1. 各级政府及其领导人对人民健康的政治承诺（法律条例等措施）。
2. 资源分配（卫生经费比、社会发展经费比、初级卫生保健经费比）。
3. 健康资源分配的公平、合理程度（人均卫生经费、人均初级卫生保健经费、床位数、医师数等）。
4. 社区参与度。
5. 部门协调机制。

(二) 地区评价指标

生命质量指数（physical quality of life index, PQLI）是为评价物质福利的水平而开发的一个综合指标，该指标是在原美国海外开发委员会主席詹姆斯·格蒙特和研究员大卫·莫里斯的指导下，于1975年由美国海外开发委员会提出的，并于1977年作为评价贫困居民生命质量的指标正式公布，旨在评价世界最贫困国家在满足人们基本需要方面所取得的成就。它取决于如下内容：

1. 婴儿死亡率指数　婴儿死亡率指数＝229－婴儿死亡率/2.22。
2. 1岁平均寿命指数　1岁平均寿命指数＝（1岁平均寿命－38）/0.39。
3. 识字率指数　识字率指数＝全国15岁以上人口识字的百分比。

PQLI＝（识字率指数＋婴儿死亡率指数＋1岁平均寿命指数）/3

(三) 平均预期寿命评价方法

平均预期寿命又称预期寿命，是寿命表中的重要指标之一，依据年龄别死亡率计算而得。该指标既能综合反映各个年龄组的死亡水平，又能预期寿命的长短。它和死亡率是一个事物的两个相反方面，死亡率低，平均预期寿命就高。因不受人口年龄构成的影响，对各地区平均预期寿命可直接比较。平均预期寿命是评价人群健康状况、社会经济发展和人民生命质量的一个常用的重要指标。

(四) 复合型指标

1. 减寿人年数（potential years of life lost, PYLL）　某一人群在一定时期内（通常为1年）在目标生存年龄（通常为70岁或平均预期寿命）以内因死亡所造成的寿命减少的总人年数，即因"早死"共损失的人年数。

2. 无残疾预期寿命（life expectancy free of disability, LEFD）　以残疾作为观察终点，代替普通寿命表中的死亡。它运用现实寿命表的计算原理，通过扣除残疾状态下所消耗的平均寿命，从而得到无残疾状态下的平均生存年数。

3. 伤残调整生命年（disability adjusted life year, DALY）　伤残调整生命年是评价人群健

康状况的一个新的综合指标,是在综合考虑人群因早死损失的健康生命年与因伤残损失的健康生命年基础上,再以生命年的年龄相对值(年龄权数)和时间相对值(贴现率)为权数计算而得到的。DALY 指标不仅能合理、综合反映一个国家或地区人群的健康状况,还可应用于疾病负担、医疗卫生干预措施的效果评价等,并且该指标在不同群体间具有可比性。

4. 健康预期寿命(disability adjusted life expectancy, DALE) 是世界卫生组织开发的一个最新的衡量健康的指标,在《2000 年世界卫生报告》中被称为伤残调整预期寿命,可以理解为完全健康预期寿命,是消除了死亡和伤残影响之后的平均期望寿命。

(五)社会指标

1. 人口统计指标(自然增长率、人口负担系数)。
2. 文化教育指标。
3. 人均住房面积。
4. 食物供应、人均热量。

(六)健康相关指标

1. 人口学指标

(1) 人口自然增长率:指在一定时期内,人口的自然增加数与年平均人口数(或年中数)之比。计算公式:

人口自然增长率=(本年出生人数-本年死亡人数)/年平均人口数×1000‰=人口出生率-人口死亡率

(2) 人口负担系数:又称抚养比,反映人口年龄构成对社会经济状况的影响,指人口中非劳动年龄人口数与劳动年龄人口数之比。在发达国家指 15~64 岁人口,在发展中国家指 15~59 岁人口。计算公式:

人口负担系数=(14 岁及以下人口数+65 岁及以上人口数)/(15~64 岁人口数)×100%

抚养比低于 50% 为低抚养,高于 50% 为高抚养。

(3) 年龄中位数:是反映人口老龄化的指标。将人群分成数量相等的两部分,分界年龄段就是年龄中位数。

2. 自然环境资料

(1) 公共场所卫生监督率。
(2) 年空气污染天数比例。
(3) 人均居住面积。
(4) 卫生厕所普及率。
(5) 垃圾管理合格率。
(6) 自来水入户比例。

3. 社会环境资料

(1) 15 岁以上识字率(识 500 字以上人数比)。
(2) 人均国民生产总值(gross national product,GNP)。
(3) 人均国内生产总值(gross domestic product,GDP)。
(4) 人均收入。
(5) 劳动人口就业率。
(6) 恩格尔系数(食品支出占总支出的比例)。

(七)卫生保健指标

1. 医疗需要量指标 是根据人们患病的频率和严重程度提出的对医疗需求的综合指标,包括:①两周每千人患病率;②慢性病患病率;③两周每千人因病伤休工、休学卧床天数;④残疾率。

2. 预防保健服务指标
(1) 计划免疫率。
(2) 孕产妇管理率。
(3) 儿童系统管理率。
(4) 健康教育覆盖率。

3. 卫生资源指标
(1) 资源分配（卫生经费比、社会发展经费比、初级卫生保健经费比）。
(2) 健康资源分配的公平、合理程度。
(3) 人均卫生经费。
(4) 人均初级卫生保健经费。
(5) 每万人口病床位数。
(6) 每万人口医师数。
(7) 每万人口护士数。

(八) 健康状况指标
(1) 出生率（‰）。
(2) 死亡率（‰）。
(3) 婴儿死亡率（‰）：指某地某年未满周岁的婴儿死亡人数与同年活产数之比。
(4) 5 岁以下儿童死亡率（‰）。
(5) 孕产妇死亡率（10 万）：指年内孕产妇死亡人数与同期活产数之比。

(九) 疾病统计指标
(1) 发病率：表示观察期内，可能发生某种疾病的一定人数中新发该病的频率。最常见的观察期为 1 年。
(2) 患病率：是指观察期内，一定人群中存在或流行某种疾病的频度。
(3) 病死率：一定时期内，患某种疾病的全部患者因该病死亡者所占的比例。

第二节 卫生政策制订

一、卫生政策概述

(一) 卫生政策的概念

政策的定义很多，《辞海》将政策定义为国家、政党为实现一定历史时期的路线和任务而规定的行动准则。国外有学者认为，政策是一种含有目标、价值与策略的大型计划。现代政策科学家认为，政策是指政党、国家机关和其他政治团体在特定环境和一定历史时期，以特定价值取向为引导，为实现特定目标或完成某项任务而制订的行为规范和指南，是一系列法律、法规、路线、方针、战略、策略、计划和措施等的总和。

(二) 卫生政策的特点

1. 价值取向或政治性 政策主体包括政党、政府和社会团体，政策主体的价值取向必然影响政策的制订，政策要实现的目标和采取的行动代表政策主体的利益。

2. 合法性、权威性和强迫性 政策的制订必须经过一定的严格程序。任何一项政策都必须具有合法性，否则就不能成为一项政策。同时，政策必须具有权威性，作为社会、团体和个人行为的规范和指导，必须得到所涉及对象的认可和接受，无论是出于自愿还是强迫。

3. 公益性 卫生政策以保障人民健康为根本目的，而人民健康水平的改善具有极强的公益性。卫生服务体系构建、医疗保险筹资、政府职责等方面都应充分体现公益性。

4. **系统性** 卫生政策的系统性体现在政策层级和执行体系两个方面。政策层级的系统性表现为卫生政策通常是在统一框架内从总体政策到具体政策发展形成的。卫生政策的执行体系包括中央政府及其相关部门和机构、各级地方政府及其相关部门和机构，构成了政策执行的完整体系。

5. **阶段性** 卫生政策的制订和执行与当时的社会经济发展水平、公众健康状况和主要卫生问题等因素密切相关。例如：在改革开放初期，针对当时医疗卫生资源严重不足、政府负担较重、服务效率不高等问题，卫生政策的出发点只是减轻财政负担、充分调动医院积极性。从21世纪开始，"看病难，看病贵"日益成为公众和政府高度关注的热点。《国民经济和社会发展第十一个五年规化纲要》明确提出了"加大政府投入力度，认真解决群众看病难、看病贵的问题"，坚持公共医疗卫生的公益性质成为这一时期卫生改革政策的最重要特征。

6. **复杂性** 卫生政策的制订和实施涉及卫生体制、卫生筹资、服务提供、卫生人力、监管规制等复杂的因素，还隐含着政治导向、价值观念、文化习俗等诸多深层次影响。卫生政策是一个复杂的动态系统，包含了从问题提出与确认、问题议程设定、政策制订、政策实施、政策评价等一系列的行动。不是所有的卫生与健康问题都会成为卫生政策问题，政策问题的提出、确认以及如何进入决策议程是制订卫生政策的前提。卫生政策的功能与特点影响着卫生政策的制订与执行。

（三）卫生政策的功能

1. **规制功能** 卫生政策的规制功能就是通过各种规范化手段，将与卫生相关的各种行为规范制约在法律、法规以及道德伦理许可的范围内，并最大限度地保证各种卫生服务供给与分配的公平性、可及性与效率，最终确保政策目标的有效实现。

2. **导向功能** 政策能够引导组织及个人的行为和事物的发展方向。卫生政策的制订和实施会引导卫生人力、物力、财力等资源在空间和流向上的变动，这些变动影响人们的预期和行为，进而影响卫生政策目标的最终实现。

3. **分配功能** 卫生政策的基本目的之一就是将有限的卫生资源进行公平、合理的分配。

4. **协调功能** 卫生政策的制订与实施有很多的利益相关者，包括政府、公众、服务供给者、保险组织、企业、社会组织等。卫生政策的一项重要功能就是要协调不同方面的利益关系，使政策过程中的各个环节、各个利益相关者尽可能协调一致，充分发挥各自能力，形成政策合力，实现政策既定目标。

二、卫生政策制订

（一）政策问题界定

所谓问题，就是社会事实状态与期望之间的差距。当社会大多数人就某种事实情况感觉与其利益、期望有较严重的矛盾和冲突，进而通过团体或组织活动，要求政府或其他公共部门采取行动加以解决时，这一问题就可能成为政策问题。

（二）政策问题的确认

当一个政策问题被提出后，就需要政府或相关公共组织加以确认和分析，目的在于明确问题边界、分析问题根源，以推动议程设定和政策制订、实施等后续环节。

（三）政策议程

1. **确定政策目标** 卫生政策目标是政策制订者为实现一定的卫生工作目标而制订的一系列指标。

2. **设计政策方案** 当政策思路和目标体系确定后，便进入政策方案设计阶段，通过对各种相关信息的收集、整理、分析和判断，提出一个或几个卫生政策方案，它包括轮廓设想和细节设计两个步骤。

3. 选定备选方案　选择备选方案的方法通常有效用分析法、决策树法、灵敏度分析、优序图分析和层次分析。

4. 论证政策方案　设计出各种政策方案之后，就要对它们进行评估和论证，也就是为所有的政策方案抉择提供科学依据。政策方案的评估主要包括价值评估、效果评估、风险评估和可行性评估，其中，可行性评估是政策方案评估的重点。

5. 政策方案的合法化　当一项政策方案被确定为采纳方案之后，还不能马上付诸实施，需经过行政程序或法律程序使其合法化，政策方能在现实中具有权威性和合法性，这样在实践中才具有约束力，才能得到人们的认可和接受，从而减少行政执行中的阻力。

(四) 政策的实施

卫生政策的执行又称卫生政策的实施，是指政策执行者通过建立组织机构，运用各种资源，采取解释、宣传、实验、协调与控制等各种行动，将已制订的政策内容转化为实际效果，从而实现既定政策目标的活动过程。

1. 预备阶段　预备阶段主要任务是明确政策内涵，确定具体实施目标，对政策实施中可能存在的动力与阻力进行分析。

2. 制订实施方案　制订实施方案是政策有效实施的第一步和关键环节。

3. 配置实施资源　政策实施需要调动大量资源，卫生政策也是如此。

4. 组织实施　卫生政策实施是按照既定方案，调动各种资源实现政策目标的过程。

三、卫生政策分析方法

(一) 利益相关者分析

利益相关者分析是指运用定性和定量的工具，了解与政策议题有切身相关利益的人、机构或团体的立场及政策对其的影响，以完善政策制订、促进政策执行的方法。利益相关者分析包括4个步骤：第一步，确定利益相关者。第二步，估计利益相关者的利益，以及政策目标对其利益的可能影响。第三步，评价利益相关者动用资源的能力。第四步，判断各个利益相关集团的立场。

(二) 政策图解分析

政策图解分析指借助条线化的图形，标注出利益相关者之间以及其与政策制订者之间的相互关系，达到简化环境因素，精简信息量的目的。通过政策图解分析可以了解政策的支持程度、支持的凝聚程度和摇摆程度。

(三) SWOT 分析

SWOT 分析就是将与研究对象密切相关的各种主要内部优势（strengths）、劣势（weaknesses）以及外部的机会（opportunities）和威胁（threats）等，通过调查列举出来，并依照矩阵形式排列，然后用系统分析的方法，把各种因素相互匹配起来加以分析，从中得出一系列相应的结论，而结论通常带有一定的决策性。

第三节　全球社会卫生状况和社会卫生策略

一、全球社会卫生状况

(一) 全世界范围内的预期寿命延长

最明确的健康水平提高的指标之一就是人口寿命的大幅延长。在过去60年里，全球预期寿命延长了至少 23 岁。据联合国人口司预计，到 2050 年全球预期寿命将会再延长 7 岁（图 9-2）。图 9-2 依据特定年份出生的婴儿出生当年的特定年龄死亡率来对其寿命进行估计。1950～2010 年预期寿命的稳定延长显示了婴儿及儿童死亡率的显著下降（全球婴儿死亡率从 1950 年的 135/千例活产婴儿下降至 2010 年的 37/千例活产婴儿）和成人寿命的延长。在人类历史的大部分时间里，预期寿命都在 25～30 岁徘徊，因此近期和预期的寿命延长堪称人类取得的最大成就之一。

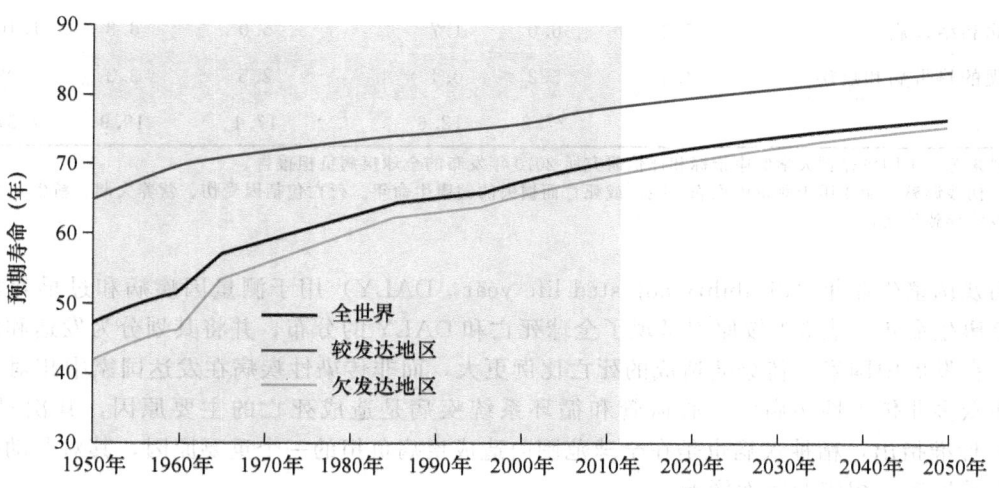

图 9-2　世界范围预期寿命
资料来源：联合国发布的《世界人口展望》（2013 年）

（二）发展中国家和发达国家呈现出疾病负担的差异

对于发展中经济体来说，传染病是更为危险的致命因素，而在发达经济体中，非传染性疾病更加普遍（表 9-1）。

表 9-1　全球疾病负担的差异

疾病类型	伤残调整生命年的比例（%）			死亡比例（%）		
	全球	发展中国家	发达国家	全球	发展中国家	发达国家
非传染性疾病						
心血管和循环系统疾病	11.9	10.2	21.3	29.6	25.1	43.40
肿瘤	7.6	6.2	15.3	15.1	12.3	23.70
精神和行为障碍	7.4	6.7	11.1	0.4	0.3	1.00
肌肉骨骼疾病	6.7	5.7	12.3	0.3	0.3	0.40
糖尿病、泌尿生殖系统疾病、血液病和内分泌疾病	4.9	4.7	5.8	5.2	5.2	5.10
慢性呼吸系统疾病	4.8	4.8	4.5	7.2	7.9	5.00
神经障碍	3.0	2.7	4.4	2.4	1.9	4.10
肝硬化	1.3	1.2	1.7	1.9	2.0	2.00
消化系统疾病	1.3	1.3	1.5	2.1	2.1	2.20
其他非传染性疾病	5.1	5.1	5.2	1.2	1.4	0.60

续表

疾病类型	伤残调整生命年的比例（%）			死亡比例（%）		
	全球	发展中国家	发达国家	全球	发展中国家	发达国家
传染性疾病						
腹泻、下呼吸道感染及其他常见传染病	11.4	13.0	2.5	10.0	12.0	4.00
艾滋病和结核病	5.3	6.0	1.7	5.0	6.3	1.10
被忽视的热带病和疟疾	4.4	5.2	0.1	2.5	3.3	0.03
其他	24.9	27.2	12.6	17.1	19.9	7.37

资料来源：美国华盛顿大学健康指标和评估研究所2010年发布的全球疾病负担报告。

注：伤残调整生命年用于测量因疾病、残疾或死亡而损失的健康生命年。死亡包括因受伤、营养失调、新生儿合并症和分娩并发症导致的死亡

伤残调整生命年（disability adjusted life year，DALY）用于测量因疾病和过早死亡而损失的健康生命年。表9-1按原因呈现了全球死亡和DALY的分布，并将其划分为发达和发展中国家。在发展中国家，传染病造成的死亡比例更大，而非传染性疾病在发达国家中相对更加突出。在众多非传染性疾病中，心血管和循环系统疾病是造成死亡的主要原因，其次是癌症。DALY标准指出，精神疾病也是在全球范围内造成疾病负担的一个重要原因，其对劳动生产率和生命质量产生相应的负面影响。

（三）孕产妇和儿童健康状况仍不容忽视

2013年，共有630万名儿童不到5岁就已经死亡。1990年，每千例活产婴儿中有90人死亡，2013年这一数字下降到46人。虽然这是一项重大的进展，但仍突显出医疗卫生体系的重大失败。依靠现有知识和相对廉价的干预措施（如接种疫苗、口服补液、改善营养、避孕、使用杀虫剂处理过的蚊帐、产前保健的改进以及依赖技术熟练的接生员），大部分的儿童早期死亡是可以预防的。意外怀孕也是造成婴儿和产妇死亡的一个重要因素。2012年全球2.13亿怀孕妇女中非计划妊娠人数占40%。这些非计划妊娠中，38%的妇女最终能够安全生产，据估计大约有30万名孕产妇因妊娠和分娩过程中出现并发症而死亡，这一比例令人惊讶。

（四）健康状况差距扩大，存在不同程度的健康不公平

全球卫生状况在诸多方面的最不和谐之处就是成绩与失败之间的巨大差距。例如：预期寿命最长的国家是日本（83岁），最短的是塞拉利昂（45岁），两国差距达38岁。全球有14个国家的预期寿命低于55岁，25个国家的预期寿命高于80岁。99%的儿童死亡发生在中等收入和低收入国家。低收入国家的儿童死亡率是高收入国家的12倍。全球范围内女性的预期寿命比男性长4年。

2012年，全球有28个国家（多数在撒哈拉沙漠以南的非洲，总人口约占世界人口的13%）用于卫生保健的人均支出不足50美元，16个国家（总人口占世界人口的10%）用于卫生保健的人均支出超过4000美元（图9-3）。其中，挪威的卫生保健支出额最高——人均9055美元，大约是厄立特里亚的600倍，该国人均卫生保健支出仅为15美元。

（五）非传染性疾病在全部疾病负担中所占的比例将不断上升

预计每年全球近5300万~5600万死亡人口中，因非传染性疾病死亡的人口占2/3，但是目前为根除非传染性疾病做出努力所能提供的经验仍不完全明确。

（六）健康危险因素有增无减

全世界共有9.67亿个成年吸烟者（占成年人口总数的18%），每年有将近600万人的死亡

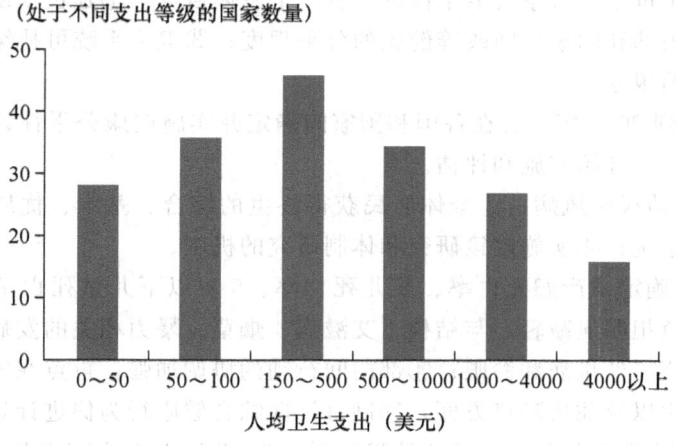

图 9-3　全球卫生支出额

资料来源：世界银行 2014 年发布的《世界发展指标》

注：2012 年的数据

与烟草有关。东欧、东亚和东南亚的烟草使用率最高。烟草也可以无烟的形式消耗，主要集中在南亚和东南亚。自 1980 年以来，虽然全球吸烟率（以及每个吸烟者消耗的香烟数量）下降了约 10 个百分点，但吸烟者的数量却随着人口数量的增长而增长。与烟草使用相关的疾病和死亡的首要原因是慢性阻塞性肺疾病，每年造成约 300 万人死亡。与吸烟密切相关的肺癌导致 150 万人死亡。从总体上看，女性的吸烟率明显低于男性，但近几十年来性别差距逐渐缩小。

最近几十年里，在农业和工业部门就业的人数减少，服务部门的就业率则取得了显著而广泛的增长。随着全球城市地区居住人口比例的增长，这一转变日益突出，因为城市地区进行体力活动的机会通常较少。20 世纪 50 年代，世界人口中有 30% 生活在城市地区，如今已增长到 54%。据世界卫生组织统计，2008 年全球 31% 的成年人缺乏锻炼。

因为人们摄入的水果和蔬菜较少，精制淀粉、糖、盐和脂肪较多，以致超重或肥胖的成年人（从 1980 年占全球人口的 29% 上升到 2013 年的 38%）及儿童不断增多（在同一时期，该比例从约 10% 增长到 14%）。体重过重可能会导致高血压、高血糖、高胆固醇血症以及心血管疾病、糖尿病和某些癌症。

全球范围内的酒精消耗量不断增长，尤其在中国和印度。很多人都有较高的不定期的酗酒率，酗酒会导致肝硬化、心脏病、癌症和伤害。乌克兰和俄罗斯的酗酒率很高，而且酗酒率往往随着各国人均收入的增长而上升。全球约 6% 的死亡与饮酒有关（男性为 7.6%，女性为 4%）。

二、全球社会卫生策略

（一）21 世纪人人享有卫生保健

在 1998 年召开的第 51 届世界卫生大会上，世界卫生组织各成员国发表了题为"21 世纪人人享有卫生保健"（health-for-all policy for the twenty-first century）的宣言。大会的主要内容是：①重申健康是每一个公民的基本人权，每个公民都有相同的权利、义务和责任来获得最大可能的健康；②人类健康水平的提高是社会经济发展的终极目标。

1. 社会基础　"21 世纪人人享有卫生保健"是一个理想，即在人们的生存机会中，最大限度地实现每个人的健康。其社会基础是：①承认享有最大可能的健康是一项基本人权；②重视政策、研究和服务提供过程的伦理方面；③消除个人之间和群体之间的不公平、不合理现象；④消除性别歧视，强调性别平等。

2. 总目标 "21世纪人人享有卫生保健"有三个总体目标：①延长预期寿命的同时提高生命质量；②在国家内部和国家之间改善健康的公平程度；③卫生系统可持续发展，保证人民利用这一系统所提供的服务。

3. 具体目标 到2005年：①在各国和国家间确定并实施健康公平性评估；②各成员国制订具体的行动计划，并开始实施和评估。

到2010年：①消灭麻风病；②全体居民获得终生的综合、基本、优质的卫生服务；③建立适宜的卫生信息系统；④实施政策研究和体制研究的机制。

到2020年：①确定孕产妇死亡率、婴儿死亡率、5岁以下儿童死亡率和平均预期寿命的具体目标；②全球负担明显减轻，与结核、艾滋病、烟草、暴力相关的发病和残疾上升趋势得到控制；③消灭麻疹、丝虫病和沙眼；④部门间行动的协调加强，重点在安全饮用水、环境卫生、营养和食品卫生以及住房环境方面；⑤制订社区综合健康行为促进计划并予以实施。

4. 政策基础 以健康为中心和可持续发展是"21世纪人人享有卫生保健"的政策基础。以健康为中心，更多地重视躯体、精神和社会健康，才能够保证个人、家庭、社区和国家实现其社会和经济目标。不仅要重视生命长度，而且更多的是要重视生命质量。

可持续发展的概念在于加强基础建设，包括基础的新建和改制。基础建设的概念不仅是结构，而且更重要的是宗旨和功能，如原有设施的改建，原有人力资源的重组，新领域人力的吸收，某些功能的增加或减少，筹资体制的改革，服务提供方式的改变，人们为维护自身健康观念上的改变等。卫生系统的改革，不可能脱离整个国家的经济社会变革，也就是既不能超前，也不能滞后。

5. 世界卫生组织建议的四项重大行动

(1) 与贫困作斗争，不仅仅是为贫困人口提供他们赖以生存所必需的物质，而且更重要的是寻找一种机制让他们能够通过自救改变生存的环境，采取卫生干预措施，打破贫困和不健康的恶性循环。

(2) 在所有环境（包括生活、工作、娱乐和学习所需的环境）中促进健康。通过社会行动促进健康，通过媒体形象倡导健康。

(3) 部门间的协调、协商和互利。卫生部门要敏感地意识到各个部门的动机，以便与之协调，实现在促进人类健康目标上的一致性。

(4) 将卫生列入可持续发展规划。

(二) 初级卫生保健

1. 初级卫生保健的提出 20世纪后期，世界卫生组织总结世界各国卫生服务的状况、效果和经验，针对世界各国所存在的健康问题提出了一项全球性的战略——到2000年所有人都应当达到能使他们在社会和经济方面富有成效的生活所需要的健康水平。世界卫生组织和联合国儿童基金会于1978年在前苏联哈萨克共和国（现哈萨克斯坦共和国）首府阿拉木图召开了国际初级卫生保健大会，大会上发表了《阿拉木图宣言》和一份世界健康报告，提出了"人人享有卫生保健"策略，明确指出初级卫生保健是实现人人享有卫生保健的关键。

2. 初级卫生保健的概念 《阿拉木图宣言》中提出：初级卫生保健是一种基本的卫生保健，它依靠切实可行、学术上可靠又为社会所接受的方式和技术，是社区的个人与家庭通过积极参与普遍能够享受的，费用也是社区或国家在发展的各个时期本着自力更生及自觉精神能够负担得起的。它既是国家卫生系统的一个组成部分、功能中心和活动的焦点，也是整个社会经济发展的一个组成部分。它是个人、家庭和社区与国家卫生系统接触的第一环，能使卫生保健尽可能接近于人民居住及工作的场所，它还是卫生保健持续进程的起始一级。

3. 初级卫生保健的基本原则

(1) 社会公正：初级卫生保健要体现卫生资源和卫生服务分配与利用的公正性。

(2) 社区参与：必须发挥社区和人民群众在参与改变不良行为和生活习惯中的作用。

(3) 成本效果和成本效益：必须以最低成本产生最大效益的方式来分配和利用资源。

(4) 部门间协作行动：政府领导，卫生部门与各部门共同参与，协同一致。

(5) 预防为主：初级卫生保健要以寻找和消除各种致病因素为核心，重视致病因素对生命和健康的影响，重点是预防和促进健康。

4. 初级卫生保健的基本内容

(1) 基本任务：①促进健康，加强自我保健，增强体质和心理健康。②预防，在发病前期采取措施，防止疾病的发生。③治疗，在发病初期采取措施，防止疾病继续发展。早期发现、早期诊断、及时治疗。④康复，患者症状和体征已经出现，防止并发症和残疾。防止病残，加强康复。

(2) 八项基本要素：①加强必要的营养和供应充足的安全饮用水；②基本的环境卫生；③开展包括计划生育在内的妇幼保健工作；④主要传染病的预防接种；⑤地方病的预防和控制；⑥当前主要卫生问题及其预防控制方法的宣传教育；⑦常见病和外伤的恰当处理；⑧保证基本药物的供应。

(三) 千年发展目标

2000年9月，在联合国千年首脑会议上，世界各国领导人就消除贫穷、饥饿、疾病、文盲、环境恶化和对妇女的歧视，商定了一套有时限的目标和指标。这些目标和指标被置于全球议程的核心，统称为千年发展目标（Millennium Development Goals，MDGs）。所有目标完成时间是2015年。这是一幅由全世界所有国家和主要发展机构共同展现的蓝图。这些国家和机构已全力以赴来满足全世界最贫困的人的需求。

联合国千年发展目标共有八项：

1. 消灭极端贫穷和饥饿　包括：①靠每日不到1美元维生的人口比例减半；②使所有人包括妇女和年轻人都享有充分的生产、就业和体面工作；③挨饿的人口比例减半。

2. 普及小学教育　确保不论男童或女童都能完成全部初等教育课程。

3. 促进两性平等并赋予妇女权利　最好到2005年在小学教育和中学教育中消除两性差距，至迟于2015年在各级教育中消除此种差距。

4. 降低儿童死亡率　5岁以下儿童的死亡率降低2/3。

5. 改善产妇保健　包括：①产妇死亡率降低3/4。②到2015年实现普遍享有生殖保健。

6. 对抗艾滋病病毒以及其他疾病　①遏止并开始扭转艾滋病病毒/艾滋病的蔓延；②到2010年向所有需要者普遍提供艾滋病病毒/艾滋病治疗；③遏止并开始扭转疟疾和其他主要疾病的发病率增长趋势。

7. 确保环境的可持续能力　包括：①将可持续发展原则纳入国家政策和方案，扭转环境资源的流失；②减少生物多样性的丧失，到2010年显著降低丧失率；③到2015年将无法持续获得安全饮用水和基本卫生设施的人口比例减半；④到2020年使至少1亿贫民窟居民的生活有明显改善。

8. 全球合作促进发展　进一步发展开放的、遵循规则的、可预测的、非歧视性的贸易和金融体制、包括在国家和国际两级致力于善政、发展和减轻贫穷。

第四节　我国社会卫生状况和社会卫生策略

一、我国社会卫生状况

(一) 人群健康状况

1. 人口预期寿命　从总体水平来看，我国居民健康状况得到了一定改善，但是在不同特

第九章 社会卫生状况与卫生策略

殊人群（如婴儿、孕产妇）之间差异显著。虽然我国人均预期寿命已由建国初期的 35 岁延长到 2005 年的 73 岁，再到 2010 年的 74.83 岁，但根据 2011 年《中国卫生统计年鉴》人民健康水平的详细数据资料，不同地域和人群间的健康差异较为显著，东西部省份人均预期寿命相差最大者达 15 岁。

表 9-2 人均预期寿命（岁）

年份	资料来源	合计	男性	女性
2000	全国第五次人口普查	71.4	69.6	73.3
2005	人口变动情况抽样调查	73.0	71.0	74.0
2010	全国第六次人口普查	74.8	72.4	77.4

注：人均预期寿命指出生时预期寿命

2. 孕产妇及儿童健康状况　孕产妇死亡率和婴儿死亡率是衡量一个国家或地区社会进步和经济发展的敏感指标，反映一个国家或地区的政治、经济、文化教育、妇幼保健工作质量和居民健康状况，已经被列为中国妇女和儿童发展纲要的重要指标并成为卫生工作的三大指标之一（表 9-3）。

表 9-3 监测地区孕产妇及 5 岁以下儿童死亡率

指标	2005 年	2008 年	2009 年	2010 年	2011 年	2012 年
孕产妇死亡率（1/10 万）	47.4	34.2	31.9	30.0	26.1	24.5
城市	25.0	29.2	26.6	29.7	25.2	22.2
农村	53.8	36.1	34.0	30.1	26.5	25.6
5 岁以下儿童死亡率（‰）	22.5	18.5	17.2	16.4	15.6	13.2
城市	10.7	7.9	7.6	7.3	7.1	5.9
农村	25.7	22.7	21.1	20.1	19.1	16.2
婴儿死亡率（‰）	19.0	14.9	13.8	13.1	12.1	10.3
城市	9.1	6.5	6.2	5.8	5.8	5.2
农村	21.6	18.4	17.0	16.1	14.7	12.4
新生儿死亡率（‰）	13.2	10.2	9.0	8.3	7.8	6.9
城市	7.5	5.0	4.5	4.1	4.0	3.9
农村	14.7	12.3	10.8	10.0	9.4	8.1

补充资料：新中国成立前孕产妇死亡率为 150/10 000

3. 慢性非传染性疾病是城乡居民主要死因　慢性非传染性疾病已经成为我国城乡居民的主要死因（表 9-4）。

表 9-4 部分地区居民前十位疾病死亡专率及死因构成（2012 年）

顺位	城市			农村		
	死亡原因（ICD-10）	死亡专率（1/100 000）	构成（%）	死亡原因（ICD-10）	死亡专率（1/100 000）	构成（%）
1	恶性肿瘤	164.51	26.81	恶性肿瘤	151.47	22.96
2	心脏病	131.64	21.45	脑血管病	135.95	20.61

续表

顺位	城市			农村		
	死亡原因 (ICD-10)	死亡专率 (1/100 000)	构成 (%)	死亡原因 (ICD-10)	死亡专率 (1/100 000)	构成 (%)
3	脑血管病	120.33	19.61	心脏病	119.50	18.11
4	呼吸系统疾病	75.59	12.32	呼吸系统疾病	103.90	15.75
5	损伤及中毒	34.79	5.67	损伤及中毒	58.86	8.92
6	内分泌营养和代谢病	17.32	2.82	消化系统疾病	16.79	2.54
7	消化系统疾病	15.25	2.48	内分泌营养和代谢病	10.66	1.62
8	神经系统疾病	6.86	1.12	传染病	7.77	1.18
9	泌尿生殖系统疾病	6.30	1.03	泌尿生殖系统疾病	6.62	1.00
10	传染病	6.07	0.99	神经系统疾病	6.26	0.95
	十种死因合计		93.40	十种死因合计		93.64

注：本表城市指市，农村指县及县级市

(二) 影响健康的社会因素

1. 社会经济状况 从1978年到2013年，城镇居民人均可支配收入由343元增加到26 955元，农村居民人均纯收入由134元增加到8896元。城市人均居住面积由3.6平方米增加到2012年的32.9平方米，农村由8.1平方米增加到2012年的37.1平方米。学龄儿童入学率由1952年的49.2%上升至2013年的99.7%。

2. 人口状况 人口城镇化、老龄化进程加快。城镇总人口数由1978年的1.7亿增加到2013年的7.3亿，城市化水平由17.92%提高到53.73%，超半数以上人口为城镇人口。人口老龄化速度加快，截至2013年底，全国65岁及以上人口达到13 161万人，占总人口数的9.1%，老年抚养比为13.1%，我国已进入老龄化社会。流动人口由2000年的1.21亿人增加到2013年的2.45亿人。城市化进程的加快、老年人口及流动人口的增加，给我国卫生经济的发展带来了沉重的负担。

3. 卫生服务状况 新中国成立以来，我国的卫生机构、卫生人力资源数量增加很快。截至2013年底，我国共有医疗卫生机构数974 398个，每千人口拥有卫生技术人员5.27人。据初步核算，2013年全国卫生总费用预计达31 661.5亿元，其中：政府卫生支出9521.4亿元（占30.1%），社会卫生支出11 413.4亿元（占36.0%），个人卫生支出10 726.8亿元（占33.9%）。人均卫生费用2326.8元，卫生总费用占GDP百分比为5.57%。

4. 行为、生活方式 我国是世界上最大的烟草生产国和消费国，也是受烟草危害最严重的国家之一。全国吸烟人数超过3亿，15岁以上人群吸烟率为28.1%，7.4亿非吸烟人群遭受二手烟危害。烟草消费带来了沉重的疾病负担，每年有100多万人死于吸烟相关疾病，约10万人死于二手烟暴露导致的相关疾病。此外，《中国饮酒人群饮酒健康状况调查报告》显示，目前我国年均约有11万人死于酒精中毒，且这一令人触目惊心的数据还在呈上升趋势。

从1985年中国首次发现第一例艾滋病患者以来，截至2014年10月底，报告现存活的艾滋病感染者和患者已达49.7万例，死亡15.4万例。目前我国疫情主要呈现四个特点：一是全国疫情整体保持低流行状态，但部分地区流行程度较高；二是经静脉吸毒和经母婴传播降至较低水平，经性传播成为主要传播途径；三是各地流行模式存在差异，中老年人、青年学生等重点人群疫情上升明显；四是存活的感染者和患者人数明显增多，发病人数增加。

值得关注的是，中国艾滋病感染正从高危人群到一般人群流行，其中男男性行为人群感染呈快速上升趋势，占新发艾滋病病毒感染者的1/4，而青年学生也成为艾滋病病毒感染的高发人群。据了解，目前中国青年学生中报告感染者年龄最小的只有14岁，网络交友被认为是青少年人群感染艾滋病的主要推手。

（三）21世纪面临的主要卫生问题

1. 我国即将进入全民建成小康社会的新阶段，人们对卫生服务的要求呈现出多层次、多样化的需求。

2. 老年人口的快速增加，特别是80岁以上的高龄老人和失能老人以年均100万的速度增长，老年人对生活照料、康复护理、医疗保健、精神文化等的需求日益凸显，养老问题日趋严峻。

3. 农村卫生工作仍然是工作重点，任务艰巨。

4. 随着城镇化的推进，公共服务的提供在城乡之间、区域之间以及不同社会群体之间的差距也越来越大，对城镇化进程中的基本公共服务均等化提出了新的挑战。

5. 防病治病形势依然严峻。

6. 科技体制改革与发展为增进居民健康带来了机遇，也带来了挑战。

7. 社会因素对健康的影响日趋突显。

二、我国社会卫生策略

（一）中国卫生工作方针的发展过程

1950年8月在第一届全国卫生工作会议上，确定了"面向工农兵，预防为主，团结中西医"的全国卫生工作方针。

1952年12月第二届全国卫生工作会议上，总结了当时开展爱国卫生运动的经验。根据周恩来总理的提议，将"卫生工作与群众运动相结合"列入我国卫生工作方针。至此形成了指导我国卫生工作的四大方针，即"面向工农兵、预防为主、团结中西医、卫生工作与群众运动相结合"。

在卫生工作方针的指导下，我国的卫生事业发展取得了巨大的成绩，人民健康水平有了大幅度的提高。1990年12月《中共中央关于制订国民经济和社会发展十年规划和"八五"计划的建议》中指出："发展卫生保健事业，提高人民健康水平，卫生工作要贯彻预防为主，依靠科技进步，动员全社会参与，中西医协调发展，为人民健康服务的方针"。

随着改革开放的不断深入，卫生工作积累了许多新的经验。在1996年12月召开的全国卫生工作会议上，进一步明确了新时期卫生工作的指导方针。1997年1月《中共中央、国务院关于卫生改革与发展的决定》中指出，新时期卫生工作的方针是："以农村为重点，预防为主，中西医并重，依靠科技与教育，动员全社会参与，为人民健康服务，为社会主义现代化建设服务"。

（二）中国"十二五"卫生发展的总体目标

1. **卫生发展总目标** "十二五"卫生发展的总体目标：到2015年，覆盖城乡居民的基本医疗卫生制度初步建立，基本医疗保障制度更加健全，公共卫生服务体系和医疗服务体系更加完善，药品供应保障体系更加规范，医疗卫生机构管理体制和运行机制更加科学，基本医疗卫生服务可及性显著增强，居民个人就医费用负担明显减轻，人民群众健康水平进一步提高。地区间资源配置和人群健康状况差异明显缩小，国民健康水平达到发展中国家前列，人均预期寿命达到74.5岁，婴儿死亡率和5岁以下儿童死亡率分别降至12‰和14‰，孕产妇死亡率降至22/10万。提高政府和社会卫生支出占卫生总费用的比例，个人卫生支出比例降至30%以下。

2. 卫生工作的基本任务

（1）加强医疗卫生机构能力建设，提高医疗卫生服务水平。强化区域卫生规划和医疗机构设置规划，明确各类医疗卫生机构的功能和职责，优化规模、结构和布局，形成防治结合、中西医并重、功能互补、信息互通、上下互动的医疗卫生服务体系。

（2）健全医疗保障制度，提高疾病经济风险分担能力。

（3）防治重大疾病，控制健康危险因素。完善重大疾病预防控制体系。显著扩大慢性病防控覆盖面。继续加强疾病预防控制能力建设。逐步提高基本公共卫生服务均等化水平。将干预有效的重大疾病和危险因素的控制措施纳入国家重大公共卫生服务项目。解决好流动人口特别是农民工的公共卫生服务问题。

（4）切实加强各级政府对公共卫生的社会管理职责，保障居民生命健康安全。

（5）健全并不断完善疾病防控、食品安全、饮用水卫生、职业卫生、学校卫生、卫生应急等公共财政投入和监督管理体制机制，建立健全监测体系，完善监管机构，提升监管能力。

（三）卫生发展战略

以科学发展观统领各项卫生工作，以转变发展方式带动卫生事业协调发展，坚持公共医疗卫生的公益性质，坚持预防为主、以农村为重点、中西医并重的方针，把改善公共卫生和城乡基本医疗服务作为突出重点，协调推进公立医院、保障制度、药品保障供应体系建设。加快卫生人才培养、信息化和卫生法制建设。落实政府责任，加大卫生投入，强化监督管理，全面建设覆盖城乡居民的基本医疗卫生制度。

（梁玉清）

第十章 社区卫生服务

第一节 概 述

1978年,国际初级卫生保健会议发表的《阿拉木图宣言》首次提到:个人、家庭、社会和国家要联合起来建立持续的卫生保健网;全球的卫生服务要贯彻"社区化"的原则,发展以社区为基础的卫生保健系统,重新合理分配卫生资源,以适应整个社会的需求。

一、社区

(一)社区的定义

社会学界普遍认同的社区(community)的概念起源于德国学者汤尼斯(Tonnies)1887年所著的《共同体与社会》。汤尼斯提出,"社区是由同质人口组成的,这些人关系亲密、守望相助、疾病相扶、富有人情味。社区是以家庭为单位的共同体,是血缘共同体和地缘共同体的结合"。1933年,社会学家费孝通等将"社区"一词引入我国。

在不同的历史时期、不同的研究和应用领域,社区的内涵有所不同。一般来讲,社区的定义具有地域、血缘、政治、经济、社会、文化等多重含义,其核心是某一地域里的人们具有某种内在的联系。从提供基层医疗服务的角度,多采用世界卫生组织于1978年在国际初级卫生保健大会上提出的社区定义,即社区是以某种经济的、文化的、种族的社会凝聚力,使人们生活在一起的一种社会组织或团体。

(二)社区的类型

社区通常分为两种类型:地域型社区和功能型社区。地域型社区是以地理范围为基础的,由不同的个体或家庭生活在彼此相邻近的空间,而形成共享公共资源及相互依存的关系,如市(县)、街道(乡镇)、居委会(村)等,但它与行政区域并不完全等同,有时其边界不像行政区域那样清晰。这种类型的社区也称生活社区。功能性社区不是因生活空间的邻近,而是由不同的个体因某种共同特征(包括共同的兴趣、利益、职业或价值观等)而形成相互联系的机构或组织,如企事业单位、非政府组织等。一个或几个功能型社区可以嵌套在一个地域型社区内。社区卫生与全科医疗可以分别服务于其中一类社区,也可以同时涵盖两类社区。

(三)社区的要素

一个社区必须具备一些最基本的构成要素,主要包括五个方面:①一定数量的人群;②一定范围的地理空间;③内部具备各种服务设施;④特定的精神、文化氛围或背景;⑤相应的管理机构和制度。

构成社区的各种要素既相互独立,又相互联系、相互作用,形成了不同社区特定的结构和整体的特征。生活在同一社区的人们往往具有相同的自然环境、生活服务设施及社区卫生服务资源,具有特定人口学特征,具有相似的社会心理归属感或共同的利益和兴趣等。因此,个体和家庭的健康问题均有其特定的社区背景。同一社区居民所具有的相似的健康问题,或不同社区的健康问题的差异,是社区卫生服务关注的焦点。

二、社区卫生服务的概念、核心和对象

(一) 社区卫生服务的概念

以家庭为单位、社区为范围、需求为导向,以妇女、儿童、老年人、慢性病患者、残疾人等为重点,以解决社区主要卫生问题、满足基本卫生服务需求为目的,融健康教育、预防、保健、康复、计划生育技术服务和一般常见病、多发病的诊疗服务等为一体的,有效、经济、方便、综合、连续的基层卫生服务,即社区卫生服务。图 10-1 是社区卫生服务机构的标识,可以看出它包括三个元素:有三口之家、房屋和医疗机构的四心十字。这三个元素组合在一起,体现了社区卫生服务以人的健康为中心、家庭为单位、社区为范围的服务内涵和以人为本的服务理念。

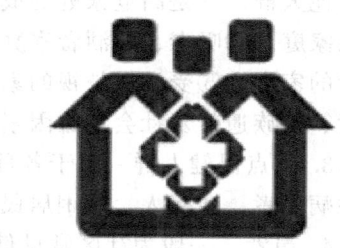

图 10-1 社区卫生服务机构的标识

国际性的医疗卫生实践表明,社区卫生服务是成本效益很好的干预措施,也是政府承担主要责任的卫生服务领域。在一些欧美国家,在大医院基本看不到患者。因为有 80% 以上的人患了小病能够在社区得到良好的医疗服务,只有 20% 的人患了大病由社区转诊到医院住院。社区卫生服务中心的建立在一定程度上缓解了"看病难、看病贵"的现象,形成了大病进医院、小病进社区的良性循环。

(二) 全科医生

全科医生(general practitioner,GP)是社区卫生服务的核心。全科医生必须有扎实的全科医学知识和医疗技术,承担社区居民健康和卫生保健系统"守门人"的角色。合格的全科医生的特征如图 10-2 所示。

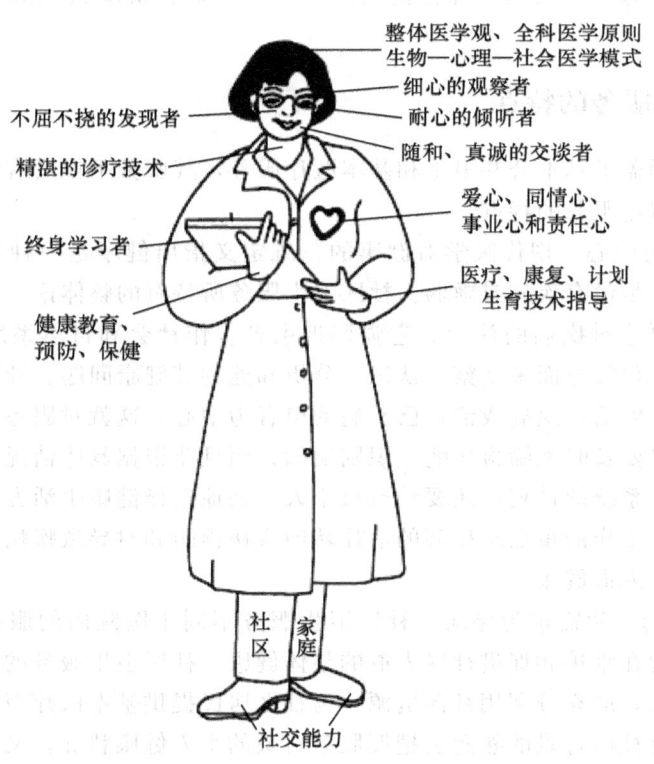

图 10-2 全科医生的特征示意图

（三）社区卫生服务的对象

社区卫生服务机构的服务对象为社区、社区居民及其家庭，包括辖区内的常住居民、暂住居民及其他有关人员。具体的服务对象包括：

1. 健康人群　积极开展社区健康促进工作，重点在于健康人群的健康维护、健康教育及其自我保健能力的培养、健康行为的养成。

2. 高危人群　明显暴露于某种或某些健康危险因素的人群，其相应疾病的发病率显著高于其他人群。一是高危家庭的成员，凡具有以下任何一个或多个特征的家庭即为高危家庭：①单亲家庭；②吸毒、酗酒者家庭；③精神病患者、残疾者、长期重病者家庭；④功能失调濒于崩溃的家庭；⑤受社会歧视的家庭。二是具有明显的危险因素（如不良的生活方式、职业危险因素、家族遗传及社会危险因素等）的人群。

3. 重点保健人群　由于各种原因需要社区提供系统保健的人群，如妇女、儿童、老年人、慢性病患者、残疾人、贫困居民等。

4. 患者　一般为社区常见健康问题的门诊患者，需要家庭照顾、护理院照顾、院前急救或临终关怀的患者，以及其他一些不需要住院治疗的患者等。

（四）社区卫生服务的任务

1. 提高人群健康水平、延长寿命、改善生命质量　通过对不同的服务人群采取健康促进、疾病预防，对各类人群的系统保健和健康管理，对疾病的早期发现、诊断、治疗和康复以及优生优育等措施，提高人口素质和人群健康水平、延长寿命、改善生命质量。

2. 创建健康社区　通过健康促进，使个人、家庭具备良好的生活方式和行为习惯，在社区创建良好的自然环境和社会心理环境，统筹兼顾社区服务和社区建设，创建具有健康人群、健康环境的健康社区。

3. 保证区域卫生规划的实施　保证医药卫生体制改革和城镇职工基本医疗保险制度改革的实施。

三、社区卫生服务的特点

社区卫生服务涵盖了基本公共卫生和基本医疗服务，其服务不仅具有公共卫生群体服务的特征，还体现出个体化服务的特点。

1. 以人的健康为中心　现代医学对健康的三维定义指出健康是一种身体、心理和社会的完好状态，而不仅仅是没有疾病或虚弱。社区卫生服务所特有的整体论、系统论思维突破了传统医学以狭窄的还原论对疾病的认识。它强调把患者看作社会和自然系统中的一部分，从身体、心理、社会、文化等方面来观察、认识、分析和处理其健康问题。社区卫生服务是以人的健康为中心，而不是以治疗疾病或治疗已患病的患者为中心，这就对服务提供者提出了更高的要求。全科医生不仅要及时地筛检疾病、识别疾病，而且要根据具体情况为健康人、高危个体和重点保健对象制订系统的计划，还要动员每个人主动地选择健康生活方式。政府、社会以及卫生部门则须将卫生工作的重点从疾病的治疗转向疾病预防和对导致疾病的各种危险因素的控制，从而保护和促进人群健康。

2. 以社区人群的卫生需求为导向　社区卫生服务不同于医院内的服务，它以社区中所有的人为服务对象，旨在维护和促进社区人群的整体健康。社区卫生服务的内容和形式都应符合社区居民的卫生需求，应充分利用社区资源，为社区居民提供基本医疗卫生服务。社区卫生服务提供者既要利用对社区背景的熟悉去把握服务对象的个人健康状况，又要从个体状况总结出群体问题。如在对每个儿童做预防接种和系统保健时，根据个体的预防接种和生长发育情况，分析、总结整个社区的儿童预防接种覆盖率和营养状况、生长发育状况，制订个体和整体的干预计划。如发现社区儿童营养不良的发病率高，就要考虑是否需要在社区内开展不同年龄段儿童的合理喂养与膳食的健康教育。

3. 以家庭为单位　家庭是社区组成的最基本单元，又是社区卫生工作的重要场所和可利用的有效资源。家庭内每个成员之间有密切的血缘和经济关系，以及相似的行为与生活方式、居住环境、卫生习惯等。因此，在健康问题上往往存在着相同的危险因素和保护因素。以家庭为单位进行服务，首先，要考虑家庭成员之间存在着相互作用，家庭成员的健康不仅受到家庭结构与功能的影响，同时也受到家庭其他成员健康或疾病状况的影响。其次，根据家庭生活周期的理论，家庭生活周期的不同阶段会出现或存在着不同的压力事件，如果处理不当，则可能在家庭成员中产生相应的健康问题。因此，社区卫生服务提供者不但要了解及评价家庭结构、功能和周期等，发现其中可能威胁家庭成员健康的潜在因素，通过恰当的咨询干预手段使之及时化解，改善其家庭功能。同时，还要善于利用家庭资源，协助对疾病的诊疗及规范管理。

4. 以预防为主　社区卫生服务需要对个人、家庭和社区的整体健康负责并进行全程监控，必须开展"以预防为主"的服务。社区卫生服务注重并实施"生命周期保健"措施，根据服务对象生命周期不同阶段中可能出现的危险因素和健康问题，提供一级、二级、三级预防服务。全科医生进行的预防多属于"临床预防"，即在其日常诊疗活动中对患者及其家庭提供随时随地的个性化预防服务。同时，加强健康干预，有针对性地进行周期性健康筛检工作。

5. 人性化服务　社区卫生服务是将患者视为有个性、有感情的人，而不仅仅是疾病的载体。其目的不仅限于寻找患病的脏器，而且更重要的是维持服务对象的整体健康。在社区卫生服务中，全科医生必须把服务对象视为重要合作伙伴，从"整体人"的角度全面考虑其生理、心理及社会需求。以人性化的服务提高患者的依从性和主动性，使之积极参与到健康维持和疾病控制的过程中来，从而达到良好的服务效果。这就要求全科医生从各方面充分了解服务对象，熟悉其生活、工作、社会背景和个性类型，以便提供适当的服务。

6. 综合性服务　健康的内涵是多维的，因此，社区卫生服务必须是综合的、全方位的、多部门参与的。综合性指范围广、内容多和普遍存在。社区卫生服务，就服务对象而言，不分年龄、性别、种族、文化背景、社会经济状况和疾患类型；就服务内容而言，包括健康教育、预防、医疗、保健、康复、计划生育技术指导等；就服务层面而言，涉及生理、心理、社会、文化等各个方面；就服务范围而言，覆盖个人、家庭与社区，即照顾社区中所有单位、家庭与个人；就服务方式而言，利用一切对服务对象有利的方法与工具，包括现代医学、传统医学、替代医学的知识和技能。

7. 连续性服务　世界卫生组织推荐健康新地平线，为生命准备、生命保护和生命质量3个阶段提供连续性服务，强调社区卫生服务是贯穿人的生、老、病、死全过程的连续性服务。主要包括：①沿着人生命周期的各个阶段，从围生期保健开始，包括分娩、婴幼儿生长发育、儿童与青少年保健、中老年的慢性病管理直到濒死患者的临终关怀；②沿着健康疾病周期的各个阶段，提供不间断的一级、二级、三级预防以及诊疗和康复服务，从健康促进、危险因素监控，到疾病的早、中、晚各期的管理；③在任何时间、地点（如服务对象出差、旅游、住院等），提供力所能及的、适当的服务。提供连续性服务是社区卫生服务区别于医院服务的一个重要特征。连续性服务还表现在社区医疗服务对服务对象的健康全面负责，即在服务内容上具有连续性和综合性，包括对健康者，通过健康促进的途径来保护人群健康；对患者，针对病因提出综合性防治方案。

8. 协调性与团队合作式服务　协调性（coordination）是社区卫生服务的一个基本特征。社区卫生服务协调性是由它的理念、服务内容和提供服务的形式所决定的。倡导社区卫生服务的目的是提高人群健康水平，而不仅仅局限于治疗已经发生的疾病。因此，必须从整体医学的观点出发，协调卫生服务需求与供应的各个方面，为健康人群和患者提供连续的、综合的卫生服务。这就要求社区卫生服务必须协调好生理、心理和社会三个方面的力量，从生理—心理—

社会医学模式的观念出发，建立健康新概念，以提升社区居民的健康水平。为了提供一体化、全方位、全过程的医疗卫生服务，社区卫生服务提供者必须成为社区居民个体和群体的健康资源协调人，成为协调各级、各类健康相关资源服务与个体及其家庭的枢纽。作为健康代理人，一旦患者需要，以全科医生为核心的社区卫生服务提供者将协调医疗保健资源及社会力量，组织多学科的医疗保健团队，为患者提供医疗、护理、康复、精神、心理等多方面的综合服务。并通过会诊、转诊和会谈等措施，与上级医疗卫生机构、专科医生和患者家庭等方面协同解决患者的问题，从而确保其获得正确、有效、高质量的卫生服务。

9. 可及性服务　作为社区的一员，社区卫生服务提供者生活在自己所服务的社区中，熟悉社区的基本情况和主要卫生状况。而社区居民对自己的全科医生也同样感到熟悉和亲切，并乐意为之提供各种信息。这种相互的了解为社区卫生服务提供了便利，使全科医生对社区居民的基本医疗卫生需求都能给予恰当的应答。因此，社区卫生服务是可及的、方便的基层卫生保健服务，它体现在地理上的接近、操作上的便利、关系上的密切、心理上的信任、结果上的有效，以及经济上的可接受等一系列使社区居民易于利用这种服务的特点。研究显示，发展社区卫生服务不但可以显著降低某些疾病的发病率和死亡率，而且可以改善某些慢性病的病程，降低其并发症发生率。社区卫生服务的可及性是社会公平的标志，是为群众办实事，使患者省时、省力、省钱更省心，是构建和谐社会的重要一环。

10. 首诊医疗服务　社区卫生服务是卫生服务中的第一线，是社区居民因健康问题最先接触、最常利用的基层医疗保健服务。我国已经将社区卫生服务机构作为基层卫生保健服务中的重要首诊机构，并赋予其在医疗保健体系中"守门人"的角色，社区卫生服务机构中的全科医生将扮演首诊医生的角色。在一线的社区卫生服务机构中，社区居民80%以上的健康问题能够在此得以方便、经济、有效地解决。对于社区卫生服务机构不能解决的医疗卫生服务需求，则通过安排转诊或会诊，由上级医疗机构或专科医生解决。

四、社区卫生服务的意义

开展社区卫生服务是提供基本医疗卫生服务，满足人民群众日益增长的卫生服务需求，提高人民健康水平的重要保障。社区卫生服务覆盖面广，能使广大群众方便地获得基本医疗卫生服务，实现"人人享有卫生保健"的目标。社区卫生服务强调预防为主、防治结合，有利于将预防保健落实到社区、家庭和个人，提高人群健康水平。

社区卫生服务是深化城市医药卫生体制改革，构建新型城市卫生服务体系的重要基础。社区卫生服务可以将广大居民多数的基本健康问题在基层解决。积极发展社区卫生服务，有利于调整城市卫生服务体系的结构、功能、布局，提高效率，降低成本，形成以社区卫生服务机构为基础，大中型医院为医疗中心，预防、保健、健康教育等机构为预防保健中心，适应国情的城市卫生服务体系新格局。

社区卫生服务是构建覆盖城乡居民基本医疗保障体系的迫切要求。社区卫生服务可以为城乡居民就近诊治常见病、多发病、慢性病，帮助其合理利用大医院服务，并通过健康教育、预防保健，增进健康，减少发病，既保证基本医疗，又降低成本，符合"低水平、广覆盖"原则，对基本医疗保障体系的长久稳定运行起到重要的支撑作用。

社区卫生服务是提高卫生服务公平，维护社会稳定的重要途径。我国已将发展社区卫生服务作为深化医药卫生体制改革、有效解决居民"看病难、看病贵"问题的重要举措。作为构建新型卫生服务体系的基础，社区卫生服务通过多种形式的服务为群众排忧解难，是为人民办好事、办实事的德政民心工程，充分体现全心全意为人民服务的宗旨，是全面建设小康社会和构建社会主义和谐社会的重要保证。

五、国内外社区卫生服务发展概况

（一）国外社区卫生服务发展概况

由于各国历史背景和文化的差异，社区卫生服务的定义、形式和内容各有不同。最初的社区卫生服务是相对医院内服务而言的，人们把非住院服务称为社区卫生服务。20世纪50年代后期，医疗技术的进步使得精神病患者的治疗有可能不必再以住院的方式来获得，在家接受医疗康复服务的方法既有利于精神病患者本人及家属，又可以节省医疗费用，于是社区卫生服务首先在这一领域中发展起来，以后又逐步扩展到对老年人、孕产妇、儿童和残疾人的医疗卫生服务领域。社区卫生服务概念于1945年被正式提出，英国议会正式通过《国家卫生服务法》，规定在英国实行由政府税收统一支付医院专科医疗服务、社区卫生服务和全科医疗服务费用的制度。20世纪70年代，世界卫生组织提出了卫生服务的社区方向，随后社区卫生服务在世界范围内迅速发展。

卫生服务系统按所有制形式分为公有制和私有制两类；按经营方式分为营利和非营利两类。目前国际上有代表性的社区卫生服务运行体制大体上分为以下三类：

第一，以英国为代表的国家经营管理模式。英国的医院基本为国家所有，卫生经费主要来源于国家税收，医务人员多数是国家雇员，工资由政府支付，与服务收费无关。从事社区卫生工作的全科医生与卫生部门建立合同关系，其收入取决于注册患者的数量。由于社区卫生经费主要来源于国家，因此，国家对社区卫生服务有很强的计划调节作用。

第二，以德国、澳大利亚、加拿大、日本等国家为代表的国家计划管理模式，主要特点是社区健康保险的人群覆盖率高，由私人营业的家庭医生与社会健康保险部门签订合同，提供社区卫生服务。

第三，以美国为代表的以私营为主体的经营模式。美国多种形式的健康保险制度对社区卫生服务有很大影响，但美国社区卫生服务主要遵循市场机制运作。

目前，英国、日本、加拿大、澳大利亚的社区卫生服务开展得较好；韩国、新加坡、印度的社区卫生服务也开展得较为活跃；社区卫生服务在墨西哥、古巴等国家卫生保健体系中扮演重要的角色；社区卫生服务在中东和非洲的一些国家也正快速发展。国际上的许多实践已经证明，广泛开展社区卫生服务和全科医疗服务，不仅使卫生服务的公平性、可及性和服务效率得到很大提高，而且在控制医疗费用增长和提升居民健康水平方面卓有成效。社区卫生服务已经成为发达国家探索出的较为理想的基层卫生服务模式和实现人人享有卫生保健的有效途径。

（二）我国社区卫生服务的发展状况

我国虽然直到20世纪90年代后期才正式开展大范围的社区卫生服务，但对开展社区卫生服务的探索早在20世纪50—60年代就已开始。当时在全国很多省份都建立了包括县级/区级医院、乡镇/街道卫生院、村卫生室等遍布城乡的三级医疗卫生服务网络。基层医疗卫生服务在网络中发挥着巨大作用，为广大居民提供了基本医疗卫生服务。农村"赤脚医生"曾经被世界卫生组织作为范例向发展中国家推荐。

1997年，中共中央、国务院《关于卫生改革与发展的决定》明确提出："改革城市卫生服务体系，积极开展社区卫生服务，逐步形成功能合理、方便群众的卫生服务网络。"这标志着我国社区卫生服务被确认并开始建设。

1999年，卫生部等十部委联合下发《关于发展城市社区卫生服务的若干意见》，进一步明确了社区卫生服务的总体目标、功能定位、服务内容、基本原则、服务体系、规范化管理、配套政策等。作为配套文件，2000年原卫生部印发了《城市社区卫生服务机构设置原则》《城市社区卫生服务中心（站）设置指导标准》；2001年原卫生部又相继出台了《城市社区卫生服务基本工作内容（试行）》和《2005年城市社区卫生服务发展目标的意见》。

第十章 社区卫生服务

2002年,原卫生部等十一部委联合下发《关于加快发展城市社区卫生服务的意见》,对社区卫生服务的组织构架作出了明确规定:公立一级医院和部分二级医院要按照社区卫生服务的要求进行结构和功能改造,允许大、中型医疗机构举办社区卫生服务机构;打破行业垄断和所有制等界限,鼓励企事业单位、社会团体、个人等社会力量多方面举办社区卫生服务机构,健全社区卫生服务网络;引入竞争机制,根据公平、择优的原则,采用公开招标方式,选择具备提供社区卫生服务基本条件、独立承担民事责任的法人举办社区卫生服务机构,建立精简、高效的社区卫生服务运行机制。

从2003年开始,原卫生部、民政部、国家中医药管理局联合开展了创建全国社区卫生服务示范区活动,有效推进了国家相关政策的落实和社区卫生服务网络的建设,通过108个示范区的典型示范和带动效应,进一步促进了全国社区卫生服务的发展。

2006年,国务院召开全国城市社区卫生工作会议,并颁布《关于发展城市社区卫生服务的指导意见》,进一步明确了今后一段时间我国发展社区卫生服务的指导思想、工作目标、基本原则、服务体系、政策措施和组织领导等重要问题。原卫生部等部委印发了《城市社区卫生服务机构管理办法(试行)》等一系列社区卫生服务配套文件。国务院成立了城市社区卫生服务工作领导小组,研究制订促进社区卫生服务发展的方针政策和措施;各省将发展社区卫生服务纳入政府年度工作目标考核,省级政府贯彻落实具体政策措施,明确责任,落实工作任务。自此,发展社区卫生服务成为政府履行社会管理和公共卫生职能的一项重要内容。

2009年,中共中央、国务院《关于深化医药卫生体制改革的意见》提出,完善以社区卫生服务为基础的新型城市医疗卫生服务体系。加快建设以社区卫生服务中心为主体的城市社区卫生服务网络,完善服务功能,以维护社区居民健康为中心,提供疾病预防控制等公共卫生服务、一般常见病及多发病的初级诊疗服务、慢性病管理和康复服务。转变社区卫生服务模式,不断提高服务水平,坚持主动服务、上门服务,逐步承担起居民健康"守门人"的职责。建立城市医院与社区卫生服务机构的分工协作机制,逐步实现社区首诊、分级医疗和双向转诊等。

截至2010年底,全国各省(直辖市、自治区)全部开展了社区卫生服务试点工作,全国拥有社区卫生服务中心6903个,社区卫生服务站25836个。

2011年,国务院《关于建立全科医生制度的指导意见》提出,建立全科医生制度是促进医疗卫生服务模式转变的重要举措。建立分级诊疗模式,实行全科医生签约服务,将医疗卫生服务责任落实到医生个人,力争到2012年每个城市社区卫生服务机构和农村乡镇卫生院都有合格的全科医生。这为我国医疗卫生事业,尤其是社区卫生服务事业的发展指明了方向。

第二节 社区卫生服务的内容、方式和工作模式

一、社区卫生服务的内容

社区卫生服务机构是具有公益性质,不以营利为目的,提供公共卫生服务和基本医疗卫生服务的国家卫生服务体系中的基层机构。

1. **基本公共卫生服务** 是由疾病预防控制机构、城市社区卫生服务中心、乡镇卫生院等城乡基本医疗卫生机构向全体居民提供的公益性的公共卫生干预措施,以起到对疾病的预防与控制作用。

(1)卫生信息管理:根据国家规定收集、报告辖区有关卫生信息,开展社区卫生诊断,建立和管理居民健康档案,向辖区街道办事处及有关单位和部门提出改进社区公共卫生状况的建议。

(2)健康教育:普及卫生保健常识,实施重点人群及重点场所健康教育,帮助居民逐步形

成利于维护和增进健康的行为方式。

(3) 传染病、地方病、寄生虫病预防控制：负责疫情报告和监测，协助开展结核病、性传播疾病、其他常见传染病以及地方病、寄生虫病的预防控制，实施预防接种，配合开展爱国卫生工作。

(4) 慢性病预防控制：开展高危人群和重点慢性病筛查，实施高危人群和重点慢性病病例管理。

(5) 精神卫生服务：实施精神病社区管理，为社区居民提供心理健康指导。

(6) 妇女保健：提供婚前保健、孕前保健、孕产期保健、更年期保健，开展妇女常见病预防和筛查。

(7) 儿童保健：开展新生儿保健、婴幼儿及学龄前儿童保健，协助对辖区内托幼机构进行卫生保健指导。社区儿童保健内容有：①及时为新生儿建立档案，进行系统管理；②学龄前儿童保健，预防意外；③缺陷矫治；④预防接种和培养卫生行为。

(8) 老年保健：指导老年人进行疾病预防和自我保健，进行家庭访视，提供有针对性的健康指导。

(9) 残疾康复指导和康复训练。

(10) 计划生育技术咨询指导，发放避孕药具等。

(11) 协助处置辖区内的突发公共卫生事件。

(12) 政府卫生行政部门规定的其他公共卫生服务。

2. 基本医疗服务 是医疗保障中对社会成员实施的最基本的福利性医疗照顾，其目标是保障社会成员基本的生命健康权利，使其在防病、治病过程中按照防治要求得到基本的医疗服务。

(1) 一般常见病、多发病诊疗、护理和诊断明确的慢性病治疗。

(2) 社区现场应急救护。

(3) 家庭出诊、家庭护理、家庭病床等家庭医疗服务。

(4) 转诊服务。

(5) 康复医疗服务。

(6) 定期的体检和疾病筛检服务。

(7) 中医药（民族医药）服务。

(8) 政府卫生行政部门批准的其他适宜的医疗服务。

二、社区卫生服务的服务方式

社区卫生服务的基本服务方式依据地域环境、卫生服务需求、人口学特征的不同而形式各异，分为以患者为中心的个体化服务和以社区人群服务需求为导向的群体性服务。

(一) 以患者为中心的个体化服务

1. 门诊服务 是最主要的社区卫生服务方式，一般包括门诊、留诊观察、急诊，以提供基本医疗服务为主。

2. 出诊或家庭病床服务 是最具特色的社区卫生服务形式，既区别于专科医疗，又体现社区卫生和全科医疗的主动性、连续性服务的特点。出诊服务多针对社区居民行动不便、病情危急等情况。家庭病床服务主要用于行动不便者、慢性病患者或需要上门服务者。

3. 社区区域内的急救服务 提供全天候的急诊服务、院前急救，及时、高效地帮助患者利用当地急救网络系统。

4. 转诊和会诊服务 比较常见的社区卫生服务形式，体现社区卫生服务和全科医疗的协调性特点。双向转诊是指在两个医疗卫生服务机构之间，将患者转出去和转回来的连续性服务，一般是针对超过全科医疗的执业范围或社区卫生服务机构无条件诊断和处理的疾病，如疑难重症患者，需要CT检查或放射疗法等，需要及时转诊到上级医疗中心（如专科医院、综合医院等）进一步诊治并与其保持联系。同时，上级医疗中心将需要并适合在社区卫生服务机构治疗或康复的患者转诊至社区卫生服务机构进一步治疗和康复。双向转诊服务既可保证社区居民的医疗安全和医疗效果，又能合理使用医疗资源，提高医疗效率，降低医疗成本。如果因各种原因无法转诊，全科医生也可请上级医疗中心的专家来社区会诊。

5. 电话咨询　是近些年来兴起的社区卫生服务的新形式，通过热线电话，为社区居民提供健康教育和医疗保健咨询以及联系住院、出诊及会诊、专科预约服务等。也可以通过电话定期联系不能按时前来就诊的患者，或需要进行定期督导的患者。

6. 长期看护　主要针对身患多种疾病需要长期医疗护理的老年人，如老年护理院服务。但是，大多数老年人更多地需要长期居家照顾。

7. 临终关怀（又称安宁照顾）和姑息医学（又称缓和医学）照顾　是给予生命终末期患者人文关怀、减轻痛苦的医疗和精神的人性化双重照顾。

8. 医疗器具租赁服务与便民服务　为减轻患者的经济负担，避免浪费，对于家庭照顾中必备的短期使用的某些医疗器具（如氧气袋/瓶、简易康复器具等），可以开展租赁服务，并指导患者或其家属正确使用。

（二）以社区为导向的群体性基层医疗服务

以社区为导向的基层医疗服务是社区卫生服务的基本原则和方法之一。它是一种将社区和个人的健康保健结合在一起的系统性照顾策略，重视社区、环境、行为等因素与个人健康的关系，把服务的范围由狭小的临床医疗扩大到以流行病学和社区医学的观点来提供照顾，将社区中以"个人"为单位、治疗为目的的基层医疗与以社区为范围、重视预防保健的社区医疗两者有机地结合并融入基层医疗实践。在不同的社区，影响健康的因素是不同的，这决定了不同社区居民常见健康问题的种类和危险因素有所不同。即使是同一城市内的不同社区，由于年龄、性别、种族、职业、经济水平、教育程度以及行为与生活方式的不同，社区间的常见健康问题也存在差异。因此，全科医生提供以社区为基础的照顾，首先应掌握社区常见健康问题的分布及其影响因素，具备适应社区需求的知识结构，培养适宜的服务能力，了解社区可利用资源和服务能力，以便选择适宜的策略和方法，为社区居民个体和群体提供安全、有效、可及的卫生服务。

以社区为导向的基层医疗服务的实施包括五个基本步骤：①确定社区和目标人群。社区可以是地域型社区，也可以是功能型社区，如某社区卫生服务中心服务半径中的人群，或居民小区、工厂、公司、学校、医疗保险机构指定的特定人群等。社区目标人群可以根据年龄、危险因素、健康问题或地域等来确定，如老年人、吸烟人群、高血压患者或学校的学生等。②确定基层医疗服务机构和团队。以社区为导向的基层医疗服务需要一个多学科的工作团队，以当地的基层医疗机构为主体，以社区及其居民为重要成员，必要时相关政府机构、非政府组织、医学院校或其他学术组织等也可作为团队的成员。③通过社区诊断，确定社区主要问题及其需解决问题的顺序。一个社区或人群，在同一时期所面临的卫生问题往往是众多的，且不具备同时解决社区居民所有健康问题的资源。因此，社区卫生服务应运用流行病学、临床医学、心理学等诊断或评价方法，确定社区的特征、社区居民的健康状况和健康需求，掌握社区卫生服务资源等，找出社区主要的健康问题，并按照健康问题的普遍性、严重性、紧迫性、可干预性、效益性的原则，根据具体情况确定优先解决的问题的顺序。④根据需要解决优先问题，制订解决问题的干预方案。干预方案的制订，需要考虑多部门的密切协作，合理配置人力、物力、财力、组织等资源，确定可行的实施时间和保障措施等。同时，还应考虑社区的客观需要和居民的需求，以及社区现有的和潜在的资源，并结合社区居民和相关部门的意见。⑤监测并评价干预效果。干预效果的监测与评价是根据预先设定的工作目标和操作标准等观察干预方案的执行情况，在整个服务过程中及时了解工作最新进展，必要时加以适当调整。通过收集信息，采用客观、可行的方法，科学评价干预的效果，并推广经验，弥补不足，使干预向更高水平发展。

实施以社区为导向的基层医疗服务是一个渐进的过程，可将其分为五个实施阶段或等级：0级：无社区概念，不了解所在社区的健康问题，只对就医者提供非连续性的照顾；1级：对所在社区的健康统计资料有所了解，缺乏社区内个人健康问题的资料，根据医生个人的主观经验来确定健康的优先顺序以及解决方案；2级：对所在社区的健康问题比较了解，有简捷调查得到的社区健康问题资料，具备制订计划和评价的能力；3级：通过社区调查或建立个人健康档案能掌握90%以上的居民的个人健康状况，采取有针对性的措施，但缺乏有效的预防策略；4级：建立个人、家庭和社区健康档案，能覆盖社区所有居民，建立社区内健康相关资料的收集渠道和评价系统，掌握个人的健康问题，采取有效的预防保健和疾病治疗措施，具备解决社区健康问题的能力和协调管理社区资源的能力。

实施以社区为导向的基层医疗服务的核心是社区参与。通过社区参与，获得社区相关人群的支持，准确掌握社区居民对卫生服务的需求信息，充分协调社区服务需求与社区卫生服务提供之间的差异，制订适宜的卫生服务计划，达到资源共享，促进卫生公平，提高干预效益。

三、社区卫生服务的团队工作模式

社区卫生服务团队是以促进社区健康、使患者得到康复为目标而组建的社区卫生服务工作小组。

根据团队存在的目的和拥有自主权的大小，可将社区卫生服务团队分为三种类型：①以解决患者健康问题为导向的门诊工作团队：由于社区卫生服务机构条件所限，该团队通常是由全科医生、社区护士、聘请的临床专家等组成。此外，在慢性病患者的长期照顾中，还形成了以患者为核心的、随病情变化而调整的门诊照顾团队，其工作模式不拘泥于固定的时间和地点，而是通常根据患者的病情需要，通过转诊或会诊，临时组建以解决患者特定或重大健康问题或对疾病的照顾团队。②促进人群健康和实施群体健康干预的公共卫生服务团队：通常由预防保健医生、全科医生、社区护士、社区内政府机构相关人员等组成。公共卫生服务团队的任务是深入社区和家庭之中提供服务，其服务内容涉及基本公共卫生服务的主要内容。此外，公共卫生服务团队为了更好地实现目标，还负责协调和寻找社区内外有利于社区人群健康管理和干预的资源。我国的城市社区卫生服务中，社区精神卫生服务团队、预防保健服务团队、临时的社区诊断工作小组或团队等均属于公共卫生服务团队。③社区卫生服务管理团队：为了保证和不断提高社区卫生服务的质量，卫生行政部门、行业协会或组织，以及社区卫生服务机构内部均可组建社区卫生服务管理团队。我国的社区卫生管理中心、社区卫生服务机构内部组建的服务质量检查工作组等均属于此类团队。

社区卫生服务团队的建设包括六个方面：①明确团队工作的目标和任务。团队工作的目标一定要具体、明确，成员的工作任务一定要围绕工作目标。②确定团队成员。根据工作任务选择团队成员，成员的知识、技能要能够满足完成全部任务的要求，并根据工作量来决定成员的数量，同时要选好团队管理者。③团队成员达成共识。使每一个团队成员明确工作的目标与任务，明确成员间的相互协作关系、权利与义务，建立畅通的沟通渠道和采取有效的沟通形式。④制订和完善团队工作规划和具体的工作计划。在团队内部要建立一个成员认可且能共同遵守的工作规则，明确团队管理的层级及各层级的权利范围和义务。⑤团队成员分工、协作与执行任务。每个成员按计划要求开展工作，执行任务。⑥监督和评估。团队内部要指定负责工作过程质量和进度监督的成员，按照工作任务和指标逐项对工作计划进行检查，同时做好评估工作，全面考核团队工作目标的实现程度和工作任务的完成情况。除采用团队内的自评外，还可以采用第三方组织的外评估等形式进行。

第三节 社区卫生服务的组织、运行与管理模式

一、社区卫生服务的机构设置

2006年，原卫生部和国家中医药管理局颁发《城市社区卫生服务机构管理办法（试行）》，对社区卫生服务的机构设置作了明确的规定。

1. 社区的市政府卫生行政部门负责制订本行政区域社区卫生服务机构设置规划，并将其纳入当地区域卫生规划、医疗机构设置规划。社区卫生服务中心原则上按街道办事处范围设置，以政府举办为主。在人口较多、服务半径较大、社区卫生服务中心难以覆盖的社区，可适当设置社区卫生服务站或增设社区卫生服务中心。

2. 规划设置社区卫生服务机构，应立足于调整卫生资源配置，加强社区卫生服务机构建设，完善社区卫生服务机构布局。政府举办的一级医院和街道卫生院，以及部分二级医院和有条件的国有企事业单位所属基层医疗机构通过结构和功能改造，可转型为社区卫生服务机构。

3. 社区卫生服务中心登记的诊疗科目应为预防保健科、全科医疗科、中医科（含民族医学）、康复医学科、医学检验科、医学影像科，有条件的可登记口腔医学科、临终关怀科。社区卫生服务站登记的诊疗科目应为预防保健科、全科医疗科，有条件的可登记中医科（含民族医学）。社区卫生服务中心原则上不设住院病床，现有住院病床应转为以护理康复为主要功能的病床或予以撤销。社区卫生服务站不设住院病床。

4. 社区卫生服务中心为独立法人机构，实行独立核算。社区卫生服务中心对其下设的社区卫生服务站实行一体化管理，其他社区卫生服务站接受社区卫生服务中心的业务管理。

5. 社区卫生服务中心、社区卫生服务站是专有名称。社区卫生服务机构须以社区卫生服务中心或社区卫生服务站进行执业登记。社区卫生服务中心的命名原则是：所在区名（可选）＋所在街道办事处名＋识别名（可选）＋社区卫生服务中心。社区卫生服务站的命名原则是：所在街道办事处名（可选）＋所在社区名＋社区卫生服务站。

6. 区（市、县）级政府卫生行政部门负责对社区卫生服务机构实施日常监督与管理，建立健全监督考核制度，实行信息公示和奖惩制度。疾病预防控制中心、妇幼保健院（所、站）、专科防治院（所）等预防保健机构在职能范围内，对社区卫生服务机构所承担的公共卫生服务工作进行业务评价与指导。

二、城市社区卫生服务中心、站设置基本标准

（一）城市社区卫生服务中心设置基本标准

1. 床位 社区卫生服务中心原则上不设住院病床。根据服务范围和人口情况，至少设日间观察床5张。现有住院病床应转为以护理康复为主要功能的病床，但不得超过50张。

2. 科室 至少设有以下科室。

（1）临床科室：全科诊室、中医诊室、康复治疗室、抢救室、预检分诊室（台）。

（2）预防保健科室：预防接种室、儿童保健室、妇女保健室与计划生育指导室、健康教育室。

（3）医技及其他科室：检验室、B超室、心电图室、药房、治疗室、处置室、观察室、健康信息管理室、消毒间。

3. 人员

（1）至少有 6 名执业范围为全科医学专业的临床类别、中医类别执业医师，9 名注册护士。

（2）至少有 1 名副高级以上任职资格的执业医师；至少 1 名中级以上任职资格的中医类别执业医师；至少有 1 名公共卫生执业医师。

（3）每名执业医师至少配备 1 名注册护士，其中至少具有 1 名中级以上任职资格的注册护士。

（4）设病床的，每 5 张病床至少增加配备 1 名执业医师、1 名注册护士。

4. 房屋建筑面积不少于 1000m^2，布局合理，充分体现保护患者隐私、无障碍设计要求，并符合国家卫生学标准。设病床的，每设 1 张床位至少增加 30m^2 建筑面积。

5. 设备有满足开展社区卫生服务需要的基本的诊疗设备、辅助检查设备、预防保健设备、健康教育设备，以及其他有关设备、设施等。

（二）城市社区卫生服务站设置基本标准

1. 床位　城市社区卫生服务站不设住院病床，但至少设日间观察床 1 张。

2. 科室　至少设有全科诊室、治疗室、处置室、预防保健室、健康信息管理室等科室。

3. 人员　至少配备 2 名执业范围为全科医学专业的临床类别、中医类别执业医师，其中至少有 1 名中级以上任职资格的执业医师和 1 名能够提供中医药服务的执业医师。每名执业医师至少配备 1 名注册护士。

4. 房屋建筑面积不少于 150m^2，布局合理，充分体现保护患者隐私、无障碍设计的要求，并符合国家卫生学标准。

5. 设备　有与所开展工作相应的基本设备和其他设备。

三、社区卫生服务的运行机制

社区卫生服务的运行管理要坚持为人民服务的宗旨，正确处理社会效益和经济效益的关系，把社会效益放在首位。以提高社区居民健康水平为目标，以居民社区卫生服务需求为导向，优先发展和保证基本卫生服务，逐步满足人民群众日益增长的多样化的卫生服务需求。协调并合理使用各种卫生资源，努力提高社区卫生服务的可及性，以实现低成本、高效益、广覆盖、便民、利民地提供服务。坚持实事求是的原则，从实际出发，因地制宜、循序渐进、分类指导、以点带面、逐步完善。

在积极创造良好的外部发展的经济环境、政策环境、筹资保证条件的同时，还要立足于以自我管理为主，进一步推动社区卫生服务机构内部建立健全各种规章制度，制订人员岗位责任制、在职教育培训制度，严格执行国家制订或认可的各项卫生技术操作规程；同时要不断完善各种管理运行机制，包括绩效管理与人员激励机制，人才合理流动机制，分配机制，监督、约束机制，成本管理机制，服务补偿机制，与医疗保险有关的管理机制，质量管理机制和药品管理机制。

政府举办的社区卫生服务机构属于事业单位，应根据事业单位改革原则，改革人事管理制度，按照服务工作需要和精干、效能的要求，实行定编定岗、公开招聘、合同聘用、岗位管理、绩效考核的办法。对工作绩效优异的人员予以奖励，对经培训仍达不到要求的人员按国家有关规定解除聘用关系。要改革收入分配管理制度，实行以岗位工资和绩效工资为主要内容的收入分配办法，加强和改善工资总额管理。

规范社区卫生服务机构的设置条件和标准，依法严格社区卫生服务机构、从业人员和技术服务项目的准入，明确社区卫生服务范围和内容，健全社区卫生服务技术操作规程和工作制度，完善社区卫生服务考核评价制度，推进社区卫生服务信息管理系统建设。加强社区卫生服务的标准化建设,对不符合要求的社区卫生服务机构和工作人员,要及时调整、撤除,保证服务质量。

加强社区卫生服务执业监管,建立社会民主监督制度。加强药品、医疗器械管理,确保医药安全。严格财务管理,加强财政、审计监督。

四、我国发展社区卫生服务的管理模式

(一) 设立社区卫生服务管理中心

这种模式存在以下三种方式:中心直属卫生局管理、中心隶属卫生局某一级科室管理以及中心隶属地方街道社区服务管理中心管理。

1. 中心直属卫生局管理 中心为卫生局下设的独立法人的事业单位,这是各地采取的主要管理方式。其主要目的是为了保证社区卫生服务的规范化管理,做到在人员、财务、药品、医疗质量等方面对社区卫生服务中心(站)的统一管理。管理中心的主要职能包括对辖区内社区卫生服务机构财务管理的监督、人力资源的准入和业务培训、技术标准的采用和服务领域或项目(服务包)的选择、药品和耗材以及非核心业务的统一采购与集中配送、卫生服务质量的监督管理等。这种方式的主要特点包括:

(1) 在财务管理上实行收支两条线:实行财务人员派出制,各服务中心和服务站只配备收银出纳人员,由区级社区卫生服务管理中心负责收缴与返还,收入减支出不足部分由政府进行补贴,收入减支出盈余部分用于社区卫生事业发展。

(2) 在药品管理上实行部分药品零差价销售:社区卫生服务管理中心通过调查、核算,确定部分常见病、多发病药品,规定凡是在中心建立了健康档案的辖区居民,均可以按进价购买这些药品。这样既体现了社区卫生服务的内涵,又使居民受益的同时在一定程度上保证了首诊制的执行。

(3) 在组织管理上成立管理理事会:成立由卫生、民政、社保部门和街道办事处等主要领导组成的理事会,按照理事会章程,决定社区卫生服务管理的重要决策、人事任免等重大事项。

(4) 在运作模式上实行两个层面和三级管理:运作模式分为两个层面:一是在中心与卫生局之间,主要是"委托-代理"的运作模式。社区卫生服务管理中心与卫生局签订委托责任书,明确责权利。本着转变职能、明确职责、理顺关系的原则,卫生局将原来社区卫生管理的主要业务交由管理中心负责,卫生局只负责业务指导。二是在社区卫生服务管理中心内部,可按中心职能和社区卫生服务业务进行项目式管理。

2. 中心隶属卫生局某一级科室管理 这种方式是将社区卫生服务管理中心设在卫生局某一科室,专人负责管理工作。这也是对社区卫生服务管理的一种职能分工。

3. 中心隶属地方街道社区服务管理中心管理 原街道办事处下的社区服务中心、社区文体中心、社保中心、环卫所、绿化办、敬老院等事业单位分离出来,成立社区服务管理中心。

(二) 分散管理

医院设置的社区卫生服务中心(站)由医院自行管理,不同的医院有不同的管理方式,企业和社会办的社区卫生服务站也按照自己的管理方式进行运营,地方卫生行政部门负责验收、准入、业务指导、培训、医疗纠纷等管理。这种模式的特点是:在政策上,享受国家规定的社区卫生服务优惠政策;在补偿机制上,政府不承担公共卫生等投入,所有投入由主办单位、个人或集体以股份形式承担;在运行模式上,属于市场化运作,不以区域卫生规划为基准,各单位蜂拥而上,抢占市场,以经济收入为追求目标;在服务内容上,以医疗服务和专科特色为主,预防、公共卫生、健康教育等业务比较淡薄。这种方式易造成社区卫生服务市场的无序竞争。

(三) 社区卫生服务中心一体化管理

为发展社区卫生服务，拓展医疗业务，分流冗余人员，提高中心效率，社区卫生服务中心在自己所辖范围设置了若干社区卫生服务站，按要求开展社区卫生服务工作。其行政、业务、财务、人员等方面仍归中心统一管理，由中心根据经营情况和绩效考核决定人员的报酬和奖惩。这种管理模式是我国政府倡导的模式，特别在县级地区比较典型，类似乡卫生院、村卫生室的人、财、物一体化管理模式。

(四) 委托经营

在卫生局组织下，以招标或其他方式委托某一机构或组织经营管理社区卫生服务，地方政府和卫生行政部门为社区卫生服务提供发展的政策环境，不承担公共卫生等投入，而是由委托机构自行负责，遇到突发公共卫生事件，由地方政府视具体情况进行财政投入。这种模式的优点是社区卫生经营自由、灵活，利于激发运行机制，但关键的一点是政府和卫生行政部门要做好规制，保证被委托机构能够按照社区卫生服务的内涵和性质来经营，避免向以营利为主的私立机构方向发展。

(吴 辉)

第十一章　弱势人群卫生服务

社会弱势群体（social vulnerable group）也称为社会脆弱群体、社会弱者群体。弱势群体根据人们的社会地位、生存状况、生理特征和体能状况来界定。它在名义上是一个虚拟群体，是社会中一些生活困难、能力不足或受到社会排斥、被边缘化的散落的人的概称。通常，学术界把社会弱势群体分为两类：生理性弱势群体和社会性弱势群体。生理性弱势群体是指由于生理因素使该群体表现出体力和脑力上的相对弱势，如儿童、孕妇、老年人、残疾人。社会性弱势群体是指在社会生产、生活中由于群体的力量、权力相对较弱，因而在分配、获取社会财富时较少、较难的各类社会群体，如流动人口、下岗职工、失业者等。

从医学角度看，弱势群体是指身体状况较差、生理上存在缺陷或处于特殊生理时期，或由于经济、医疗保障等方面的限制，对卫生服务的可及性较差的群体。从经济学角度看，弱势群体是指在资源配置上处于相对劣势的各类群体。大体上说，弱势群体的具体构成包括儿童、老年人、残疾人、精神病患者、失业者、贫困者、下岗职工、农民工、非正规就业者以及在劳动关系中处于弱势地位的人。当然，这里只是简单地列举，各个群体之间实际上存在着交叉现象。

由于经济飞速发展，社会结构发生重大变化，现有卫生服务和医疗保险体制的缺陷依旧存在，加之高精尖的医疗设备和药物的使用，以及物价变化与通货膨胀的存在，加重了弱势群体在医疗资源获得上的困难。关注弱势群体的健康和卫生服务需求有利于缓解其在获取医疗资源分配中的困难，有利于维护社会和谐、稳定，具有重大的长远意义。

第一节　妇幼卫生服务

一、我国妇幼卫生工作的成就及挑战

（一）我国妇幼卫生工作的成就

妇女和儿童（≤14岁）是两个不同的特殊弱势人群。妇女、儿童之所以成为弱势人群，是由于他们的解剖、生理和心理特点决定了他们属于"高危人群"，在生理、生殖、生长、发育等过程中必须加以特殊保护，而这两个群体的健康和卫生状况往往是不可分割的，既有与一般群体相同的卫生需要，也有社会个体成员的特殊需要；既有最基本的保健需要，也有高层次的特殊的保健需要。妇女、儿童的健康是人类持续发展的前提和基础，因此，妇女、儿童健康指标不仅是国际上公认的最基础的健康指标，更是衡量社会经济发展和人类发展的重要综合性指标。

中国作为人口大国，拥有世界上规模最大的妇女、儿童群体，现有8.6亿妇女、儿童，约占总人口的2/3。中国的妇幼卫生工作承担着降低婴儿死亡率、孕产妇死亡率，提高出生人口素质和延长人均预期寿命的重大责任。做好妇幼卫生工作对于提升全民健康水平，推动国家社会经济可持续发展，构建社会主义和谐社会具有全局性和重大战略性意义。

中国政府一贯高度重视妇女、儿童的生存和健康状况。新中国成立以来，党和国家政府非

常重视妇幼卫生工作，确立了"预防为主"的妇幼卫生工作方针，突出了"以保健为中心"的工作特点，根据不同时期的经济发展水平，制订了相应的工作重点。同时签署了多项国际妇女、儿童保护公约，制订了妇女、儿童发展纲要和母婴保健法、青少年保护法等，为妇幼卫生事业提供了法律保障。多年来，以保护妇女、儿童健康权益，提高妇女、儿童健康水平为目标，坚持以贯彻实施《母婴保健法》《中国妇女发展纲要》和《中国儿童发展纲要》为核心，逐步完善妇幼卫生法制与政策，不断健全妇幼卫生服务体系，实施妇幼公共卫生服务项目，推广并普及妇幼卫生适宜技术，着力提高妇幼卫生服务的公平性和可及性。

随着信息化时代的到来，国家建立了妇幼卫生监测系统和妇幼保健网络，政府投入资金增加儿童医院、妇产医院和妇幼保健院的基础设施和人员配置，医院和床位数、医护人员数持续增加，医护比逐渐降低，从而保证了妇女、儿童健康水平的提高。

全国孕产妇死亡率和儿童死亡率持续显著降低，妇女、儿童健康状况明显改善。孕产妇死亡率已由新中国成立初的 1500/10 万下降至 2010 年的 30.0/10 万，婴儿死亡率由新中国成立初的 200‰ 下降到 2010 年的 13.1‰，成绩举世瞩目。2010 年，全国共有妇幼保健专业机构 3025 个，妇产医院 398 个，儿童医院 72 个。全国妇幼保健工作人员约 50 万人，其中妇幼保健机构工作人员 24.5 万人，床位数 13.4 万张，年诊疗 1.6 亿人次，成为维护妇女儿童健康的一支不可或缺的重要力量。

1990—2005 年期，中国人均预期寿命从 68.6 岁延长到 73 岁，其中 48% 归因于 5 岁以下儿童死亡率下降。在人口约 20 个年龄组中，对 0~4 岁年龄组的健康投入回报最大。5 岁以下儿童死亡率每降低 1 个千分点，直接和间接受益人口达数十万。妇幼卫生服务状况的改善，减少和避免了大量出生缺陷、儿童残疾和伤害导致的不良后果，直接降低了社会发展成本，减少了补偿性生育，增加了人力资源的健康存量，间接为社会经济发展创造财富。

（二）妇幼卫生状况及面临的挑战

婴儿死亡率、5 岁以下儿童死亡率和孕产妇死亡率（以下简称"三率"）是衡量一个国家或地区妇幼卫生状况的常用指标。联合国在 2000 年 9 月的千年首脑会议上提出，到 2015 年 5 岁以下儿童死亡率降低到 20.3‰，孕产妇死亡率降低到 22.2/10 万。2011 年 7 月，国务院《中国妇女发展纲要》和《中国儿童发展纲要》（以下简称"两纲"）提出，产妇死亡率控制在 20/10 万以下，婴儿死亡率控制在 10‰ 以下，5 岁以下儿童死亡率控制在 13‰ 以下。我国的"三率"呈逐年下降趋势，但与联合国和"两纲"提出的目标仍存在差距。2010 年《世界儿童状况报告》显示，1990—2008 年，全球孕产妇死亡率下降了 1/3，其中，我国孕产妇死亡率由 1990 年的 88.9/10 万下降到 2008 年的 34.2/10 万，但与世界发达国家〔如日本（6/10 万）和英国（12/10 万）〕相比，还是有较大差距。我国的婴儿死亡率和 5 岁以下儿童死亡率也明显高于日本、英国和美国。这说明我国妇女、儿童的健康水平与发达国家还有相当程度的差距，降低"三率"和改善妇幼卫生状况的任务还比较艰巨。

二、影响妇女健康的社会因素及妇女保健

（一）影响妇女健康的社会因素

1. 社会地位　由于长期的历史原因和传统文化陋习的影响，妇女一直处于受歧视的较低地位。妇女在社会和家庭参与决策方面受到很多限制，使得她们不能平等地得到良好的医疗保健服务，在健康方面也处于不利境况，受到的健康威胁和伤害也相对较大。

2. 就业及经济因素　个人经济方面的研究显示，有独立经济收入的妇女，在家庭和社会的地位较高，对健康有保护作用，孕产妇死亡率较低。由于妇女普遍文化程度较低，成年妇女难以获得就业机会，造成妇女没有独立的经济收入，使她们在家庭和社会中处于附属地位，从而影响她们的健康。另外，不同经济发展水平的国家和地区，妇女的健康状况存在明显差别。

世界卫生组织的研究报告显示，发展中国家的孕产妇死亡率明显高于发达国家。很多西方经济发达国家的孕产妇死亡率仅为5/10万～10/10万，而发展中国家则高达200/10万。

3. 教育　女性受教育程度普遍明显低于男性，全世界文盲男女比例为1:20。教育水平低者防病治病的知识、意识和能力较差，容易出现健康问题。受过教育的妇女容易放弃传统观念，接受科学的保健知识，善于表达自己的想法，可以和医护人员进行良好的沟通。

4. 风俗习惯　良好的风俗习惯有益于健康，不良的风俗习惯则危害人群健康。"重男轻女"是影响妇女健康的重要因素。当今社会，尤其是发展中国家，这一现象仍然普遍存在。女性一出生就受到各方面的歧视，这对她们的身心健康产生了巨大影响，这种影响可能会给她们带来一生的伤害和灾难。例如，在许多国家和地区尤其是农村，女婴得不到与男婴同样的营养和照料，从而影响她们的生长发育。

5. 地域　农村及偏远地区妇女的健康状况较差。例如，城市的孕产妇死亡率一般为30/10万～40/10万，农村为50/10万～150/10万。其他与分娩有关的疾病（如贫血、产后出血、产褥感染及产伤等），农村尤其偏远地区的发病率均较高。

（二）妇女保健

1. 妇女保健的时期　妇女在生理上比男性更脆弱，更需要保护。我国妇女承担着各种劳动，她们的健康直接关系到全民健康和国家兴旺。妇女一生中经历儿童期、青春期、生育期、更年期和老年期五个时期，妇女保健也包括这五个时期的保健。

2. 家庭暴力与妇女社会保健　家庭暴力是指家庭成员中一方对另一方实施暴力的行为。其形式包括殴打、罚跪、捆绑、拘禁等体罚形式，也包括威胁、恐吓、辱骂等精神虐待。家庭暴力直接作用于受害者身心，使受害者身体上或精神上感到痛苦，损害其身心健康和人格尊严。家庭暴力发生于有血缘、婚姻、收养关系并生活在一起的家庭成员间，但妇女受丈夫的暴力侵害是最普遍的。家庭暴力不但侵犯妇女的身心健康和生命安全，并且破坏婚姻家庭的和睦、幸福，更不利于下一代的健康成长。家庭暴力是社会毒瘤，严重危害社会的稳定和发展。家庭暴力是一个社会问题，涉及当事人的文化层次、思想观念、生活环境、职业、心理、性格等多个复杂因素。和谐家庭是构建和谐社会的基础。因此，预防和制止家庭暴力需要全社会的共同努力和参与。预防和制止家庭暴力的主要社会措施有：①广泛宣传男女平等的基本国策，树立健康、文明的家庭观念，营造平等发展、融洽、和谐的家庭人文环境。②加强和完善立法，严惩施暴者，为制止家庭暴力提供有力的法律保障。③建立社会救助机构，加强对受害者的保护。设立妇女维权站、心理咨询站、妇女庇护中心等妇女救助机构，为受害妇女提供法律咨询和物质帮助。④构筑反家庭暴力的社会网络，形成一个社会舆论、社区、妇联、司法齐抓共管的社会网络。⑤提高妇女素质，培养妇女"自尊、自信、自立、自强"的精神，鼓励妇女经济独立。

三、影响儿童健康的社会因素及儿童保健

（一）影响儿童健康的社会因素

1. 社会经济状况　世界各国儿童的健康状况与其社会经济发展明显相关。从19世纪以来，随着全球经济的迅速发展，大多数国家的儿童生长速度加快，生长水平提高，性发育提前。但生长的长期变化是有一定限度的，达到最大限度的时间早晚与营养、经济、卫生以及教育、文化水平等因素密切相关。目前，在发达国家的部分人群中，身高增长已呈停滞现象，月经初潮年龄也无明显提前。

2. 家庭因素　家庭是社会的重要组成部分。社会的经济、文化、生活环境等许多因素往往通过家庭直接或间接地影响儿童的健康。家庭因素包括家庭在社会中所处的阶层，父母的受教育程度、职业、性格和育儿方式，家庭生活方式、饮食习惯等。其中，最重要的是家庭经济

状况、主要成员的文化素质和育儿方式。这些因素会潜移默化地作用于儿童，影响他们的身心发育。

3. 营养　营养是生长发育最重要的物质基础。膳食中的三大营养素是产生热能的主要物质，维生素、矿物质和微量元素也是机体生长发育不可缺少的。儿童常见的营养问题有：进食过多，造成肥胖而引发各种疾病；进食过少和偏食、挑食，造成营养素缺乏或各种营养素的摄入不均衡、膳食结构不合理，导致生长发育迟缓、免疫功能低下。

4. 体育锻炼　体育锻炼是促进身体发育和增强体质的最有利因素。在保证营养的充足前提下，体育锻炼作为自觉的、有目的的自身改造手段，可以充分发挥机体的生长潜能，全面提高人体形态、功能的发育水平，并可提高细胞免疫活性及体内非特异性免疫水平。

5. 生活作息方式　合理安排儿童青少年的生活作息方式，使其有规律、有节奏地生活，保证足够的户外活动和适当的学习时间，保证定时和充足的睡眠可以促进儿童健康地生长、发育。

（二）儿童保健

1. 各时期的儿童保健

（1）婴儿期保健原则：婴儿期生长发育迅速，需要摄入的热量和营养素尤其是蛋白质特别高，如得不到满足，易引起营养缺乏。婴儿的消化、吸收功能不够完善，易发生消化与营养紊乱，提倡母乳喂养和进行合理的营养指导。另外，婴儿期抗病能力较弱，需要有计划地接种疫苗。

（2）幼儿期保健原则：幼儿期生长发育减慢，智能发育较突出，语言、思维能力增强，活动范围渐广，应注意防止意外创伤和中毒。同时，由于幼儿自身免疫力低，传染病发病率较高，防病仍为保健重点。

（3）学龄期保健原则：学龄期智能发育更加成熟，控制、理解、分析、综合能力增强，要打好德、智、体、美、劳全面发展的基础，注意预防近视眼、龋齿，矫治慢性病灶，端正坐、立、行姿，安排有规律的生活、学习和锻炼，保证充足的营养和休息。

（4）青春期保健原则：青春期生长发育在性激素作用下明显加快，体重、身高增长幅度大，副性征明显，要供给足够营养以满足生长发育加速所需，还应加强生理卫生教育、人生观与价值观教育和道德品质培养，保证青少年身心健康。

2. 儿童、青少年心理卫生保健　儿童、青少年心理卫生工作的目标是根据年龄特点和身心发育水平，有针对性地进行教育和训练，培养他们具有健康的心态、健全的人格、适宜的情绪、较好的适应环境和改善环境的能力，并早期发现、早期矫治儿童和青少年的各种心理卫生问题，促进儿童、青少年心理健康发展，为成年期的心理健康奠定良好基础。

影响儿童、青少年心理健康的因素包括生物遗传因素和环境因素，其中生物遗传因素是决定性因素，环境因素包括社会经济状况、家庭因素、营养、体育锻炼、生活作息方式、环境污染与保护。

儿童、青少年心理卫生保健措施主要是三级预防：一级预防是设法从根本上消除问题的原因，防病于未然，包括优生优育、社会性宣传教育、学校心理卫生教育与咨询、举办家长学校、专业人员培训等；二级预防为早期发现、早期干预，除病于萌芽，包括建立疾病筛查制度和规程、开展对问题儿童的指导等；三级预防为治疗疾病、减轻损害、促进康复，通过专门治疗机构治疗儿童疾病，改善其所处环境等。

3. 学校健康教育　学校健康教育是通过课堂教学和健康教育活动，使儿童、青少年掌握常见病防治和卫生保健知识，增强自我保健意识，养成科学、文明、健康的生活方式和行为习惯，从而达到预防疾病、增进健康、提高学生个体和群体健康水平的目的。

学校健康教育的实施应根据儿童、青少年不同的生长发育阶段，采取不同的内容。

(1) 小学阶段：小学阶段是健康教育的关键时期，这一时期的儿童求知欲高、可塑性强，对于健康教育的内容易于接受。小学健康教育的重点是：生长发育知识、良好行为和生活习惯的养成、儿童常见病预防知识、预防意外伤害知识、膳食与营养知识等。

(2) 中学阶段：初中、高中青少年大多已进入青春期。健康教育的重点是：青春期生长发育知识、性知识、人际沟通和交往的知识和技能、心理健康知识、环境保护知识、预防意外伤害知识、急救与互救知识、拒绝吸烟、不吸烟、不酗酒以及预防艾滋病知识与技能等。

4. 留守儿童的卫生保健　目前我国农村留守儿童接近2000万，而且其数量仍在逐年增加。6周岁及以上的学龄儿童占全部留守儿童的65.28%。留守儿童的健康问题并不单纯是一个由父母长期外出远行所引起的孩子情感缺失问题，而是社会、学校、父母、监护人与留守儿童自身等多种因素交互作用导致的问题。留守儿童的健康问题主要表现在：①营养不良，这是严重威胁隔代照顾留守儿童的问题，儿童家长及其主要监护人营养知识缺乏是导致留守儿童营养不良的主要原因；②心理健康问题，在缺乏父母关爱和正常家庭氛围的环境下成长起来的儿童，往往缺乏安全感，容易表现出孤僻、胆小、自卑的心理特征，并且其人际交往能力也往往较差；③意外伤害，由于监护人保护不力等多方面原因，留守儿童溺水、触电、车祸、自杀等意外伤害事件常有发生，有的地方甚至出现了留守儿童遭受性侵犯和被拐卖的事件；④传染性疾病，农村留守儿童面临着传染性疾病的威胁，其主要原因有传染源接触机会增大、免疫接种率相对较低、不能及时就诊等。解决留守儿童健康问题的主要社会措施包括：①改革现行城乡二元结构的户籍制度和与之相关的就业和教育体制，消除城乡差别，从根本上解决留守儿童产生的条件。②发挥社区综合教育功能，调动社会各方面的力量，形成社区、学校、家庭立体式的教育管理网络，改善社区文化环境，开展丰富多彩、健康向上的文化娱乐活动。社区或学校利用现有条件加强对监护人的教育和监管。③开设心理健康教育辅导课堂，开展丰富的课外活动，弥补学生放学后或节假日的心理孤独感，同时对留守儿童的安全也是很好的保障。

5. 青少年网络成瘾及其防治　"网瘾"的概念，最初是由美国心理学家格登博格（Goldberg）提出的，随后，匹兹堡大学教授、美国网络成瘾中心执行主任金伯利（Kimberly）博士发展完善了这一概念。网络成瘾（internet addiction，IA）、网络成瘾症（internet addiction disorder，IAD）或病理性网络使用（pathological internet use，PIU），指在无成瘾物质作用下的上网行为冲动和失控，表现为由于过度使用互联网而导致个体明显的社会、心理功能损害。

网络成瘾的主要表现：对网络产生心理依赖感，不断增加上网时间；从上网行为中获得愉快和满足，上网结束后身体不适；在个人现实生活中花很少的时间参与社会活动及与他人交往；以上网来逃避现实生活中的压力、挫折、烦恼与情绪问题；倾向于否认过度上网给自己学习、工作、生活或思想等方面造成的实际损害等。网络成瘾症的危害主要在于：情绪低落、不愉快或兴趣丧失、睡眠障碍、生物钟紊乱、进食量下降和体重减轻、精力不足、精神运动性迟缓和激动、自我评价低和能力下降、思维迟缓、有自杀意念和行为、社会活动减少、大量吸烟、饮酒和滥用药物等。专家发现，网瘾症患者由于上网时间过长，大脑神经中枢持续处于高度兴奋状态，会引起肾上腺素水平异常增高，交感神经过度兴奋，血压升高，自主神经功能紊乱。此外，还会诱发心血管疾病、胃肠神经官能症、紧张性头痛等病症。

中国青少年网络协会发布的《中国青少年网瘾数据报告（2005）》显示，我国网瘾青少年约占青少年网民的13.2%，在非网瘾群体中约13%的网民有网瘾倾向。男性青少年网瘾比例比女性青少年高7个百分点，其中，未成年人占的比例较高，13~17岁青少年网民中网瘾比例高达17.1%，18~23岁青少年网民中网瘾比例为13.7%。同时，初中学生网瘾现象严重，该群体中的网瘾比例高达23.2%。通过进一步分析发现，网瘾现象的发生与性别、年龄及职业都有明显联系。网瘾比例的地理分布不明显，与各地经济发展水平无明显关联。关于网络成瘾影响因素的研究表明，网络使用时间、网络吸引因素及青少年的不良心理特征是导致青少年网络成瘾的主要因素。引导青少年合理利用网络，养成健康的学习习惯，应该采取以下社会措施：①鼓励青少年多参加社会活动，不能用上网代替正常的人际交往；②上网时间控制要合理、适度，适当参加体育锻炼，养成有规律的生活作息习惯；③重视对青少年进行网络道德教育，帮助其提高道德判断能力；④开展网络心理咨询，引导青少年自我教育、自我调节；⑤积极拯救有网瘾的青少年早日摆脱网瘾，必要时可辅助适当的药物治疗。

第二节 老年人卫生服务

一、人口老龄化及其带来的挑战

人口老龄化是指一个地区或国家老年人口增长的趋势，有两方面含义：一是指老年人口相对增多，在总人口数中所占比例不断上升的过程；二是指社会人口结构呈现老年状态，进入老龄化社会。它的指标是老年人口系数，即一个国家或地区人口总数中60岁及以上或65岁及以上老年人口数量占总人口比例。老年人口系数越大，说明人口老龄化的程度越高。根据联合国的划分标准，当一个国家或地区60岁及以上老年人口数占总人口数比例超过10%或65岁及以上老年人口数占总人口数比例超过7%时，则意味着这个国家或地区进入老龄化。资料表明，近半个世纪以来，世界人口发展呈生育水平逐步下降、人口年龄结构持续老龄化的基本态势，人口总量经历高速增长后进入增速趋缓时期。

调查显示，2013年我国60岁及以上人口数占总人口数的14.9%，65岁及以上人口数占9.7%，我国不但已经成为人口老龄化国家，而且老龄化进程也在逐步加快。有研究预测，到2050年，我国60岁及以上的老年人口总数将达到4.3亿，占总人口数的31%，老龄化程度位于世界前列。这预示，从现在开始，在未来的20～30年，我国将成为世界上人口老龄化速度最快的国家之一。

人口老龄化是社会发展进步的重要表现，是现代社会经济和医疗卫生事业发展的必然结果。由于老年人群体的特殊性，以及我国处于发展阶段的国情，人口老龄化不可避免地引起社会、家庭和老年人自身方面的问题。老龄化带来的挑战主要有：①人口老龄化水平与经济社会发展水平不相适应，出现"未富先老"的情况；②老年人的经济来源不稳定，经济水平相对其他人群较低；③老年人的供养给家庭造成的压力越来越大；④老年人的慢性病患病率和致残率高，对卫生服务的需求大；⑤老年人缺少精神慰藉，对社会的适应能力较弱；⑥大部分国家难以满足老年人的基本养老和医疗要求。

为了达到建立健全社会保障体系和社会化老年服务体系的目标，社会各个部门都采取了相应的措施。从医学角度而言，需要根据老年人的卫生健康特征保证适当的卫生服务，健全老年人健康服务系统，强化医疗机构对老年人的服务功能，提高社区对老年人的卫生服务能力，加强老年护理专业人才的培养，建立健全老年临终关怀组织机构，不断改善老年人的生命质量。

二、老年人的生理特点、心理特点以及健康特征

（一）老年人的生理特点

45岁进入老年前期之后，人体各系统的形态、功能逐渐出现老化。我国将45～59岁划分为老年前期，60～89岁为老年期，90岁以上为长寿期。随着年龄的增长，老年人神经、消化、呼吸、泌尿等系统形态和功能均发生了一系列变化，主要表现在：机体各系统代谢活跃度下降，组织细胞数量减少、体积变小，出现脏器萎缩；各系统组成器官功能减退，包括呼吸、消化、内分泌、泌尿以及神经系统功能减退等。

(二) 老年人的心理特点

老年人由于自身社会角色的改变，容易产生一些不良的心理变化。加之遇到子女分离、老伴患病或去世，常会导致精神方面出现障碍。比如，老年人内心脆弱，容易有发怒、抑郁、孤独、焦虑等情绪，还可能产生自卑感、失落感，同时伴有睡眠差、食欲差、血压波动、易疲劳等状态。此外，老年人还容易出现自卑心理、失落心理、怀旧心理、童稚心理等。

(三) 老年人的健康特征

1. **卫生服务需求增加** 生理变化以及社会角色变化带来的心理变化会直接影响老年人的身心健康，致使老年人对卫生服务的需求增加。调查显示，老年人两周患病率和慢性病患病率是各年龄组人口中最高的（表11-1），说明老年人的卫生服务需求较高。

表 11-1 我国居民年龄别两周患病率和慢性病患病率 (‰)

年龄组（岁）	2003 年		2008 年	
	两周患病率	慢性病患病率	两周患病率	慢性病患病率
0～4	133.0	6.3	174.2	6.4
5～14	72.2	9.6	76.9	8.7
15～24	49.8	18.5	49.7	20.2
25～34	82.5	58.3	74.9	51.3
35～44	126.2	117.1	136.0	121.7
45～54	191.5	219.5	227.2	259.5
55～64	251.8	362.1	322.7	419.9
≥65	338.3	538.8	465.9	645.4

资料来源：卫生部发布的《2009年中国卫生统计年鉴》

同时，由于社会经济能力较弱、老年人自身活动受限以及心理问题等因素，造成老年人卫生服务需求未能得到满足的情况较多（表11-2）。

表 11-2 我国居民各年龄组卫生服务利用情况

年龄组（岁）	2003 年				2008 年			
	两周就诊率(‰)	两周患病未就诊比例(%)	住院率(‰)	应住院未住院比例(%)	两周就诊率(‰)	两周患病未就诊比例(%)	住院率(‰)	应住院未住院比例(%)
0～4	202.4	23.7	33.3	5.2	248.1	19.7	80.8	6.9
5～14	77.4	38.6	11.7	15.3	90.6	27.8	21.1	10.1
15～24	47.0	44.1	28.1	12.8	46.6	38.4	46.2	8.7
25～34	78.3	47.1	39.5	16.8	61.1	40.0	69.1	9.9
35～44	112.6	49.2	25.9	33.4	113.6	39.6	46.8	27.4
45～54	176.2	51.2	36.6	38.0	159.9	41.8	61.6	34.4
55～64	227.5	52.3	53.6	38.4	216.0	41.1	93.0	32.6
≥65	280.6	54.3	84.1	34.7	302.9	35.8	153.2	28.0
合计	133.8	48.9	36.0	29.6	145.4	37.6	68.4	25.1

资料来源：《2008中国卫生服务调查研究：第四次家庭健康询问调查分析报告》

2. 老年人患病模式变化　慢性病是影响老年人健康的主要疾病。近年研究显示，影响老年人健康的前十种慢性病依次为高血压、胃肠炎、糖尿病、类风湿性关节炎、脑血管疾病、椎间盘疾病、慢性阻塞性肺疾病、缺血性心脏病、胆囊结石伴胆囊炎、消化性溃疡。随着社会的发展，我国老年人群的死因也相应发生了变化，由原来的以呼吸系统疾病和传染病为主的死因转变为以心脏病、恶性肿瘤、脑血管疾病和呼吸系统疾病四类疾病为主的死因。同时，由于社会角色以及自身生理和心理方面的因素，老年人在疾病的表现、诊断、治疗以及预后等方面均有与其他人群不同的特点：多病共存、发病缓慢、临床表现不典型、发病诱因不明显、易出现并发症或脏器功能衰竭、药物治疗易发生不良反应等。

"老年病"是随之而来的一个医学名词，通常可概括为三类：①仅发生在老年人群的疾病，如老年痴呆症、更年期综合征等；②老年期多发病，如高血压、风湿性疾病、慢性支气管炎等；③各类人群都有可能患的疾病，由于老年人自身机体功能的降低和免疫力的下降而导致发生，如感冒、结核病等。

三、老年人保健

随着社会经济的发展，社会老龄化速度加快。我国政府高度重视人口老龄化问题，大力发展老龄事业，初步形成以政府主导、社会参与、全民关怀的工作格局。我国成立了全国老龄工作委员会，制订了老龄事业发展规划以及工作目标，确定了相关任务和基本政策，颁布了《老年人权益保障法》和《关于加强老龄工作的决定》，印发了《中国老龄事业发展纲要》，将老龄事业纳入到社会经济发展的总体规划和持续发展的战略中。

随着我国老年人消费规模的不断扩大，老年人相关事业在社会经济发展中所占地位不断上升，而老年人卫生保健服务在老龄工作中占有重要地位，其基本任务主要是从社会经济、社会保障和医药卫生事业方面的发展现实出发，将老年人的社区保健、家庭保健和自我保健相结合，从不同的层次研究解决老年人保健问题，使老年人不脱离社会生活，真正做到老有所养、老有所医，实现健康长寿的目标。

（一）老年人保健的内容

老年人保健与社会福利、服务事业密切相关，是综合医疗卫生和社会事业的卫生服务，包括卫生保健、疾病治疗与康复、社会服务等方面。基本内容包括：了解老年人健康卫生与社会服务的需求；发展老年病相关医疗机构；促进社会、家庭对老年人的关心、照顾；开展老年人疾病预防控制工作；开展老年人健康教育；完善老年人福利和社会服务事业；强化老年人健康管理等。

1. 老年病预防控制　老年病的特点包括：病因不明显，病程长，恢复慢，容易引发并发症；症状不典型，无明显体征，患病初期不易被察觉，中、后期出现症状的多样性；患病多样性，一个老年患者通常会同时患有多种疾病，诊断、治疗复杂，同时，同一种病在不同老年人身上表现差异性很大；对不少老年病至今没有特效的治疗和控制办法。因此，防治老年病的措施应当是综合性的。应以社区为单位，开展老年人体育活动，增强体质；加强老年人的膳食合理性、规律性，合理搭配营养；保持良好的生活习惯，戒除烟、酒等不良生活习惯，避免有害刺激；讲究个人卫生，预防季节性感冒、呼吸道感染、劳累及跌倒等意外伤害发生；保持心理健康，精神愉快；定期体检，保证长期的社区随访，做到早发现，早诊断，早治疗。

2. 老年人精神卫生　在提高老年人物质生活质量，保证老年人躯体健康的同时，对其精神卫生问题也不容忽视。通过心理咨询的方式关注老年人的心理变化及其原因，有针对性地开展工作。以社区为主，开展老年心理健康宣传，普及老年性痴呆、抑郁等疾病知识；组织参加社区活动，和谐人际关系；指导老年人适当运用脑力，培养兴趣爱好；指导老年人正确对待疾病，以达到关注老年心理健康，切实提高老年人生命质量的目的。此外，在整个社会处于"未

"富先老"的特殊条件下,社会其他人群应当重视老有所为的社会活动,跳出敬老、养老的传统思维定势,提高认识老年人在社会发展中能够起到的重要作用,重视老年人在人生岁月中积累了丰富的经验和广博的知识这一笔社会财富,调动他们的积极性,使得他们有机会为社会的发展进步继续贡献力量,实现老有所为。同时,引导老年人以积极的生活方式,帮助他们适应由于社会发展、周围环境带来的自身角色变化,学习接触新出现的事物,做到老有所学。

(二)老年人保健的形式

老年人保健是一项涉及多方面社会服务的系统工程,需要医疗卫生部门、机构和社会各个方面的紧密合作。我国政府高度重视老年卫生工作,积极贯彻落实中国老龄事业发展规划,深化医药卫生体制改革,同时结合广大社会力量,动员个人、家庭、社会参与对老年人的保健,形成自我保健、家庭保健和社会保健相结合的形式,积极开展工作。

1. 自我保健　自我保健是指人们主动地为个人、家庭、邻里、同事等进行的有利于保健的活动。它是一种高效益、具有广泛群众性和社会性的保健活动。自我保健相较于其他的保健方式更加有效。世界卫生组织强调:"个人维护健康的行为比世界上所有的医疗照顾都有用""主动保健就是预防"。进行公众健康教育是开展自我保健的重要环节。根据老年人的特点,自我保健教育需要由浅入深,采取易于被接受的宣传教育与通俗易懂的技术指导方法,同时需要与保健干预措施、健康生活方式的可行措施相结合,提高老年人的自我保健能力。

2. 家庭保健　家庭是社会组成的基础,对老年人保健具有特殊的、重要的作用。世界卫生组织曾经提出:"健康自家庭开始"。因此实施家庭保健服务是完善初级卫生保健和促进人口健康素质提升的重要举措。家庭经济状况、家庭成员文化程度、家庭成员结构等均是老年人保健的影响因素。家庭养老是我国千百年传统形成的养老模式,大部分老年人依靠子女进行日常的生活护理照料,家庭是老年人获得照顾的主要场所。我们应该重视并且利用好家庭对老年人提供保健的社会功能,保持家庭养老的优良传统。

3. 社区服务　随着社会的发展,人口结构趋向老龄化、高龄化,家庭趋向核心化与小型化,加之计划生育政策的调整和人们价值观念的转变,我国传统的家庭养老模式面临严峻的挑战。同时,人们对养老的需求范围越来越广、质量要求越来越高,原有的家庭养老模式越来越不适应当今需要。社区服务的兴起,为新型养老模式提供了条件基础。2015年最新修订的《中华人民共和国老年人权益保障法》中明确提出:"国家建立和完善以居家为基础、社区为依托、机构为支撑的社会养老服务体系"。换言之,我国将逐渐从传统的"家庭养老"模式,向"社区居家养老"模式转变。社区更多地承担起对老年人的物质赡养和精神赡养责任。相较于物质赡养,老年人更需要精神赡养。社区养老服务将为老年人提供物质供养、生活照料、卫生保健以及精神慰藉等服务。随着社会老龄化进程的加速,政府也越来越重视社区服务事业的发展。我国将从老年人的特点以及实际需求出发,着力健全老年人基层服务网络,提高社区对老年人的服务能力,在保证物质保障、医疗保障的基础上,发展老年人的文化教育事业,满足老年人的精神文化需求,使他们在晚年生活中更加幸福和快乐,活得更有尊严和价值。

第三节　残疾人卫生服务

一、残疾人基本状况

2006年第二次全国残疾人抽样调查结果显示,我国残疾人数量占全国总人口数的比例为6.34%。各类残疾人数量及各占残疾人总数的比重分别是:视力残疾1233万人,占14.86%;听力残疾2004万人,占24.16%;言语残疾127万人,占1.53%;肢体残疾2412万人,占29.07%;智力残疾554万人,占6.68%;精神残疾614万人,占7.40%;多重残疾1352万人,占 16.30%。残疾人中男性为 4277 万人，占 51.55%；女性为 4019 万人，占 48.45%；性别比（以女性为 100，男性对女性的比例）为 106.42。0～14 岁的残疾人数量为 387 万人，占 4.66%；15～59 岁的残疾人数量为 3493 万人，占 42.10%；60 岁及以上的残疾人数量为 4416 万人，占 53.24%（65 岁及以上的残疾人数量为 3755 万人，占 45.26%）。残疾人中城镇人口数量为 2071 万人，占 24.96%；农村人口数量为 6225 万人，占 75.04%。

与 1987 年全国残疾人抽样调查结果比较，我国残疾人口总量增加，占总人口数的比例上升，残疾类别结构发生改变。随着我国经济发展、社会进步和医疗卫生水平提高，残疾人康复和残疾预防工作取得了显著成效。通过优生优育、计划免疫、补碘、新生儿出生缺陷干预，脊髓灰质炎等传统致残因素得到控制，有效地预防了部分残疾发生。从 1988 年以来，近 600 万盲人通过白内障复明手术重见光明。通过开展肢体残疾矫治手术、精神病综合康复防治、聋儿语训等重点康复工程，500 多万残疾人得到不同程度的康复。

二、残疾发生的影响因素

（一）一般因素

残疾的发生一般受到遗传、发育缺陷、自然条件和社会环境等因素的影响。根据不同影响因素，残疾可分为两大类：受遗传、非遗传性发育缺陷因素导致的残疾称为先天性残疾；受自然条件和社会环境因素的影响，人类会患病、受到创伤，这些情况导致的残疾称为后天获得性残疾。

（二）特殊因素

造成残疾的因素有很多，在世界各国及不同地区之间存在着较大差异。在发展中国家，残疾主要是由可预防因素造成的，如贫穷引起的营养不良、环境卫生差引发的传染病、医疗水平低下导致的围产期护理服务差、社会工业化发展带来的污染、交通事故和暴力行为等。这些占全部残疾病例的 70% 左右。在发达国家，残疾多数是由慢性躯体性疾病、精神病、遗传性损伤、慢性疼痛和劳损造成的。此外，社会风气不良、暴力、吸毒、滥用药物等造成的残疾逐年增加。人们对社会因素的应激反应增强，由此造成的精神负担与心理冲突是各国心理障碍者增多的重要原因。为延长生命而使用的某些现代医疗保健措施，也增加了残疾发生的机会。

研究结果显示，我国残疾人致残因素可归类为六种：遗传性残疾、非遗传性发育缺陷残疾、传染性疾病致残、非传染性疾病致残、创伤及伤害致残及不明原因致残。其中，先天性因素致残占 9.57%，后天性因素致残占 74.67%，占绝大部分。先天性残疾中，以非遗传性发育缺陷致残占比例最高，达 68.91%；后天获得性残疾中，以非传染性疾病致残比例最高，达 71.58%，其次是创伤和伤害致残，占 16.65%。

三、残疾人的健康问题及其卫生服务需求特点

残疾人由于特殊的身体状况，行动不便，既导致他们的身心健康受到严重影响，也给他们的家庭带来痛苦，给社会增加负担和不稳定因素。2014 年启动的上海市残疾人健康状况评估工作报告显示，99.91% 的残疾人存在实验室指标异常，超过半数检出 5 项以上异常；近九成的残疾人患有 1 种以上疾病，超过七成残疾人患有 2 种以上疾病，体检无异常的残疾人仅占 0.02%；高血压、脂肪肝、动脉粥样硬化是残疾人群体中最普遍的疾病，咽炎、痔、白内障、屈光不正、肝囊肿、脊柱侧弯等疾病严重影响着残疾人的健康。调查显示，某地区残疾人的两周患病率为 24.82%，主要以呼吸系统、循环系统和消化体统疾病为主；慢性病患病率为 33.13%，高于其他人群。另一项对某一社区残疾人群健康状况的调查显示，肢体残疾人群在总体残疾人群中占较大比例，其次为视力、精神和智力残疾。70% 的残疾人存在生活自理困难，有 27.5% 的残疾人存在较大的自理困难。

可见，残疾人不仅普遍患病，而且极度依赖正常人照顾，对卫生服务的需求要比健全人更

多、更全面。另外，残疾人通常还有着独特的心理表现，如孤僻、自卑、敏感、自尊心强，这在一定程度上会影响残疾人寻求卫生服务。

四、残疾人卫生保健

1. 国内外对残疾问题的主要方针策略　2014年第六十七届世界卫生大会通过并颁布了《世界卫生组织2014—2021年全球残疾问题行动计划：增进所有残疾人的健康》。世界卫生组织经过与联合国各国际组织、开发机构、民间社会组织（包括残疾人组织）和专业协会等广泛的协商，制订了新的全球残疾问题行动计划。该计划将残疾问题不仅作为人权问题和发展重点，也将残疾问题作为全球公共卫生问题，侧重于改善残疾人的健康、功能和福祉。该行动计划列出了三项具体的目标：一是清除障碍并提高卫生服务和规划的可及性；二是加强和推广康复、适应训练、辅助技术、援助和支持性服务以及以社区为基础的康复；三是加强收集残疾方面国际上可对比的相关数据，并支持关于残疾和相关服务的研究。

我国政府历来十分重视残疾人的卫生保健事业。党的十八大报告明确提出，到2020年实现全面建成小康社会的宏伟目标，到2020年实现社会保障的全面覆盖，人人享有基本医疗卫生服务。2015年2月发布的《国务院关于加快推进残疾人小康进程的意见》中指出，"到2020年残疾人权益保障制度基本健全、基本公共服务体系更加完善，残疾人事业与经济社会协调发展；残疾人社会保障和基本公共服务水平明显提高，帮助残疾人共享我国经济社会发展成果"。可见我国在全面建设小康社会的同时，始终关注着残疾人的小康。

2. 残疾人的卫生服务　要充分利用城乡基层卫生组织（包括社区卫生服务中心（站）、乡镇卫生院等卫生机构），以及广泛动员社会力量，做好残疾人卫生服务保障工作。由于残疾人通常需要别人的帮助才能实现正常的生活功能，并且残疾人的康复是一项长期的、费时的工作，因此要做好残疾人的卫生服务，就必须要由专业的技术人员、志愿者、健康教育、健康体检、康复指导、上门服务、家庭病床、医疗救助、经费、设备等条件共同发挥作用才能实现。社区卫生服务机构就同时具备以上要求。它是一种新的卫生服务模式，以人的健康为中心，以家庭为单位，以社区为范围，以需求为导向，集预防、治疗、康复、保健、健康教育和计划生育指导功能于一体。目前我国的基层卫生组织网络比较健全，特别是社区卫生服务机构，在残疾人"人人享有康复服务"的工作中具有独特的功效。社区卫生服务可以因地制宜地运用现有医疗资源，动员社区志愿者力量，应用适宜技术，开展上门服务工作，帮助残疾人进行各种锻炼与功能训练，指导残疾人家属进行科学的护理操作，建立残疾人健康档案，实现健康追踪，为残疾人提供全面、及时、便捷、有效的卫生服务。

3. 残疾人的医疗保险　残疾人因为身体的缺陷，往往不能自理生活，劳动力不足或丧失导致就业受到限制，收入来源少，主要靠国家和社会给予帮助以及靠家庭供养。但是残疾人在医疗方面支出却明显高于其他人群，这就导致了大部分的残疾人家庭生活总体处于特困行列之中。调查显示，城镇残疾人家庭人均医疗保健支出是全国水平的1.56倍，农村残疾人家庭人均医疗保健支出则是1.77倍。经济问题会导致很多残疾人无法享受到基本的卫生服务，鉴于此，国家有必要健全残疾人的医疗保险制度，加大残疾人参加基本医疗保险的政府补贴部分，采取积极措施保障残疾人的医疗卫生服务。

第四节　流动人口卫生服务

一、流动人口概况

流动人口一般是指离开户籍所在地，为一定目的在非户籍所在地生活、工作的成年育龄人员。根据文化素质和工作能力，流动人口一般分为人才引进型、自我发展型和盲目流动型。不同类型的流动人口都有其自身的特点，但在中国的经济和社会发展过程中有着深远影响，可以说流动人口是实现工业化、城市化和发展市场经济的长期推动力。流动人口的主要群体是农村的参与劳动力，以谋生和就业为主。我国大规模的人口流动主要是从改革开放以后产生的，由于改革开放的原因，东部沿海地区的经济快速发展，为了更好生活和获取更多的机遇，内地人口纷纷前往东部沿海地区，从而加快了人口流动。国家卫生和计划生育委员会发布的《中国流动人口发展报告2014》显示，2013年末，我国的流动人口达到2.45亿，超过总人口数的1/6，相比于2010年第六次人口普查的结果（2.61亿）有所下降，这可能与国家新政策的出台，越来越多的外出务工人员选择回家乡创业有关。

（一）流动人口的发展趋势

1. 快速增长　第三次人口普查数据显示，1982年我国的流动人口数量为657万，占当时总人口数的0.66%；第四次人口普查数据显示，1990年流动人口达到2135万人，占当时总人口数的1.89%；第五次人口普查数据显示，2000年全国的流动人口为1.17亿人，2005年，全国的流动人口数量达到1.47亿人，占当时总人口数的11.27%；第六次人口普查数据显示，2010年我国的流动人口数量达到2.61亿，占总人口数的19.05%；2013年，我国流动人口数量达到2.45亿，占人口总数的18.50%。在过去的31年内，流动人口的数量增长了36.69倍，流动人口所占的比重也增长了27倍。

2. 流动更加长期化　是指流动人口在流入地滞留的时间逐渐延长，出现长期化的趋势。在流入地滞留5年以上的流动人口数量从1987年的700万增长到2005年的4600万。早期的外出务工人员目前在流入地大都有稳定的工作和家庭。相对于原居住地而言，流入地的经济发展水平较高，发展机遇更多，生命质量和医疗水平能得到较高的保障，所以流动人群在流入地滞留的时间也越来越长。

3. 以家庭为单位流动的比例增加　流动人口6～15岁子女随同父母流动的比例在2013年达到62.5%，比2011年上升了5.2个百分点。经过一段时间的发展，外出务工人员的工作基本上已经稳定，更有能力和精力去承担子女的消费，以及能更好地指导子女的发展。但大多数家庭无法一次性完成家庭核心成员的迁移，将近七成的家庭中，家庭成员分多次流入，首先是夫妻流入，待稳定后再把子女接到流入地同住。家庭化迁移更容易使流动人口产生幸福感。

4. 由劳动力向人才转变　改革开放初期，流动人口文化程度普遍偏低，主要是从事体力劳动。随着教育程度的提高，流动人口主要由高中及以上学历人员构成，主要从事一些服务型、公务型、文化型和社会型的工作。随着经济产业结构的不断调整，对劳动者素质和能力的要求进一步提高，人才型流动人口必将显著增加。

（二）流动人口的主要特征

1. 以青壮年劳动力为主　2010年流动人口平均年龄为27.3岁，2013年增长为33.7岁。流动人口主要是青壮年劳动力的原因：一是大部分流动人口主要从事体力劳动；二是毕业大学生的增加，毕业大学生一般会在大学所在地发展，在一定程度上影响着流动人口的发展趋势。

2. 以低收入为主　2010年调查显示，劳动年龄流动人口月平均收入为2134元，其中少于1700元的占50%。原卫生部发布的《中国流动人口发展报告2011》指出，4.5%的流动人口家庭人均收入低于500元，27.0%的家庭人均收入低于1000元，流动人口家庭存在入不敷出的现象，调查显示20%的低收入家庭收入与消费支出比为1：1.12。

3. 向经济发达地区流动　在20世纪80年代，流动人口主要倾向于资源丰富的地区和工业基地。1982年，山东、江苏、安徽等7个地区共吸收全国21.61%的流动人口，东三省的老工业基地吸收了全国16.8%的流动人口。随着改革开放的深入，长三角和珠三角的流动人口数量急剧增加。1982年，广东省的流动人口占全国比例的5.23%，上海、浙江、江苏流动人口总计占全国的 11.27%，到 2005 年，前两者分别增长到 22.37% 和 20.58%。

4. 就近流动趋势　上海的流动人口大多来自安徽、江苏等地，北京的流动人口大部分来自河北、山东等地，深圳的流动人口以广东省内的为主，中西部的流动人口主要以跨省流动为主。

二、流动人口的健康状况

（一）流动人口的两周患病率

调查数据显示，北京市流动人口的两周患病率为 130.8‰，而两周就诊率为 9.8%，均低于 2008 年全国卫生服务的平均水平。分析原因，一是流动人口的构成以青壮年为主，身体素质好，不易患病；二是流动人口外出以增加经济收入为主，面对医院高昂的费用，采取"大病拖，小病扛"的心态，不愿到医院就诊。

（二）流动人口的主要健康问题

1. 妇幼健康　国家统计局统计数据显示，流动人口中妇女和儿童获取卫生保健服务的比例低于常住人口；孕妇和围产儿死亡率明显高于常住人口；流动人口的家庭因为经济原因，孕妇很少做产前检查，导致患先天性疾病和残疾的新生儿较多；儿童计划免疫率低，麻疹、新生儿破伤风发病率较高；孕产妇自我保健意识不强，流动人口孕产妇大多数处于社会底层，生活条件差，文化程度较低，在接受保健知识时的主动性和能力不够，自主保健意识薄弱。

2. 传染病　在过去一段时间里，我国许多寄生虫病和传染病已被消灭或得到有效控制。但随着流动人口数量的急剧增长和人口流动频率的增加，为部分传染病的流行创造了有利条件，导致某些传染病的疫情有所回升，甚至出现爆发流行。

（1）性传播疾病和艾滋病：据报道，世界上每秒钟有 10 人感染性传播疾病（sexually transmitted diseases，STD），据联合国艾滋病规划署统计，截至 2008 年底，全球有 3340 万艾滋病感染者。流动人口本身与艾滋病并无关系，但由于艾滋病传播途径的特殊性，结合大量的人口流动，导致艾滋病加速传播。流动人口之所以是 STD 和 AIDS 的高危人群，一是由于流动人口大都处于青壮年，而且长时间独处或夫妻两地分居，处于陌生环境以及精神、心理和物质上的需求，导致不安全的性行为经常发生；二是因为流动人口的文化素质偏低，关于 AIDS 的相关知识和防范措施获取较少，警惕性不高，导致在没有防范的情况下感染 HIV，从而在不知情的情况下传染给配偶，导致 AIDS 的传播。三是由于财力、人力和机构资源有限，各地对于艾滋病的防治工作力度不够，有限的资源优先分配给了当地居民，流动人口能利用的很少或根本没有。四是由于流动人口的文化水平不高，目标不明确，不容易被社会接纳，因此往往处于"流动失业"状态，压力越来越大，长时间无所事事可能导致误入歧途（如吸毒等）。

（2）疟疾：在新中国成立后的一段时间内，疟疾在我国曾基本被消灭，但我国流动人口的大范围流动，为疟疾传播创造了有利条件，导致一些地方的疟疾疫情再次出现，甚至爆发流行。全国疟疾流行最严重的云南和海南两地的疫情有所回升，内地经济发达地区（如广东省）的病例也日益增加。同时要注意的一个问题是，境外人员回国导致疟疾的传播，尤其对非洲、东南亚一些地区的务工人员需加强防范和监测。

（3）结核病：我国是全球 22 个结核病流行严重的国家之一，结核病患者人数居世界第二。东莞市 2008—2012 年统计数据显示，在这 4 年期间，该市共登记新发结核病例 16595 例，其中当地居民为 5199 例，流动人口为 11396 例，发病率分别为 42.7/10 万和 80.8/10 万。导致流动人口结核病高发的原因有以下几点：一是流动人口多来自偏远地区，卫生服务水平偏低，接种卡介苗的较少；二是因为流动人口一般居住环境的卫生条件较差，容易造成结核病的传播；三是流动人口一旦患有结核病，治疗不规律，就容易导致病情反复，产生耐药菌，在人口流动期间，进一步造成疫情的传播。

3. 精神健康　大量调查研究显示，流动人口经常陷入不良的精神和心理状态之中。造成此类现象的原因有以下几点：一是流动人口一般都会有长距离的迁移，在这个过程中长时间交通拥挤造成身体和心理上的双层伤害；二是流动人口从事的工作往往比较单一、枯燥，从心底产生不耐烦的情绪；三是流动人口的工作往往是临时性的，随时面临失业问题的困扰，从而加重了心理负担，造成心理问题。

（三）流动人口的疾病构成

据调查，流动人口所患疾病主要是以呼吸系统疾病和消化系统疾病为主。此类状况的产生可能与流动人群的生活条件较差、饮食卫生习惯以及日常生活中受到的健康教育有关。由于工作性质的原因，流动人口大多居住在城市的边缘地带、城乡结合部以及郊区等，所获得的医疗服务水平有限，健康知识的获取途径和机会较少，从而自我保健意识不强，容易患病。

三、流动人口的卫生保健

由于户籍管理制度以及传统的卫生资源配置方式，导致流动人口在卫生服务和健康方面处于弱势地位。我国的医疗保障体系主要是保障常住人口，受医疗保健制度的制约，流动人口的卫生服务可及性较差。另外，受经济因素的制约，流动人口在患小病时常采取"硬拖、硬扛"或自己到药店买药的办法，在患大病时常常回户籍所在地接受治疗。我国的卫生资源配置主要根据当地的常住人口数量，大规模流动人口的涌入导致卫生资源出现短缺。

近年来，流动人口育龄妇女数量和比重不断增加，在户籍地以外生育的比例逐年增高。原卫生部相关数据显示，2012年流动已婚育龄妇女占全国已婚育龄妇女的1/4，约6307万人。流动人口家庭上一年出生的人口数量约占全国同期出生人口数量的1/3，已孕妇女选择在现居住地分娩的比例已接近70%。在孕产期保健、儿童健康管理、预防接种等方面，流动人口中的孕产妇和儿童应当是关注的重点人群。

健康知识安理会教育是提高居民健康水平的重要途径，而出于工作性质、工作时间以及居住环境的原因，流动人口对于健康知识的获取比例较低。流动人口从事的一般是劳动量大、风险高的工作，职业安全和健康防护有待加强。由于文化程度的关系，流动人口的自我防范意识不强，没有主动利用相关卫生服务的意识。流动人口一般居住地点和工作不固定，因此获得连续性卫生服务的可能性较差。

为改善流动人口健康水平和提高卫生服务质量，应从以下几方面着手：

1. 出台相关的政策、法规和条例等，让流动人口的卫生服务有法制保障，从而得到更好的卫生服务。在制订政策时要适应家庭化的流动趋势，要满足流动人口家庭而非个人的需求。

2. 合理配置卫生资源　根据流动人口的分布和聚集趋势，在流动人口的集聚地设置更多的医疗卫生机构，同时培养相应的医务人员。

3. 加强流动人口的健康教育　流动人口卫生意识偏低，不能主动利用相关服务。应进行相关卫生政策的宣传教育，加强流动人口主动利用相关卫生服务的意识，从而提高流动人口的卫生服务质量。

4. 加强流动人口的职业安全和健康防护　用工单位要经常对流动人口的职工进行体检，同时解决好安全饮水和居住环境卫生问题。

5. 建立流动人群的健康管理档案，对流动人群的健康做到时时监测，提前预防，及时诊断，快速救治。

（谢长勇　鲁　娟）

第十二章 社会病防治

第一节 概 述

一、社会病的概念

社会病（socialpath）是指主要由社会本身的原因造成的，与社会发展和进步方向相违背的，危害人群健康的社会性现象。社会病与社会问题两者既有区别，也有联系。费孝通先生将社会问题定义为："社会问题是社会关系或环境失调，致使社会全体成员或部分成员的正常生活乃至社会进步发生障碍，从而引起人们的关注，并需要采取社会的力量加以解决的问题"。由此可见，社会问题涉及的范围很广，包括社会构成要素（人口问题、环境问题、民族问题等）、社会关系（婚姻与家庭问题、独生子女问题、社会养老问题等）、制度和体制（物价问题、教育问题、社会保障问题）等众多方面。而社会医学讨论的社会病属于社会问题的范畴，是在社会因素的作用下，与个人的生活方式、行为习惯密切相关，影响范围扩展到整个社会的公共卫生问题。

二、社会病的特点

（一）公共性

社会病具有公共性。个人或者少数人的不良行为和生活方式一般不会对社会发展和社会稳定造成重大的影响，仅分析个人的生理和心理状态以及生活的局部环境就可以了解其原因，我们不能称之为社会病。社会病往往是某个区域或者某个阶层的人群，广泛存在某种不良生活方式或者行为，并对社会产生了较大影响，那就需要我们从该区域和阶层的政治、经济和社会体制方面进行分析。

（二）根源的复杂性

社会病产生根源的复杂性是指社会病的产生有个人行为的原因，也有社会制度、社会文化等方面的原因，不是单一的因果关系。如性传播疾病就与个人的不良生活方式、性开放的态度、性道德观念缺失、社会人口的流动及对性传播疾病防护知识的缺乏等密不可分。但是，如果说结核病是社会病，恐怕很少有人会理解，因为人们通常认为结核病与个人的不良卫生习惯或个人身体素质差有关，却不了解结核病与社会不平等、贫穷等社会原因联系密切。

（三）严重的危害性

社会病对社会有严重的危害。社会病可以破坏社会稳定，阻碍社会经济的发展，也对社会生活质量有直接影响，如吸毒不仅会导致吸毒者自身疾病的发生，而且最终可导致劳动力丧失或个体的死亡，同时还会造成社会财富的巨大损失和浪费，以及社会环境的恶化和社会治安的混乱等。

（四）防治的综合性

社会病的防治需要全社会的共同努力，需要整个社会的共同参与，包括完善的公共政策，健康的社会文化，良好的公民素质教育，完善的法制教育和健康教育等，通过各个方面的共同努力，才能取得较好的效果。

（五）社会病的双重属性

社会病既是社会问题，也是健康问题或公共卫生问题。这一方面是因为社会病会直接或间接地影响人群健康，而另一方面，社会病是导致其他健康问题的重要根源，需要从医学特别是公共卫生的角度进行干预。

第二节 自 杀

一、自杀的概念与分类

（一）自杀的概念

自杀（suicide）是指个人在意识清楚的情况下，自愿地（而不是被别人所逼迫）采取手段伤害自己，并结束自己生命的行为。

（二）自杀的分类

自杀作为一种复杂的社会现象，不同的学者对其有不同的看法。国际上一般按自杀的结局将其分为自杀死亡（committed suicide）、自杀未遂（attempted suicide）和自杀意念（idea suicide）三类。法国著名社会学家 Durkheim 从社会整合的角度将自杀分为失范性自杀（anomie suicide）、利他性自杀（altruistic suicide）、利己性自杀（egoistic suicide）和宿命性自杀（fatalistic suicide）四类。我国学者提出将自杀行为分为如下五类，这对指导自杀危险性评估和自杀预防具有一定的实际意义。

1. 自杀意念 其基本特征是有明确的结束自己生命的意愿，但没有付诸任何导致生命结束的实际行动。一个人的自杀意念有可能仅仅限于内部心理活动，也可通过观察当事人的语言、行动等进行推断。自杀意念并不一定导致自杀行动，但任何实际行动的背后都一定有自杀意念，尽管发生的时间、频率和强度不同。

2. 自杀计划 其基本特征是在自杀意念的基础上，形成了如何结束自己生命的计划，但没有进行任何实际的准备，更没有采取任何实际的行动。自杀计划是自杀意念的发展，意味着自杀危险性的增高。

3. 自杀准备 其基本特征是在自杀意念和自杀计划的基础上，做了自杀行动的准备，但没有采取导致生命结束的行动，包括实际准备了用于自杀的物质、工具、方法，或者到自杀现场进行了实际的考察等。可以将自杀准备看做是自杀计划的继续发展。

4. 自杀未遂 其基本特征是在自杀意念的基础上，采取了结束自己生命的行动，但该行动没有直接导致死亡的结局。自杀未遂者通常存在躯体损伤，但躯体损伤不是自杀未遂的必备条件。

5. 自杀死亡 其基本特征是在自杀意念的基础上，采取了结束自己生命的行动，该行动直接导致了死亡的结局。自杀者在采取行动时，必须有明确的自杀意念，才能认为其死亡是自杀死亡。确定一起死亡事件是否为自杀，目前世界各国都没有简单而可靠的方法。这是因为很难判断死者死前是否存在死亡的意愿。一般而言，如果死者生前通过口头交流或文字明确地表达过死亡意愿，就可以作为判断自杀死亡的证据；但没有这些证据，就不能充分排除自杀死亡的可能性。对任何疑似自杀的案例，应采用心理社会解剖（psychosocial autopsy）方法做进一步的分析。

二、自杀的流行病学概况

自杀既是一个严重的健康问题，又是一个严重的社会问题。自杀不仅对人类健康和生命带来严重的损害，而且给自杀者家属造成严重的心理影响，对国家经济造成巨大的损失。据世界卫生组织报告，2012年全球自杀率为16/10万，即每40秒就会发生一例自杀死亡事件，而且在过去的45年中，全球自杀率的涨幅高达60%。自1987年以来，我国就开始向WHO上报自杀死亡数字，在所有上报的39个国家中，中国自杀率位列第四。1990年有关报告显示，我国自杀率为30.3/10万，费立鹏等学者调查结果显示，1999—2002年我国自杀率由28.7/10万降至23/10万，这说明我国自杀率开始呈下降趋势，尽管如此，我国自杀率仍高于高自杀率国家的界定值20/10万。据报告，2009年我国自杀率为7.95/10万（数据经过漏报率调整），这已经低于全球平均水平（据国际自杀预防协会报告，2009年全球自杀率为16/10万，这意味着全球每年大约有100万人死于自杀）。目前，在很多国家，自杀是前十位的死亡原因，在15~34岁的人群中，自杀甚至是前三位的死亡原因，而且在全世界范围内，自杀者的年龄出现越来越小的趋势。

（一）性别分布

在国外，发达国家女性企图自杀者数量是男性的3倍，男性自杀死亡率至少是女性的3倍。人们认为这种差异可能是与女性获得社会心理支持的机会少，比较容易产生挫折感有关；而男性采取的自杀手段往往比较激烈，因此自杀致死的可能性较大。而在中国，根据徐慧兰等学者的研究结果显示，2000年自杀死亡率的性别比约为1∶1，杨功焕和Phillips等的报告显示女性自杀率高于男性，周海滨等研究显示深圳人群中自杀男女性别比为0.48∶1，郑红等的研究显示自杀比例女性约占77.56%，这些研究结果是一致的，印证了女性自杀率高于男性是我国的自杀死亡特征之一。但是，随着时代的发展，人口结构的改变、城市化的加速，早期研究可能由于调查方法不够完善、数据来源较少等原因致使数据产生偏差，所以仅由以前的自杀死亡数字，我们尚不能断定当今中国的女性比男性及世界上其他国家女性更容易自杀。有学者提出，女性自杀率高于男性的自杀模式已经逆转为男性高于女性，男女性别比为1.22∶1。我国自杀率以前之所以女性高于男性，是因为我国农村女性自杀率高。而且我国的女性自杀死亡者的自杀方式大多采用服剧毒农药，特别是农村地区，这种农药毒性强、起效快，而且农村地区不具备抢救农药中毒的基础设施、设备，导致一部分本应为自杀未遂者最终却变成自杀死亡者。但近年来我国每年大约有4000万农村女性涌入到城市务工，一定程度上规避了自杀的风险（如原来在农村所遭遇的家庭纠纷、从属地位和农药易得等高危因素）。

（二）年龄分布

在世界上大多数国家和地区，自杀死亡率随着年龄的增长而有升高的趋势。近20年来，虽然我国自杀死亡率在青少年中呈增高趋势，尤其是留守儿童，但是在各年龄段当中，60岁以上老年人自杀死亡率仍位居最高位。另外，有关统计数据显示，我国自杀死亡者的年龄分布呈两个高峰：一是25~34岁年轻人自杀死亡率较高，女性尤为突出；二是老年人自杀死亡率最高，这和世界大多数国家及地区的年龄分布基本一致。我国自杀死亡者呈双峰年龄分布可能与很多原因有关，但截至目前尚无可靠的资料及相关的研究对这种现象给予合理解释。

（三）种族分布

在美国，白人的自杀率几乎是少数民族的2倍。1989年的统计资料显示，白人男性的自杀率为19.6/100 000，黑人男性的自杀率为12.5/100 000，其中，白人男性的自杀率为黑人男性的1.6倍，白人女性（4.8/100 000）的4倍，黑人女性的8.2倍。美国原住民、因纽特人（北美爱斯基摩人）的自杀率显著高于全国平均水平。在我国，尽管有学者对个别少数民族居民的自杀行为进行了研究，但到目前为止还没有不同民族自杀率的比较资料。

（四）城乡分布

在发达国家，农村人口的自杀死亡率远低于城市人口。国内研究发现，农村居民的自杀死亡率比城市居民高3~5倍（50岁以下人群中农村居民的自杀死亡率是城市的2.8倍，50岁以上人群中农村居民的自杀死亡率是城市的 4.9 倍），农村与城市的巨大差别提示这是两组相对不同的亚群。实际上，与世界上大多数国家比较，我国城市居民的自杀死亡率是很低的（10/10 万），而农村居民的自杀死亡率则相对比较高，一般超过 25/10 万。但是当今，随着城市化进程的加快，人口结构的改变等，我国自杀城乡分布结构也将会发生改变。

（五）婚姻状况分布

婚姻状况与自杀率之间的相关性在绝大多数研究中都得到了证实。已婚者的自杀率显著低于离婚者、丧偶者和适龄未婚者。统计数据表明，适龄未婚者的自杀率是已婚者的 2 倍，离婚者、丧偶者、分居者的自杀率是已婚者的 4～5 倍。

（六）就业状况与职业分布

一般说来，失业者的自杀率高于有稳定职业者。关于不同职业人群的自杀行为分布，曾有研究表明，医务人员的自杀率高于其他职业人群，但目前已有的资料还不足以得出肯定的结论。

（七）精神障碍与自杀

精神障碍是自杀死亡的重要原因之一，主要为抑郁症，它是与自杀密切相关的精神疾病。到目前为止，在中国，家庭矛盾是与自杀相关的最重要的社会因素，这与国外研究结果相似。西方国家的许多研究表明，自杀者中精神障碍的患病率高达 90% 以上。然而，以我国死亡登记资料为依据的研究表明，自杀死亡人群中精神障碍的患病率为 30%～40%。这可能与我国死亡登记资料有关数据的可靠性相对较低有关。最近，有学者对 519 名自杀者进行了较为严谨的回顾性诊断，发现该样本中，40% 有抑郁症诊断，7% 有精神分裂症诊断，7% 有酒精依赖诊断。

（八）自杀方式

在不同的社会和文化背景中，可见到各种各样的自杀方式。一般说来，自杀死亡者特别是男性多采用暴力性自杀方式，如枪击、炸药、刀伤、自焚、从高处跳下、投水等，而自杀未遂者特别是女性自杀未遂者多采用非暴力性方式，如服毒、服药等。但在我国，约 2/3 的自杀死亡是因服毒导致的，特别是在农村地区，服剧毒农药自杀是一种最常见的自杀方式。中国不同地区自杀方式的选择也是不同的，大陆地区是以服毒为主，而台湾地区则主要是烧炭自杀。自杀方式是通过其致死性影响自杀死亡率的，因男性自杀采取的方式比女性致死性强，因此自杀死亡率亦高于女性。

三、自杀的社会根源

自杀行为的产生有很多根本性原因，这些原因非常复杂并且相互关联。自杀行为在个体层面上与个人性格、价值观念、人际关系、个人所遭受的社会心理压力、个人的应对方式、获得的社会支持以及精神、躯体健康状况等多种因素有密切的联系。自杀家族史是一个被认为与社会和遗传均相关的危险因素。但是，个体层面的影响因素无法解释为什么在不同的国家和地区自杀率差别很大，为什么在同一个国家和地区不同历史时期的自杀率存在变化。世界各地的研究表明，自杀率随人口结构、文化信念、对自杀的态度、医疗保健制度、社会动荡、社会经济状况的变化等诸多宏观因素的变化而变化。

自 1897 年法国社会学家 Emile Durkheim 的《论自杀》一书自出版以来，人们提出了多种理论来解释自杀行为的产生及不同人群自杀率的差异。这些理论涉及多个学科，有的从宏观社会文化角度进行解释，有的从微观心理学、生物医学角度进行解释；有的对一个社会、一种文化中的自杀现象进行解释，有的对个体的自杀行为进行解释。总的看来，每一个理论都有一定的解释价值，但没有一个理论能够解释所有的自杀现象。这里简要介绍关于自杀原因的社会文化理论。

(一) 社会关系

Durkheim 根据一个团体或社会中社会整合（social integration）的程度与社会规范对个体的影响，将自杀死亡分为如下四大类：

1. 利己性自杀（egoistic suicide）　在社会整合程度低，个体取向强、情感淡薄的社会中多出现这种类型的自杀。典型的例子是为了使自己从痛苦中解脱出来而自杀。

2. 利他性自杀（altruistic suicide）　在社会整合程度高、集体取向强的社会中多出现这种类型的自杀，如为宗教利益、国家利益、集体利益、家庭利益而牺牲自我。典型的例子是日本军人在第二次世界大战中剖腹自杀。

3. 失范性自杀（anomic suicide）　见于在高度动荡的社会中，旧的社会规范被打破，新的社会规范还没有建立起来的情况下，个体由于突然失去社会规范的引领和控制而自杀。在我国文化大革命期间，很多知识分子的自杀属于这种类型。

4. 宿命性自杀（fatalistic suicide）　Durkheim 只在其所著《论自杀》的一个脚注中提到这种自杀的类型，指的是社会规范的力量过强的情况下出现的自杀，如监狱中犯人的自杀。

(二) 应激

应激常被用于解释自杀行为的发生。在中国文化背景下，经常有人说某人自杀了，那是因为他（她）受了刺激。应激理论认为，自杀行为被自杀者当做应付精神紧张状况、心理冲突的一种手段，是一种危害健康和生命的应对方式（coping style）。应激机制也被许多学者认为是其他社会、文化和心理因素导致自杀行为的中介机制。

(三) 文化

人与动物最大的一个区别就是人类拥有文化。文化对人类行为的影响可以说是无所不在的，因此很多学者很自然地会将文化因素与自杀行为联系起来。相关的假说主要涉及三个方面。

第一个方面是文化对自杀行为、对自杀者的态度问题。至少在许多东方国家，传统上对特定情况下的自杀行为持默许甚至鼓励的态度。例如，在我国，儒家文化就鼓励"杀身成仁"。在封建社会中，丈夫死后妻子的自杀被认为是一种忠贞的表现，上级、主人死后，下属、家奴的自杀被认为是一种忠诚的表现。在日本，当集体荣誉受到威胁的时候，个体的剖腹自杀被认为是一种英雄主义的解决方式。相反，在西方基督教国家，自杀一直被认为是一种罪恶而受到谴责和处罚，英国一直到 20 世纪初才取消有关处罚自杀行为的法律条文。但应当注意到，一种文化并不会对所有的自杀都持同样的态度，如在我国，儒家在鼓励杀身成仁的同时，也反对糟践自己的身体，认为对待自己的身体要慎重。在现代中国社会中，对有利集体和国家的自我牺牲行为，被认为是"重于泰山"的，因个人原因的自杀，则被认为"轻于鸿毛"，为人们所不齿。

第二个方面是所谓的文化源性应激，即与某一特定文化因素相关的应激。在解释我国自杀死亡性别比不同于世界上大多数国家这一事实时，就有学者将我国农村对已婚妇女"生男孩"的文化压力与农村妇女较高的自杀率联系起来。

第三个方面涉及社会文化变迁。社会学和人类学认为，社会文化变迁必然对社会关系、生活方式和个人行为产生重大的影响。在有关自杀的研究中，人们已经发现经济动荡（如 1929 年开始的美国经济萧条、2008 年金融危机）会导致自杀率的增加，战争时期的自杀率则会下降。虽然缺乏可靠的研究证据，但各种历史文献提示我国文化大革命时期的自杀现象也有明显的增多。我国农村较高的自杀率和近年来农村自杀率的下降，均可能与农村的社会文化变迁有一定的关联。

(四) 自杀手段的可及性

自杀手段的可及性是自杀研究领域广受关注的一个重要问题。有关自杀方法的统计表明，自杀者一般倾向于采取容易获得的自杀手段实施自杀行为。例如，与世界上大多数国家比较，美国的枪支管制不是很严厉，民众通过一定的手续就可以获得枪支，所以枪伤就成为一种重要的自杀手段。相反，在我国，由于对枪支的管理非常严格，用火器自杀的情况就比较少见。在我国农村地区，由于缺乏对剧毒农药、鼠药的严格管制，所以服毒自杀是我国农村地区最主要的自杀手段。有关研究表明，约2/3的农村自杀死亡是通过口服农药或鼠药实现的。与此同时，在我国、印度和斯里兰卡等国家的研究表明，控制农药的可及性可以有效地降低自杀率。

（五）医疗卫生服务及其可及性

医疗卫生服务主要可以从两个方面影响自杀行为的发生及其结局。第一个方面是基本的精神卫生服务。国外的研究表明，自杀死亡者中，90%以上患有各种精神障碍。近年对我国自杀死亡者进行心理学解剖，也发现半数以上的自杀死亡者可以诊断为精神障碍患者。因此，可及的精神卫生服务有可能预防精神障碍患者自杀。第二个方面是对自杀者的急救服务。可及的急救服务可以挽救死亡意愿非常强烈的自杀者的生命，而缺乏这样的条件可能会导致本来死亡意愿并不强烈的自杀者，甚至没有死亡意愿的自我伤害者死亡。

四、自杀的预防

（一）预防自杀的一般措施

1. **制订国家自杀预防战略** 自杀预防是一项系统的工程。联合国呼吁世界各国重视自杀预防工作，倡议成员国制订国家层面的自杀预防战略，以统领、规划和组织社会各个部门共同努力，预防自杀。到目前为止，全世界已有几十个国家制订了自杀预防战略。

2. **提高人群的心理健康素质** 尽管从宏观层面上看，影响自杀率的主要因素是社会、经济和文化因素，但具体到个案来看，自杀者总是存在某些医学或心理学问题。换句话说，宏观因素总要通过个体的反映才能导致自杀。因此，应该把提高社区人群的心理健康水平作为预防自杀的第一个层次。其措施包括：

（1）普及心理卫生常识：采用广播、电视、报纸、科普小册子、墙报、公众讲座等形式广泛地向社区人群宣传心理卫生知识。

（2）对于中、小学生，开设针对性较强的心理卫生课，使学生初步了解自己的心理，学会各种生活技能，即分析和解决问题、应对挫折、表达思想和情绪的能力。英、美等发达国家已经把生活技能训练列为中、小学生的必修课。

（3）建立社区心理咨询和心理保健系统，在每一个社区内均应设立相应的机构，配置相应的人员，开展心理咨询和心理保健工作，使有心理障碍的患者得到及时有效的治疗，使处于心理危机的个体及时得到专业性的支持和帮助。

3. **普及有关自杀的知识** 目前，社会上对自杀存在许多危险的误解，这些误解甚至在医务工作中也广泛存在。主要有：

（1）认为想自杀的人不会向别人暴露自己的自杀企图，向别人谈起自杀不过是想威胁别人。事实上，国外研究显示，大约50%的自杀死亡者在自杀前清楚地表达过自己的自杀意念。尽管不是所有表露过自杀意念的人最终都会自杀死亡，但表露自杀意念是心理处于困境、需要寻求心理支持的重要信号。从自杀预防的角度看，即使仅仅是威胁要自杀，也应给予足够的重视，因为对别人威胁说要自杀仍是自杀意念的一种表现。

（2）认为不能与有自杀可能性的人谈自杀。包括一些医务人员也认为，和患者讨论自杀问题可能会诱导患者自杀，因此，在治疗和咨询的过程中应尽量避免涉及这个问题。实际上，和可能自杀的人讨论自杀问题，可以及时发现患者的自杀意念，对其自杀的危险性进行正确的评估，使患者感觉到自己得到了他人的关心、理解、同情和支持，在自杀预防工作中具有重要的意义。当然，这种讨论不应涉及自杀的方式，更不要评述哪种自杀方式容易致死，哪种方式痛苦较轻之类的问题，在没有必要的情况下，不应该向患者介绍自杀的例子，尤其是影响较大的知名人物自杀的例子。

（3）认为自杀是一种疯狂的行为。事实上，并不是所有的自杀者均有精神障碍，而自杀的精神障碍患者也不是都没有现实的困境。给自杀未遂者贴上"精神障碍患者"的标签，会使他们觉得受到了歧视和侮辱，是造成他们再自杀的重要原因。

（4）认为有自杀意念、自杀未遂的人不需要精神医学干预，特别是不需要使用精神药物。这种危险的观点广泛存在于患者家属和部分非医学或非精神医学专业出身的心理咨询工作者中。他们认为患者自杀有其现实的理由，没有可以诊断的精神障碍。事实上，自杀者即使不能被诊断为精神障碍患者，其心理状态也是极为不稳定的。在进行危机干预和心理治疗的同时，适当地使用一些精神药物是有益的。

（5）认为危机的度过意味着自杀危险的消失。事实上，如果现实问题仍然存在，就仍要提高警惕性，因为患者表面上的"平静"，正是自杀最危险的时机。

（6）认为自杀未遂者并没有真正的死亡意愿。事实上，这些人当中有一部分死亡意愿非常强烈，只是自杀方法不足以致死或者被及时救起。即使死亡意愿不强烈，自杀未遂者今后自杀的可能性也比一般人群高得多。

因此，要采取各种形式开展关于自杀知识的宣传和教育，使人们了解自杀，懂得识别基本的自杀危险信号，对有自杀意念或自杀未遂史的人，能够采取一种同情而不是歧视的态度。

4. 规范有关自杀事件的媒体报道　近几年来，媒体报道与人群自杀的关系得到了人们的广泛关注。在发达国家，已有资料表明，媒体对自杀事件不恰当的报道将导致一定时间、一定范围内自杀率的上升，而在规范媒体对自杀的报道后，自杀率会下降。目前媒体报道影响人群自杀率的机制仍不十分清楚，推测可能与模仿和社会学习机制有关。世界卫生组织要求媒体平衡报道自杀问题，积极宣传自杀预防知识，减少对自杀案例（特别是名人自杀案例）的渲染，避免对自杀方法进行详细的报告和对自杀的原因进行简单的推断。

5. 减少自杀机会　有了自杀意念后，还必须有一定的手段才能实现自杀。在自杀意念出现到实施自杀行为之间，还有一个准备自杀的阶段。因此，很多学者提出加强对常见自杀手段的管理，以达到减少自杀的目的。不过，这方面的努力存在很多现实的困难，其对自杀率的影响到目前为止还没有得到大样本研究的证实。

（1）加强武器管理，特别是枪支管理：对个人持枪进行严格的法律管理可以有效地减少以枪击为手段的自杀。对处于自杀危机中的持枪者应暂时剥夺其使用枪支的权利。

（2）加强有毒物质的管理：不应发展和推广有高度人类毒性的化学杀虫剂、灭鼠剂等。对工业生产必需的有毒化学物质要进行严格的管理。加强对药品的管理，特别是对镇静药和抗精神病药、抗抑郁药的管理。首先，必须严格实行处方用药制度，没有处方，药房、药店不得出售这类药品。其次，对医生每次处方的量要有严格规定，对抑郁症、精神分裂症和有自杀意念的患者，每次处方的量必须限制在一定的范围内，并由家属负责保管处方药。

（3）加强对危险场所的防护和管理：对多发自杀行为的大桥、高楼、风景名胜地进行针对性强的管理。

6. 建立预防自杀的专门机构　世界上许多国家成立了各种专门的预防自杀机构，如自杀预防中心、危机干预中心、救难中心、生命线等，利用便利的电话、互联网络进行危机干预和自杀预防。据资料报道，我国台湾地区在1997年向生命线求助的个案中，有0.1%的人自杀死亡（远高于一般人群），1.7%的人曾有自杀未遂，2.2%的人有过自杀念头。虽然没有足够的证据表明这些机构的工作降低了当地的自杀率，但对于处于危机状况的人提供支持和帮助的作用是肯定的。国内南京、北京、上海、广州等大城市也有类似的机构或组织，但由于种种原因，大多面临经费紧张，人员缺乏等诸多问题，而全国大多数地区连此类机构都还没有建立起来。

7. 对医务工作者和心理咨询工作者进行培训　大量研究表明，自杀患者常首先求助于初级卫生保健机构或综合性医院，发展中国家的情况尤其如此。然而，大多数医务人员对自杀行为缺乏必要的了解，甚至对与自杀有关的精神障碍（如抑郁症等）也缺乏认识，更谈不上进行危机干预和心理治疗。对自杀未遂的处理模式，也是以躯体治疗为主，部分医务人员甚至在抢救和治疗自杀未遂者的过程中，用语言表示对自杀者的厌恶和鄙视，成为医源性自杀的重要原因之一。在我国广大农村地区，自杀的手段以服有机磷农药最为普遍，但许多基层医生缺乏救治有机磷农药中毒的必要技术培训。此外，由于我国心理咨询专业发展较晚，专业队伍结构不合理，许多从事心理咨询工作的人员同样缺乏关于自杀的必要知识，尤其是非医学专业出身的心理咨询工作者对与自杀有关的精神障碍缺乏必要的认识。因此，加强对相关医务工作者和心理咨询工作者的培训已成为预防自杀的当务之急。

（二）特殊人群的自杀预防

1. 精神病患者的自杀预防　精神障碍（特别是抑郁症、精神分裂症恢复期、酒瘾、药瘾）患者是自杀的高危人群之一，是自杀预防的重点对象。有证据表明，在英格兰和威尔士，随着20世纪80年代抗精神病处方用药的增加，因服毒自杀而住院的人数已成比例地下降。相对来说，对精神病患者的自杀预防可操作性较强。

（1）治疗决策：对每一个精神障碍患者，不管是门诊患者还是住院患者，都应该进行系统的自杀危险性评估。对于有严重自杀意念者，特别是严重的抑郁症患者，应劝其住院治疗，必要时可在国家法律、政策支持下强制住院。由于社会对精神障碍患者存在强烈的歧视，目前仍有许多精神病患者的家属、亲人讳疾忌医，尽管患者有严重的自杀意念，甚至数次自杀未遂，仍不肯将患者送到精神病院进行治疗，造成许多惨痛的教训。因此，医务人员应将患者的情况，特别是自杀危险性与患者家属进行沟通。对抑郁情绪不是非常严重且有一定抵御自杀冲动的患者，可以在家属的配合下进行院外治疗。但要注意控制每次抗抑郁药的处方量，由患者家属而不是患者管理药品，安排随访进行继续治疗，包括心理治疗。

（2）住院精神病患者的自杀预防：除常规治疗外，住院精神病患者的自杀预防应注意如下几个方面：①病房安全措施包括清除可能用于自杀的工具，建立及时发现自伤和自杀患者的机制，严格有关管理制度等；②对每一个住院患者进行连续的自杀危险性评估；③与患者讨论自杀问题；④严格住院探视、假出院管理制度。国内曾报道，住院精神病患者的自杀行为主要发生在假出院期间；⑤得到家属、亲人和朋友的重视和支持；⑥出院时对今后的自杀预防制订计划，安排早期随访。

（3）社区精神病患者的自杀预防：在国外，由于社区精神病患者的自杀率较高，且有增加的趋势，所以有学者提出应将精神病患者自杀预防的重点放在社区。预防的原则包括：①系统评估自杀的危险性并记入档案；②构建适当的社会支持体系；③定期监测患者的自杀危险性；④选择毒性较小的治疗药物，限制每次的处方量，药物不能由患者保管；⑤为患者及其家属安排24小时支持体系。

2. 大、中学生的自杀预防　大、中学生是一个特殊的群体，在心理方面，他们大多数处于从不成熟向成熟发展的过程，加之学习、就业压力和经济压力突显，近年来大学生的自杀问题有增加的趋势，且其自杀现象对社会影响较大，已引起社会各界的重视。主要的预防措施有：①改革教育和管理体制，合理安排学习负担，尽量缓解学生经济压力；②培养学生积极向上的人生观和价值观；③开展心理健康教育，提高学生心理健康素质，包括分析问题和解决问题的能力；④从入校开始即建立心理健康档案，并进行定期复查；⑤建立心理咨询机构，由经过专业培训的工作人员提供咨询服务，有条件的学校应建立危机干预热线；⑥建立合适的专业咨询和转诊机制；⑦培训学生管理干部，建立自杀行为的监测体系。

第三节 吸 毒

一、概述

吸毒是指采取各种方式，使用一些具有依赖性潜力的物质。这种使用与医疗目的无关，其结果是滥用者对该物质产生依赖，迫使他们无止境地追求使用，一旦成瘾，将无法自拔，由此造成健康损害并带来严重的社会、经济甚至政治问题。

《2014年世界毒品报告》显示，2012年全球的毒品相关死亡人数估计超过18万，相当于每100万15~64岁的人口中就有40人因吸食毒品死亡。联合国毒品和犯罪问题办公室统计和调查司司长表示，全球吸毒人群相对稳定，其中常规吸毒者和吸毒致病、致瘾者的人数介于1600万~3900万，但偶尔使用毒品和问题药物的人数则很多。在毒品滥用的类别上，鸦片、吗啡和海洛因等阿片剂和类阿片是世界上引起疾病负担最重、毒品相关死亡最多的毒品。《2014年世界毒品报告》还特别关注注射吸毒者的健康，据估计，全球注射吸毒者中平均有13%的人携带艾滋病病毒，在西南亚和东欧/东南欧，这一比例分别高达近29%和23%。此外，报告估计，注射吸毒者中半数以上患有丙型病毒性肝炎。20世纪70年代以来，国际毒潮不断侵袭我国，过境贩毒引发的毒品违法犯罪活动骤增，吸毒人数持续上升。国家禁毒委员会公布的数据显示，截至2015年6月，我国登记在册的吸毒人口数量已经超过了300万，但实际吸毒人数远不止于此。自2008年6月1日我国禁毒法实施以来，全国司法行政强制隔离戒毒所已累计收治戒毒人员80余万人。2015年，司法行政戒毒系统334家强制隔离戒毒所，现有戒毒学员近25万人。这一庞大的吸毒人群给我国的经济发展、社会稳定和人民群众健康带来了极大危害。因此，如何帮助吸毒人群摆脱毒魔的控制，减少新吸毒人员的滋生、有效地减少毒品危害已成为当前戒毒康复工作的重要课题。

二、吸毒的社会根源

（一）毒品的可获得性

在社会中，取得毒品的可能性越大，参与吸毒行为的人数就越多，社会吸毒现象及其后果就越严重。从我国当前的毒品供应情况来看，周围环境和国内环境都不容乐观，就周围环境而言，我国处于与多个毒品产地接壤的地理位置。就国内环境而言，中国已经成为国际贩毒的重要通道，毒品也逐渐向周围的地区扩散，目前几乎扩展到全国所有地区。

（二）同伴影响和团伙压力

青少年通常受到同伴的引诱和影响，出于好奇、追求刺激等动机而开始第一次吸毒。在一些亚文化的青少年团伙中，吸毒行为是成为团伙成员的一个标志，团伙对其成员给予一定社会压力，使其成员维持吸毒行为。同样，一个人在戒毒以后，如果仍然回到戒毒前所在社会环境，没有戒毒的同伴会继续给他形成一种压力，他就会在很短的时间内重新吸毒，这是目前脱毒治疗后复发率居高不下（90%以上）的一个非常重要的原因。

（三）成长环境的影响

成长环境是否良好，是影响青少年是否走上吸毒道路的重要影响因素。研究表明，吸毒者多出身于社会的底层，其家庭往往存在各种各样的缺陷，如单亲家庭或家庭成员中有吸毒者、酗酒者，家庭成员之间缺乏交流，家庭经济条件差，父母文化程度低等。

（四）社会文化对毒品的容忍程度

就国家层面而言，世界各国都制订了控制毒品的法律和法规。但并非所有的国家都以非常严厉的态度对待毒品和毒品犯罪。如金三角地区将鸦片种植作为提高收入的手段。在文化层面上，更是存在对毒品的很多容忍的观点。在西方国家，不少人认为吸毒既不是一种疾病，也不是一种犯罪行为，而是一种生活方式，对吸毒行为的严厉惩罚被认为是对个人自由的干涉。美国有学者认为，吸毒的危害与其说是毒品本身造成的，不如说是将吸毒定义为非法造成的。因此，有人主张将毒品的使用逐渐合法化。在北美和欧洲，曾经就有人推动大麻使用的合法化。在这种思想的影响下，普通民众更能宽容别人的吸毒行为。从吸毒者的性别分布上看，在全世界范围内都是男性多于女性，其重要原因之一就是各地文化更能够容忍男性的越轨行为，鼓励男性的冒险行为，包括吸毒。

三、吸毒的控制与预防

人类与吸毒作斗争的历史已有几百年之久，但离根除毒品危害的目标有太大的差距。吸毒的控制与预防主要包括三个方面：第一，减少供给，其主要措施是通过法律，禁止和打击毒品的生产、运输和销售；第二，减少需求，其主要措施是通过各种措施预防吸毒，提供脱毒治疗和治疗之后的康复；第三，降低危害，对于难以戒除毒瘾的个体，用替代治疗、针头交换、安全套推广等措施，降低吸毒对个体和社会的危害。在不同国家和同一国家的不同时期，对这三方面措施的侧重点会有所不同，但目前公认，应该从减少供给、减少需求和降低危险三个方面采取综合性措施。

（一）禁毒政策和法律

2007年12月29日，第十届全国人大常委会第三十一次会议审议通过了《中华人民共和国禁毒法》（简称《禁毒法》），并于2008年6月1日起施行。这是为应对毒品违法犯罪形势、适应禁毒工作发展需要，在总结多年来禁毒斗争实践经验、吸收国内外已有法律规定、广泛听取各方意见的基础上，制订的第一部全面规范中国禁毒工作的重要法律，是指导中国禁毒工作的基本法。它的颁布和实施进一步彰显了中国政府厉行禁毒的一贯立场和坚定决心，完善了中国预防和惩治毒品违法犯罪的法律体系，对于依法全面推进中国禁毒事业具有重要意义，是中国禁毒史上的重要里程碑。《禁毒法》共7章71条，遵循"专群结合"、预防与惩治相结合、教育与救治相结合的原则，明确了禁毒工作方针、领导体制、工作机制、保障机制、法律责任，规范了禁毒宣传教育、毒品管制、戒毒措施、国际合作等业务工作。我国的《戒毒条例》于2011年6月22日国务院第160次常务会议通过，并自公布之日起施行。《戒毒条例》是《禁毒法》的配套行政法规，共7章46条，确立了政府统一领导，禁毒委员会组织、协调、指导，有关部门各负其责，社会力量广泛参与的戒毒工作体制以及戒毒治疗、康复指导、救助服务兼备的工作体系，明确规定戒毒工作坚持以人为本、科学戒毒、综合矫治、关怀救助的原则。

（二）吸毒的三级预防

一级预防是针对普通人群的预防，其主要目的是提高普通公众对毒品及其危害的认识，采取的主要手段包括利用各种传播媒介，如广播、电视、报纸、标语口号、招贴画等。在中、小学生中，进行有关毒品和毒品危害的课堂教育。

二级预防为针对易感人群主要是高危人群的预防。这种预防活动重在促进预防对象的健康生活方式，帮助他们形成抵制毒品的能力。

三级预防的主要目的在于降低毒品需求，是针对已经吸毒的人群而进行的，包括为吸毒者提供脱毒（戒毒治疗）、康复、重返社会、善后照顾等一系列的服务，以期减少吸毒人数，降低吸毒者对毒品的需求，预防和治疗吸毒的各种并发症。

第四节 青少年妊娠

青少年妊娠（adolescent pregnancy）可以定义为法定结婚年龄以前发生的所有妊娠现象，包括有意妊娠和意外妊娠。据世界组织卫生（WHO）的统计资料，全世界每年约有1400万青春期少女生育（其中多数是非意愿性妊娠）、每年有55万次少女流产、440万少女人工流产。妊娠和分娩期间的并发症是全球15~19岁少女死亡的第二大原因。未成年女性所生婴儿死亡的风险远远高于20~24岁女性所生的婴儿。中国目前约有两亿15~24岁的青少年，每年有2000万青少年进入性成熟期，青少年性成熟的年龄比20世纪70年代提前了四五岁。随着青少年性成熟的提早，性观念的改变，以及社会意识、经济状况、文化背景、宗教传统等社会环境的改变，青少年妊娠率有逐年上升的趋势。美国每年至少有100万15~19岁的青少年妊娠。在我国某省会城市的调查中，青少年婚前性行为者占55%，妊娠占3%。

一、青少年妊娠对健康的危害

（一）对躯体健康的影响

青少年处于生理、心理发育成熟过程，过早地发生性行为引起妊娠，常常有不良妊娠后果的高危险性。

（二）对精神健康的影响

青少年正处于生长发育、学习知识技术、世界观逐步形成的关键时期，在此期间发生性行为并导致妊娠、人工流产、生育，对青少年心理可造成长期的影响。

（三）青少年妊娠带来的社会问题

影响人口发展和计划生育，如未婚妈妈、少女妈妈、弃婴或溺婴。影响婚姻质量、导致家庭危机，如离婚率增加。造成经济和文化教育问题，如家庭大量解体，影响下一代发展。

二、青少年妊娠的社会根源

青少年生理发育成熟后，会产生性冲动，但又不具备控制自己性冲动的能力，现代社会性观念越来越开放。性禁锢观念同样对青少年的性行为和青少年妊娠产生重大的影响。

三、青少年妊娠的社会防治

（一）提高全民族的文化教育水平

教育是中华民族振兴和社会进步的基石。要坚持教育优先发展，全面贯彻党的教育方针，坚持教育为社会主义现代化服务的根本任务，培养德智体美全面发展的社会主义建设者和接班人。全面实施素质教育，深化教育领域综合改革，着力提高教育质量，培养学生创新精神。办好学前教育，均衡发展九年义务教育，完善终身教育体系，建设学习型社会。大力促进教育公平，合理配置教育资源，重点向农村、边远、贫困、民族地区倾斜，支持特殊教育，提高家庭经济困难学生资助水平，积极推动农民工子女平等接受教育，让每个孩子都能成为有用之才。鼓励、引导社会力量兴办教育。加强教师队伍建设，增强教师教书育人的荣誉感和责任感。

（二）培养健康的性观念和性道德

要培养良好的社会道德风尚，鼓励健康向上的精神文化，清除色情文化对青少年的影响等。在全社会倡导关心和重视青少年的性与生殖健康问题，以健康教育和适宜服务为手段，改善青少年性与生殖健康状况，创造有利于青少年成长的宽松社会环境。制订并完善有关法律法规，为保障青少年的性与生殖健康权利、提供适宜的信息和服务，制订良好的法律和政策。

(三) 打破性禁锢

将性与生殖健康教育纳入学校的正规教育，从他们的需要出发，提供系统的、科学的性与生殖健康信息、咨询和服务，促进其健康人格的形成和发展，满足其特有的服务需求。正确引导青少年和未婚青年的行为，适时、适宜、适度地为其提供生育知识、避孕知识及性传播疾病知识等生殖健康知识和服务，以帮助他们树立正确的道德观和爱情观，解决性与生殖健康有关的问题，使其具备应对青春期性问题及预防非意愿性行为、意外妊娠、人工流产和性传播疾病、艾滋病的能力。

(四) 加大对妊娠青少年的帮助力度

20世纪90年代中期以来，广播、电视、报刊、书籍、电脑网络等大众传媒广泛介入青少年性与生殖健康教育。部分地区开设了面向青少年的性与生殖健康援助热线，不少学校建立了青春期生理和心理咨询室。一些城市建立了专门为青少年提供生殖健康服务的关爱门诊和服务中心，以满足青少年个性化的需求，并营造出促进青少年性与生殖健康的社会、社区和学校氛围。通过这些渠道和方式，帮助青少年增强权利意识，提高安全、健康、负责任的性与生殖健康行为能力。青少年性与生殖健康教育和服务要向青少年中的弱势群体，即流动人口、农村人口以及女性人口倾斜，增强服务的可及性。

第五节 精神障碍

一、概述

精神障碍（mental disorders）是一类具有临床意义的行为或心理综合征，伴随痛苦体验和（或）功能障碍，对人们健康造成极大的危害并影响整个社会经济的发展。

世界卫生组织"疾病及相关健康问题的国际统计分类第10版（international statistical classification of diseases and Related Health Problems，ICD-10）"将精神障碍分为十大类，即：①器质性与症状性精神障碍；②使用精神活性物质所致的精神和行为障碍；③精神分裂症、分裂型障碍和妄想性障碍；④心境（情感）障碍；⑤神经症性、应激相关的及躯体形式障碍；⑥伴有生理功能紊乱及躯体因素的行为障碍；⑦成人人格与行为障碍；⑧精神发育迟缓；⑨心理发育障碍；⑩通常起病于儿童与青少年期的行为与情绪障碍。

一般估计，精神病性障碍的人群患病率在1%左右，其他需要治疗和干预的精神障碍患病率在5%～15%。世界卫生组织2012年疾病负担研究报告显示，在全球15岁以上成年人中，单向情感障碍占伤残损失健康生命年（years of lived with disability，YLDs）的10.3%，在前十位的伤残损失健康生命年中占第1位，酒精滥用障碍、焦虑症、偏头痛分别占第5、第6和第10位。以伤残调整生命年（DALY）计算疾病负担，单向情感障碍占全部疾病负担的2.8%，位列第9位。

2015年6月4日，国家卫生计生委、中央综治委、发展改革委、教育部、公安部、民政部、司法部、财政部、人力资源和社会保障部、中国残联共同发布了《全国精神卫生工作规划（2015—2020年）》。规划中报告，截至2014年底，全国已登记在册严重精神障碍患者430万人，其中73.2%的患者接受了基层医疗卫生机构提供的随访管理及康复指导服务。规划中指出，目前我国精神卫生服务资源十分短缺且分布不均，全国共有精神卫生专业机构1650家，精神科床位22.8万张，精神科医师2万多名，主要分布在省级和地市级，精神障碍社区康复体系尚未建立。部分地区严重精神障碍患者发现、随访、管理工作仍不到位，监护责任难以落实，部分贫困患者得不到有效救治，依法被决定强制医疗和有肇事、肇祸行为的患者收治困难。公众对焦虑症、抑郁症等常见精神障碍和心理行为问题认知率低，社会偏见和歧视广泛存在，讳疾忌医多，科学就诊少。总体上看，我国现有精神卫生服务能力和水平远不能满足人民群众的健康需求及国家经济建设和社会管理的需要。世界卫生组织发布的《2013—2020年精神卫生综合行动计划》提出，心理行为问题在世界范围内还将持续增多，应当引起各国政府的高度重视。

二、精神障碍产生的社会根源

（一）社会文化因素与精神障碍的确定

1. 文化信念的影响　所有的社会都对正常与异常/健康与疾病有一套范围广泛的社会规范，它是由人们所共同拥有的文化信念所决定的。在不同的文化背景中，这些社会规范并不统一，即使在同一文化背景中，在不同的场合，对不同的人群也不尽一致。因此，对同一行为表现，不同的文化可能做出完全相反的判断。例如，在中世纪，医学为神学所掌握，人们用祷告、驱鬼等方法进行治疗，而附体、着魔等现象，在现代世俗社会中会被认为是妄想、幻觉之类的症状，成为诊断精神障碍的依据。另一个典型的例子是，虽然同性性行为具有明确的生物学异常背景（违背人类的种族保存本能），但是否认定为异常则因社会文化背景的不同而不同。在中国明清时期的某些亚文化中，同性性行为是一种优雅的、时髦的行为；美洲三大古文明之一的玛雅文明、6000年前的古埃及都认为同性恋是人的一种天性；美国在20世纪70年代以前的很长时间内，一直将同性恋列入精神障碍的诊断范围，但在此后，由于受到同性恋团体的压力，才逐渐把同性恋看作是一种正常人的不同生活方式。

2. 社会发展的影响　纵观精神病学的发展历史不难发现，精神障碍的界定是一个随社会进步而逐渐发展的过程。总趋势是被定义的精神障碍种类越来越多，分类越来越细。当然，这一过程反映了对精神障碍研究的深入，但无疑也与社会经济的发展和人们生活水平的提高有密切的联系。在经济收入低、社会发展落后的人群中，一些轻微的情绪和躯体障碍算不上是"疾病"现象，而在生活较为宽裕、社会发展水平较高的社会中，则会被认为是需要治疗的疾病表现。典型的例子是，老年期大脑退行性变所导致的人格改变和认知能力下降，曾长期被认为是生命周期的正常表现，而现在则越来越多地认为属于精神不正常的疾病范畴。

3. 医学化的影响　近年来不断有学者提出医学化的概念，主要是指医学界将原来不属于医学问题的现象纳入自己研究和服务范畴的倾向。这些现象有的是生理性的，如老龄、月经、怀孕、生育等；有的是社会问题或行为问题，如社会隔离、贫穷、失业、不幸福、孤独感、有害物质滥用、自杀等。在精神病学领域，医学化最初是将一些社会和行为问题当做精神卫生问题来研究。例如，自20世纪初以来，美国许多犯罪行为被重新定义为精神障碍。心理动力学对犯罪动机的强调，在一定程度上改变了社会对越轨行为的看法。近年来，对犯罪行为的生物医学的某些研究，找到犯罪者特别是攻击型犯罪者脑内的某些生物学改变证据，进一步将一些犯罪行为纳入精神卫生的范畴。更为典型的情况是把自杀、有害物质滥用、性变态和性犯罪行为纳入精神卫生的范畴。

（二）社会结构因素与精神障碍的分布

社会结构是指社会整体的构成要素以及他们之间相对稳定的关系。大量研究表明，在不同的社会结构群体（如不同的社会阶层、性别、种族、婚姻状况、文化程度等）中，精神障碍的分布是不同的。其中关于精神障碍与社会阶层和婚姻状况关系的研究结果是最一致的。一般来说，处于社会劣势的群体（如低社会阶层）精神障碍患病率较高，而处于社会优势的群体（如高社会阶层）精神障碍患病率较低，也有在个别精神障碍的分布方面存在相反的表现。

（三）社会动荡与精神障碍

社会动荡导致精神健康损害的机制主要有三个方面：

1. 原有社会、经济、文化和心理基础的破坏　如原有价值观、信仰系统和行为准则的破坏，新的系统一时难以建立起来，使人们产生一种价值失落感和精神沮丧。原有生活基础遭到破坏，失业导致经济安全感的缺乏。犯罪行为增加导致社会安全感的缺乏。原有社会支持系统遭到破坏，个人应对精神应激的能力下降。原有卫生保健系统遭到破坏，精神疾病患者不能及时得到有效的治疗。

2. 导致精神应激的增加　如遭遇动乱造成的财产、亲人和人际关系的损失，角色定位困难，人身自由失去保障，痛苦场面等强烈刺激都会导致应激水平的升高。

3. 被动移民和难民增加　一般来说，较大规模的社会动乱总是伴随着被动移民和难民的流动，这些移民和难民在新的生活环境中，必须面对经济困难，价值观念冲突，语言不通等导致的社会隔离，由此产生不安全感和适应性焦虑。

（四）文化源性应激与精神障碍

人类研究学表明，某些文化信仰，价值观和惯例可能增加对个体的刺激数量，由此导致的应激可以看做是文化源性的，主要有如下几个方面：

1. 有些信念可以直接引起应激　如因相信超自然力量的鬼神附体，灵魂出窍，或相信遭到了现实中具有某些特征的人的"诅咒"或被"施以魔法"，或相信因为违反某些禁忌而遭到惩罚，都可以导致焦虑、惊恐和抑郁情绪，在有些情况下甚至可以造成受害者在短期内死亡。

2. 特殊的文化期望可能导致人们遭受更多的压力　例如，在大多数现代社会中，人们期望男性有一种所谓的"男子气概"，包括期望男性在事业、社会声望、经济等方面取得更大的成就，在困难和挫折面前更坚强，鼓励和容忍男性更多地进行冒险行为。同时，在女性越来越注重独立和追求成就的今天，仍要求她们保持贤妻良母的传统角色，给他们带来了双重的压力。在中国社会中，对子女学业和事业成就的期望，常常使青少年遭受巨大的压力。

3. 某些文化标签带来应激标签　社会学家认为，给个体贴上各种各样的标签是一个重要的社会事实。例如，人们总是自觉或是不自觉地对个体进行分类，贴上诸如"聪明的"或"愚蠢的""漂亮的"或"丑陋的""有能力的"或"无能的""善良的"或"恶毒的"之类的标签。现代社会更通过制度化的形式给人们贴上各种各样的标签，如各种"先进"标兵"、"英雄""罪犯"等。在绝大多数情况下，这些标签都会给当事人带来压力，在一个标签使用泛滥的团体中，缺乏必要的标签也会造成巨大的压力。

（五）对精神障碍者的歧视

对精神障碍者的歧视主要表现在以下几方面：

1. 不尊重精神障碍者的人格，剥夺精神障碍者的基本权利。在许多社会群体中，对精神障碍者进行围观、嘲笑、谩骂是一种普遍现象。这与社会的文化信念和价值观念有关。精神障碍者的社会功能在精神障碍发作期间会下降，即使及时治愈，社会功能也难以恢复到患病前的水平。对追求个人价值和发展的人来说，精神障碍者不仅不能为社会做出贡献，而且会给家庭和社会带来沉重的经济负担和心理压力。这些人只看到了精神障碍者的病态对社会的影响，看不到他们应该享有的权利，对精神障碍者缺乏基本的同情。

2. 将病态行为裁定为非道德的行为而加以歧视和谴责。在现代精神卫生运动开展以前，精神病患者常常被当做犯人而遭到关押和惩罚，即使在今天，也有不少人认为精神疾病是思想和道德问题，酒瘾、药物滥用者普遍被人们认为是不负责任，道德品质低下的人。

3. 对精神病患者进行社会隔离。尽管近几十年来，西方国家大力提倡社区精神卫生运动，但住院治疗仍然是一种主要的治疗手段，而精神病患者住院的病房常常实行对外界的严格隔离。另一方面，由于部分精神病患者在疾病的影响下丧失理智，丧失对自身行为正当与否的辨认能力和控制能力，以致可能出现攻击行为。但并非所有的精神病患者都有这样的行为，对同一个患者，也只是在病程的某一个阶段会出现这样的反应。然而，由于缺乏对精神障碍的认识，大多数人害怕与精神病患者接触，尽量避免与他们交往。

社会歧视是导致精神障碍慢性化的一个重要原因。首先，社会歧视使精神障碍患者感到自己是社会的异类，是社会的负担和包袱，比别人低人一等，因而形成巨大的心理压力。其次，社会歧视使精神病患者不能有效地、及时地利用卫生服务资源和其他社会资源。这种歧视直接影响了精神病患者的防治。大多数轻性精神病患者宁愿自己承受病痛，也不愿冒着被污蔑为"精神病患者"的危险到精神病院就诊。还有的精神病患者病情好转后出院，为了寻求正常人的感觉而不肯坚持服药，以致病情反复发作。第三，社会歧视阻碍精神病患者的康复。在很多社会中，精神障碍治愈后，仍然存在对精神病患者的刻板印象，继续将他们当做社会和家庭的负担，拒绝接受他们的正常居民角色，不合理地否定他们的工作能力和社会功能。

三、精神障碍的预防与控制

目前我国正在建设精神障碍的预防和控制体系，重性精神障碍的治疗管理已被列入基本公共卫生范畴，精神卫生立法也正在进行之中。预防和控制精神障碍是一项系统的社会工程，根据国际上的经验和我国的实际情况，需要解决的问题主要有如下几个方面：

1. 精神障碍患者，特别是重性精神障碍患者是弱势群体，需要完善保障制度，发展社会救助机制，为他们的生活提供基本保障。
2. 建立和完善精神卫生服务体系，完善医疗保障制度，使精神障碍患者能够接受基本的治疗和康复服务。
3. 营造理解和接纳的社会氛围，降低社会歧视，使精神障碍患者有一个较好的社会生活环境。
4. 大力开展社区精神卫生服务，促进精神障碍患者的社区康复。
5. 采取有效措施，预防精神障碍患者的危险性行为，如暴力、自杀、意外伤害、走失等。
6. 加强精神卫生知识的普及，提高公民的精神健康素养，预防精神障碍的发生，促进全民精神健康水平的提高。

（许　红　宗晓琴）

第十三章 慢性非传染性疾病的社会医学防治

第一节 概 述

一、慢性病的概念

慢性非传染性疾病（noninfectious chronic disease，NCD）简称慢性病或慢病，是指长期的、不能自愈的，并且几乎不能被治愈的一类疾病，是相对于急性疾病和传染性疾病而提出的一组疾病的统称。我国最常见的慢性病有糖尿病、肿瘤、慢性呼吸系统疾病、心血管疾病、脑血管疾病、慢性肾病等，它们的共同特点是知晓率低、发病率高和控制率低。

通常，按发病过程及其预后，可将疾病分为急性病和慢性病。急性病的特征是发病急骤，大多数急性病的持续时间比较短暂，需要经过及时的治疗或抢救从而得以治愈，但如果发病情况过于严重，也有可能导致死亡。而慢性病相对于急性病而言，病情进展缓慢，并且日趋加重，它的病理变化往往具有不可逆性，呈退行性改变。病情严重者需要通过长期的治疗、康复和保健才能维持正常的生活，最终也可导致患者死亡（表13-1）。

表13-1 慢性病与急性传染病的比较

区别	慢性病	急性传染病
病因	病因不甚明确，多种因素相关	有特异性的生物学病因
病因预防	须采取综合性预防措施，直接效果不确切，需长期观察和评价	特异性预防有效，直接效果明确、迅速、可测量
发病机制	复杂、不易阻断	相对单纯、易阻断
病程及所需的卫生服务	长，甚至终身带病，需连续性预防、保健、康复服务	短，治愈或死亡，所需服务时间较短
传播	多无传染性，人群预防与个人预防结合，人群预防正在有序开展，但效果不明显	具有传染性，人群预防效果很好，预防手段主要是政府行为和公共卫生人员干预
预后	多系统器官损害，需综合性及连续性的康复服务	多数并发症少，以躯体功能康复为主

1987年，美国慢性病委员会首先提出，具备以下一种或一种以上特点的疾病可视为慢性病：①长期患病；②患病后存在功能障碍；③根据患者的病情差异进行不同的康复治疗；④疾病的起因常导致不可逆的病理变化；⑤根据病情的不同，采取不同的治疗方法。

在我国，符合上述特征的慢性病主要包括：①慢性呼吸系统疾病，如慢性支气管炎；②心理异常和精神病，如抑郁症；③慢性肝、肾疾病，如肝硬化；④心、脑血管疾病，如高血压、冠心病;⑤恶性肿瘤,如胃癌;⑥代谢性疾病,如糖尿病;⑦其他各种器官的慢性、不可逆性损害。

当前,以脑血管病、恶性肿瘤、心脏病等为主的慢性病导致高发病率、高致残率、高死亡率,已成为主要影响人群身体健康的疾病,而临床研究范围中并不涉及对慢性病的防治,需要应用公共卫生,尤其是社会医学的方法与理论,研究社会、心理、生物等因素与个体和群体慢性病发生、发展过程中的相互关系,控制和降低慢性病对人群社会活动和身心健康能力的危害,制订综合性的社会卫生措施和策略,提高人群的生命质量和健康水平。

慢性病的发病受多因素长期影响。当前,疾病谱正在由传染性疾病向慢性非传染性疾病发展。经济社会中各种因素的差异导致世界很多国家和地区经历着疾病类型的转变。有些国家和地区在20世纪30年代即已经完成这种转变,慢性病已成为主要死因,还有些地区和国家,传染病仍是主要死因。虽然如此,但疾病发展的总趋势仍是疾病谱由传染病逐渐转向慢性病。

二、慢性病的流行病学特征

(一)时间分布

半个多世纪以来,我国慢性病引起的死亡占总死亡的比例远远超过了世界平均水平,并且仍在不断增加,逐渐与发达国家接近。以恶性肿瘤和心、脑血管疾病为代表的慢性病,已成为严重威胁我国人群健康的重要公共卫生问题。

由于慢性病病程长、复发率高、治愈率低,使得患者数量累积上升,又因发病率增加,造成患者数量增多,患病率始终居高不下。根据2013年全国肿瘤登记结果分析,我国癌症发病率为235/10万,癌症发病率逐年上升,其中肺癌和乳腺癌分别位居男性和女性发病首位。2012年全国40岁及以上人群慢性阻塞性肺疾病患病率为9.9%,18岁及以上成年人糖尿病患病率为9.7%,高血压患病率为25.2%,与2002年相比,患病率呈上升趋势。2003年、2008年和2013年的3次国家卫生服务调查结果如下,显示了我国居民慢性病的高患病率(表13-2)。

表13-2 我国居民慢性病患病率

	慢性病患病率(‰)		
	2003年	2008年	2013年
按人数计算	123.3	157.4	245.2
按例数计算	151.1	199.9	330.7

资料来源:2014年中国卫生和计划生育统计年鉴

(二)人群分布

2013年国家卫生服务调查结果显示,农村和城市的女性慢性病患病率都高于男性,女性患病率为350.5‰(农村322.7‰、城市377.4‰),男性患病率为310.0‰(农村266.2‰、城市355.2‰)。另外,虽然农村居民慢性病患病率(227.2‰)仍低于城市居民(263.2‰),但二者差距在缩小。从分年龄组慢性病患病情况看(表13-3),25岁后患病率迅速增高,城市的增高幅度大于农村。45岁后各年龄组患病率城市也高于农村。农村和城市慢性病患病率均随年龄的增长而上升(表13-3)。

表 13-3 2013 年我国居民慢性病患病率（‰）

年龄组（岁）	全国合计患病率	城市患病率	农村患病率
0～4	—	—	—
5～14	—	—	—
15～24	14.4	17.0	12.2
25～34	38.3	38.4	38.2
35～44	115.0	111.6	118.4
45～54	235.4	241.6	230.0
55～64	389.0	410.5	367.8
65～	539.9	589.8	481.7

资料来源：2014 年中国卫生和计划生育统计年鉴

（三）地区分布

地理环境对慢性病发病率存在影响。例如，气压、气温、湿度都会影响脑血管病的发病，气候条件发生明显变化时，容易诱发脑血管病的发生或加重。缺血性脑卒中与气温、气压和湿度都呈负相关。出血性脑卒中与气温和湿度呈显著负相关，与气压呈显著正相关。2013 年，在全国范围内开展的卫生服务调查结果表明，脑血管病的患病率从东向西逐渐降低，从北向南逐渐降低，东北和华北地区患病率高于全国，大城市中心社区高于郊区，城市高于农村。肺源性心脏病的发病常与保暖条件差、居住条件简陋有关，风湿性心脏病也受到居住保暖条件的影响。从恶性肿瘤看，肝癌发病与地理环境因素呈现一定的相关性，食管癌在我国北方发病率高，肺癌发病则与地区环境污染相关。

（四）疾病自然史

随着医学科学技术的发展，对慢性病的病程演变已有了一些规律性的认识。根据 L·Robbins 和 J·H·Hall 的建议，将慢性病自然史划分为六个阶段：①无危险阶段；②出现危险因素阶段；③致病因素出现阶段；④症状出现阶段；⑤体征出现阶段；⑥劳动力丧失阶段。

（五）病种构成

2013 年国家卫生服务调查结果显示（表 13-4），我国居民患病率居前六位的慢性病依次为高血压、糖尿病、心脏病、脑血管病、胃炎和类风湿性关节炎。循环系统慢性疾病患病率持续升高，与前两次全国卫生服务调查结果相比，已居于慢性病患病率的首位，恶性肿瘤患病率呈持续上升趋势。

表 13-4 2013 年我国居民主要慢性病患病率（‰）

	全国合计患病率	城市患病率	农村患病率
循环系统疾病	180.3	203.7	156.8
其中：心脏病	22.1	25.9	18.3
高血压	142.5	161.8	123.1
脑血管病	12.2	12.1	12.3
消化系统疾病	24.9	23.7	26.1
其中：胃炎	12.0	10.8	13.2
肝硬化	1.3	1.5	1.1
胆囊疾病	5.0	4.9	5.1

续表

	全国合计患病率	城市患病率	农村患病率
肌肉、骨骼、结缔组织疾病	37.3	34.3	40.3
其中：类风湿关节炎	9.7	8.0	11.4
呼吸系统疾病	15.6	15.8	15.5
其中：慢性支气管炎	7.2	6.2	8.1
内分泌、营养和代谢疾病	39.1	54.6	23.6
其中：糖尿病	35.1	48.9	21.3
泌尿、生殖系统疾病	10.3	10.5	10.1
神经系统病	4.3	4.5	4.2
眼及附器疾病	2.8	3.0	2.5
传染病	2.3	2.2	2.3
损伤和中毒	1.3	1.4	1.2
血液、造血器官疾病	2.1	1.9	2.2
精神病	3.0	3.1	3.0
恶性肿瘤	2.9	3.5	2.3
皮肤及皮下组织病	1.3	1.3	1.3

资料来源：2014年中国卫生和计划生育统计年鉴

（六）危险因素

在我国，主要慢性病的危险因素迟迟得不到控制是慢性病患病率、死亡率不断增高的主要原因。慢性病患病和死亡的诱发因素很多，概括起来有以下四类：①生物遗传危险因素；②环境危险因素；③医疗卫生服务中的危险因素；④行为、生活方式危险因素。行为、生活方式是主要的危险因素。目前，普遍认为造成多种慢性病的三个主要危险因素有吸烟和身体活动不足、膳食不合理。上述危险因素本身及其对健康的作用具有特异性弱、潜伏期长、广泛存在和联合作用等特征。

我国慢性病呈现出迅猛增长趋势，社会人口老龄化是其中一个重要原因。第六次全国人口普查数据显示，2010年我国男女平均预期寿命之差与10年前相比，由3.70岁扩大到4.99岁。人口平均预期寿命达到74.83岁，比10年前延长了3.43岁。目前我国60岁以上人口已达1.29亿，据世界银行预测，2050年我国60岁以上人口将超过4亿。人口老龄化必然造成一些年龄相关性疾病的发病率增高，糖尿病及高血压等慢性病也正是众多老年性疾病中的代表性疾病。未来庞大的老年人群将使慢性病的控制和管理承受更大的压力。

2006年我国原卫生部发布的《中国慢性病报告》中指出，三大行为危险因素吸烟、身体活动不足及膳食不合理，造成了多种慢性病。WHO在2002年发布的《饮食、身体活动与健康全球战略》报告中指出，体力活动不足与饮食是慢性病的主要危险因素。2015年国家卫生和计划生育委员会发布的《中国居民营养与慢性病状况报告（2015年）》也指出，当前我国居民超重、肥胖问题显著，全国18岁及以上成年人超重率为30.1%。奶类和豆类消费量依然偏低，脂肪摄入量过多，平均膳食脂肪供能比超过30%，而水果、蔬菜摄入量略有降低，维生素A、维生素D、铁、钙等部分营养素缺乏依然存在。超过80%的成年人运动不足，而成年人经常锻炼率仅为18.7%。现有吸烟人数超过3亿，15岁以上人群吸烟率为28.1%，其中男性吸烟率高达52.9%，非吸烟者中暴露于二手烟的比例为72.4%。

另外,有研究显示,空气污染与呼吸系统疾病、心脏病、糖尿病和脑血管病密切相关,慢性病也受PM 2.5显著影响。在交通引起的空气污染的环境长期暴露,可使患糖尿病风险增加,坚持运动和不吸烟者尤为易感。因此,环境污染的治理对于慢性病的防治十分重要。

三、慢性病的社会危害

传染性疾病防治已取得重大成就,然而,随着人类行为与生活方式的改变、寿命长短的变化、经济社会的发展,人类在不断与传统的和新发现的传染病作斗争的同时,疾病的流行规律正在发生深刻的变化,疾病预防控制工作面临着越来越严重的慢性病的挑战。

(一)慢性病经济负担日益加重

我国主要慢性病患病人数增加,发病率上升,导致了卫生服务利用率和居民卫生服务需求的不断增长,成为卫生费用过快增长的重要原因。《中国心血管病报告2014》数据显示,心、脑血管病住院次均费用和总费用都在逐年上升,2013年脑梗死的住院总费用为398.08亿元,颅内出血为192.38亿元,急性心肌梗死为114.70亿元,三项合计达705.16亿元。扣除物价因素的影响,自2004年以来,年均增长率分别为25.37%、19.86%和33.46%。今后,慢性病仍将占用大量医疗资源。

(二)慢性病严重危害人群健康

2013年,我国居民慢性患者数已超过2.6亿,慢性病患病率为245.2‰。慢性病已成为我国城乡居民死亡的主要原因。因慢性病导致的死亡占总死亡人数的86.6%。

慢性病多为终身性疾病,病程长、预后差,且常伴有残疾及严重并发症。慢性病对人群健康的伤害是非常明显的。例如,我国现存的脑血管病患者中,75%有不同程度的劳动力丧失,40%重度致残。又如,随着糖尿病患者寿命的延长,糖尿病的慢性并发症发生率明显上升,糖尿病致肾衰竭的发生率比未患糖尿病者高17倍,糖尿病致盲率比一般人群高出25倍。

慢性病还会对患者在家庭压力方面和心理创伤上造成影响。慢性病首次发作,可使者产生不同程度的心理反应,轻者出现主观感觉异常、适应障碍、猜疑、退化、焦虑等,重者可出现孤独感、期待、愤怒、失助和自怜等心理过程。在慢性病出现严重功能障碍或反复发作时,又可出现抑郁、失望,甚至自杀倾向。久治不愈或后遗严重残疾的慢性病(如脑卒中致瘫痪),将消耗患者家人的精力和经济积蓄,甚至会引起家人因疲劳致病或发生意外伤害。迅速恶化的慢性病(如心肌梗死)会给家庭带来剧大的打击和痛苦。

2010年中国学者杨文英教授在《新英格兰杂志》上发表的数据显示,我国糖尿病前期患病率和糖尿病患病率已分别达到15.5%和9.7%。也就是说,中国糖尿病患者已达9200万。而且糖尿病人群自然病程较既往明显延长。随之而来的却是脑梗死、冠心病、终末期糖尿病肾病等晚期并发症发生率随之呈现快速增长,影响患者的生命质量和生存时间,带来沉重的疾病负担,成为极严重的社会问题和卫生问题。

(三)慢性病对医疗保障制度的影响

在疾病模式转变的过程中,疾病扩展与人口老龄化之间的关系是紧密相连的。老年个体在死亡前一般先经历疾病的折磨,医疗技术的介入虽然能够在一定程度上控制或延缓死亡事件的发生,但是无法根除疾病的危害。人口老龄化对医疗费用的影响,实际上就是由于疾病扩展所导致的。所以,个体受慢性病持续影响的过程中,会一直依赖长期护理制度和医疗制度。由于需要住院治疗或门诊随诊,甚至长期护理,自然也就增加了就医服务和就医日数,这相应地造成了对医疗保障制度的压力。

据测算,老年人消费的医疗卫生资源一般是其他人群的3~5倍,这由老年人患慢性病后对医疗服务的长期依赖所决定,从而导致老年人医疗卫生消费支出的压力越来越大。在中国庞大的人口规模的基础上,人口老龄化使得老年人的绝对数量剧增,进而导致我国医疗卫生费用与日俱增，支出压力增加，成为慢性病疾病模式转变和盛行的一个直接后果。

进入 21 世纪以来，随着城乡居民基本医疗保险制度改革的深化，政府卫生支出和社会卫生支出的占比迅速增加，而个人卫生支出的占比开始下降。但是，卫生支出总量的不断攀升以及人口结构的进一步老龄化，将会越来越增加社会卫生支出和政府卫生支出的压力，而个体所承担的医疗费用依然居高不下，这些都会对医疗卫生筹资造成严重影响。

第二节 慢性病的三级预防

2005 年，世界卫生组织发布的《预防慢性病——一项至关重要的投资》中指出，各国民众和政府应当消除慢性病难以预防的误解，积极致力于预防和控制慢性病。虽然慢性病对人体会产生严重的危害，但我们面对它并非毫无办法。无论是世界卫生组织报告还是世界各国调查数据均证实，慢性病可以预防和控制，40%的肿瘤和80%的脑卒中、2型糖尿病、心脏病都可以防治。

过去 20 多年间，我国专业防治机构、学术团体及政府制订了慢性病的相关预防控制规划及指南等，原卫生部与科技部等 15 个部委联合制订出台了《中国慢性病防治工作规划（2012—2015 年）》，并在慢性病控制和预防方面开展了许多工作，投入了大量精力，获得了许多成功的经验，为我国慢性病防治工作打下了坚实的基础。所以，预防慢性病是整个慢性病防治工作的关键。做好慢性病的防控，有必要利用有限的社会资源，实施资源整合，引入科学、高效的管理机制，优化流程，实现最佳的防控效果。

慢性病的预防还包括疾病发生后延缓或阻止其发展，最大限度地减少疾病给患者带来的危害，而不仅仅是阻止疾病的发生。根据慢性病各个阶段的疾病自然史和发病因素，在生物—心理—社会医学模式指导下采取三级预防，有可能降低和控制慢性病残障率、发病率、死亡率，提高生命质量，保护人民健康。三级预防原则是预防医学的核心，它可在个体或群体慢性病发生前后的各个阶段体现。

一、一级预防

一级预防（primary prevention）又称病因预防，是在疾病尚未发生时针对病因采取的措施，同时也是控制、预防和消灭疾病的根本措施。在慢性病自然史中处于致病因素或接触危险因素阶段，无任何临床表现。慢性病一级预防的目的是促进健康和预防疾病的发生，消除疾病的危险因素，具体包括以下几点：①认识和收集慢性病危险因素；②适度体力活动，控制体重；③普及科学营养膳食；④针对慢性病危险因素培养健康行为，纠正不良行为（酗酒、吸烟等）；⑤中老年精神心理卫生辅导；⑥开展中老年保健和妇幼保健；⑦改善居住条件，保护环境。

慢性病一级预防的主要手段是健康保护和健康促进。健康保护是保护暴露于慢性病危险因素的高危易感人群的措施，以避免疾病的发生，其具体措施有劳动保护、控制饮食、戒烟、戒酒等。健康促进是通过创造促进健康的环境使人群减少或避免慢性病危险因素的暴露，改变机体的易感性，其具体做法有环境保护、自我保健、健康教育、卫生监督、优生优育等。其中，通过健康教育提高全体居民的自我保健能力和自我保健意识是一级预防的关键。预防疾病的工作必然会通过采取健康促进的策略来控制慢性病，并已被国际成功经验所证实。

开展慢性病一级预防常采取双向策略（two pronged strategy），即把对高危人群的重点预防和对整个人群的普遍预防结合起来。前者称为高危策略（high risk strategy），旨在消除高危个体的特殊暴露，突出预防高危人群有利于提高慢性病一级预防的效率；后者称为全人群策略（population strategy），旨在降低整个人群暴露于危险因素的平均水平。

二、二级预防

二级预防（secondary prevention）也称为发病前期的预防，在慢性病的自然史中属于临床前期（亚临床期）预防，即为了延缓或阻止疾病的发展而实施的策略，以达到阻止疾病向临床阶段发展，减轻疾病的严重程度，防止并发症的目的。这个阶段体内已有潜在疾病病理过程，可以通过实验室检查和体检发现异常，但仍没有临床症状出现。

二级预防的措施是早期发现、早期诊断和早期治疗，即"三早"。目前许多慢性病由于病因不明，所以开展有效的一级预防并不现实。但由于慢性病的发生、发展需要较长的时间，所以做到早期发现、早期诊断和早期治疗是可行的，并且可以明显改善预后。二级预防的实施有时受医疗条件的限制，工作成效会有较大差异，有的不能完全达到早期发现、早期诊断的目的，但对可能延迟、逆转或停止其发展仍能发挥重要作用。

"三早"的核心是早期诊断，而早期发现是早期诊断的基础。早期发现的方法包括定期健康体检、疾病筛查、设立专科门诊，如乳腺癌的筛查、子宫颈刮片脱落细胞涂片检查、高血压的筛查、糖尿病专科门诊等。群众也可以通过自己检查早期发现，如自己检查乳房可以早期发现乳腺癌。早期诊断后，再经过早期治疗，可以改善预后。

总之，做好慢性病的二级预防，需要：①提高医务人员对慢性病防控的业务能力；②向群众宣传慢性病防治知识和有病早治的好处；③开发适用于慢性病筛查的检测技术。

三、三级预防

三级预防（tertiary prevention）是在疾病的临床期阶段（又称发病期），为减少疾病给患者带来的危害而采取的一系列措施，它的目标是提高生命质量，防止伤残和促进功能恢复，延长寿命，降低病死率。

慢性病的保健对于疾病本身来说属于三级预防的范畴，但对于预防发生其他疾病，提高慢性病患者的体质来说则属于一级预防。因此，慢性病的治疗必须与保健相结合，特别是与自我保健相结合。医务工作者要熟悉慢性病的保健和治疗，特别是自我保健形式的内容和一般规律，开展形式多样、深入浅出、生动、活泼的自我保健教育，让患者能真正从自我保健中感受到通过自身的努力对防治慢性病产生的有利影响。

慢性病三级预防一般由社区家庭康复（康复治疗）和住院治疗（对症治疗）两个阶段构成。住院治疗的目的在于防止病情恶化，防止伤残，减少合并症，争取患者病而不残，积极治疗慢性病，促进康复。康复阶段是在病情得到控制后，转入社区，再经家庭护理或家庭病床护理后，促使患者功能、躯体、心理进一步康复，争取患者残而不废，或者带病生存。

医务人员在临床场所实施临床预防已逐渐成为医学发展的一个方向。根据1989年美国医学会代表会议，临床预防是通过在临床场所对病伤危险因素的评价和预防干预来实施的，是对健康和无症状的患者采取个体预防措施，是在临床环境下的一级预防和二级预防的结合。

从理论上讲，比较理想的情况是所有疾病在出现前已经被一级预防所阻止。但就目前我国疾病预防控制现状来说，还远远达不到这种疾病预防的要求。慢性病治疗时间长，对于已经确诊疾病的患者必须进行规范、合理、长期的治疗和管理，提高慢性病的达标率和控制率。面对数量庞大的慢性病群体，目前慢性病的防治重点仍要着眼于三级预防。而三级预防仍然是现代医学为人们提供的有效健康保障，同时也是促进健康的有效手段。但从长远来看，要从根源上做好慢性病的防治，一级预防和二级预防才是关键。

第三节 慢性病的筛查

慢性病长期作用于机体导致慢性病发生、发展和致残，因此，筛查慢性病成为减少慢性病发生、发展的根本性措施。

一、筛查的概念

筛查（screening）的作用是早期发现和早期诊断患者，是医疗卫生服务人员和机构运用快速检测方法，主动在人群中发现无症状患者的方法。

（一）筛查的定义

1951年，美国慢性病委员会将筛查定义为"通过快速的检查、检验或其他措施，将表面上健康但可能患病的人，与可能无病的人相互区分开。"筛查试验的性质并非诊断性，仅是一个初步检查，阳性或可疑阳性者应当进一步寻求诊断，进一步就医和采取对应的治疗措施。最初，筛查被用于提高治愈率，并早期发现处于临床初期或临床前期的患者，如糖尿病通过尿糖检测来筛查。近年来，为了减少发病，筛查较多地应用于及时发现某病的高危人群，如筛查高血压用于预防脑卒中。

（二）筛查的原则

1. 选择高危人群为重点进行筛查，如肝癌的高危人群包括肝硬化患者、HBsAg 阳性者和有肝癌家族史者。
2. 本地区危害较大的慢性病（如高血压、糖尿病等）应列入首选。
3. 所筛查的疾病在无症状期治疗可有更好的效果，如体检查到乳腺肿块后证实为乳腺癌，治愈率很高。
4. 尽可能采用廉价、易操作的无创检查方法，如用大便潜血试验筛查 40~50 岁人群中的结肠癌患者。
5. 所筛查的疾病在无症状期诊治可显著降低发病率和死亡率，如子宫颈刮片检查诊断为早期宫颈癌，可显著降低宫颈癌的发病率和死亡率。

此外，筛查试验应达到快速、经济、安全、便捷及真实、可靠的标准。从方法学上评价一项筛查试验时，要考虑到真实性（效度）、可靠性（信度）和效益（经济效益与社会效益）。

（三）筛查的分类

医学筛查有多种形式，按照筛查的范围可分为选择性筛查（selective screening）和整群筛查（mass screening）。选择性筛查是将工作重点放在高危人群，如针对年龄在 40 岁以上的人群筛查慢性疾病。整群筛查的对象是相关的全体人群，当疾病的患病率很高时，需要展开普遍筛查。

二、筛查的主要内容

（一）体格检查

慢性病的临床预防中，体格检查侧重于发现重点防治的慢性病及一些通过体格检查可以发现的恶性肿瘤。全身体格检查内容如表 13-5 所示，这里主要介绍检查肥胖、高血压和体表肿瘤的一些简便、有效的方法。

表 13-5 全身体格检查内容

检查项目	内容
一般状况	性别、年龄、体温、呼吸、脉搏、血压、发育、营养、意识状态、面容表情、体位、姿势、步态等
皮肤、黏膜	
淋巴结	
头颅及其器官	头颅 眼：眼睑、眼球、结膜、巩膜、角膜、瞳孔、视网膜、视功能 耳：鼓膜、乳突、听力 鼻：鼻孔、鼻窦 口腔：唇、牙、牙龈、舌、颊黏膜、咽、扁桃体、喉
颈部	颈静脉、颈动脉、气管、甲状腺
胸部	胸廓、呼吸、乳房、胸壁
肺	呼吸运动、触觉语颤、肺部叩诊音、呼吸音及啰音
心	心前区隆起、心尖冲动、震颤和摩擦感、心界、心音、心律、杂音、心包摩擦音
血管	脉搏、血压、周围血管征
腹部	腹围、形状、胃肠蠕动波、腹壁静脉、腹壁紧张度、压痛、反跳痛、肿块、肝、胆、脾、肾、膀胱、移动性浊音、肾区叩痛、肠鸣音、血管杂音
肛门、直肠	肿块、裂隙、直肠指检
外生殖器	
脊柱	活动度、畸形、压痛、叩击痛
四肢	畸形、骨折、关节红肿、肌肉萎缩
神经系统	运动、感觉、生理反射、病理反射、脑膜刺激征

1. 测量体重和身高　为了发现超重和肥胖，需要进行体重和身高的筛查。肥胖和超重是高血压、糖尿病、高脂血症、冠心病、胆石症、胆囊炎、脂肪肝等慢性病的危险因素，身高还可用于监测老年人的骨质疏松症。儿童期肥胖也可成为高血压、成人肥胖症、冠心病和糖尿病的前驱病。①测量对象：全体人群；②目前最常用的判断成人肥胖或超重的指标是WHO推荐的体质指数（body mass index，BMI）。已有研究表明，多数个体的BMI与身体脂肪含量有明显的相关性，能较好地反映机体的肥胖程度。WHO对成人BMI进行了划分，BMI≥25为超重。

$$BMI=体重（kg）/身高^2（m）^2$$

2. 测量血压　高血压不仅患病率高，而且是最常见的心血管疾病（如冠心病及脑卒中）的主要危险因素，而且可引起严重的脑、心、肾并发症。高血压的筛查主要是定期测量血压。①筛查对象：所有18周岁以上的成年人。②血压水平的分类和定义（表13-5）。③诊断高血压必须根据患者未服抗高血压药时的血压，对照规定的高血压标准，并且必须多次测量才能确诊。④发现高血压后需排除继发性（症状性）高血压，如肾病、内分泌疾病、妊娠高血压综合征等引起的高血压。⑤凡收缩压＞210mmHg或舒张压＞120mmHg者，须怀疑急进型高血压，并即刻处理。

第十三章 慢性非传染性疾病的社会医学防治

表 13-5 成年人血压水平的分类和定义（WHO/ISH）

分类	收缩压（mmHg）		舒张压（mmHg）
正常血压	<120	和	<80
正常高值血压	120~139	和（或）	80~89
高血压	≥140	和（或）	≥90
1级高血压（轻度）	140~159	和（或）	90~99
2级高血压（中度）	160~179	和（或）	100~109
3级高血压（重度）	≥180	和（或）	≥110
单纯收缩期高血压	≥140	和	<90

资料来源：中国高血压病防治指南 2010

3. 乳腺检查　早期发现的乳腺癌往往没有淋巴结转移，治疗后预后很好，早期诊断和治疗具有重要意义。①筛查对象：40岁以上的妇女，特别是有乳腺癌家族史、单侧乳腺癌术后、从未生育、30岁以后生育第一胎、单纯使用雌激素时间较长者或55岁后才绝经者等乳腺癌高危人群。②检查方法：提倡自我乳房检查，包括触诊（中间三指指腹以螺旋式运动触摸整个乳房，再触两侧腋窝及锁骨上，感觉有无肿块、结节、肿胀、增厚、压痛、凹陷等，同时注意乳头有无渗出血性、淡黄色或乳汁样液体）和视诊（对着镜子观察双侧乳房的大小、位置，轮廓是否对称，皮肤是否水肿、有否回缩或下陷等异常）。③乳房检查以月经结束后3~7天为宜，无月经者可在每月初进行。

4. 皮肤检查　主要是为了发现皮肤病、皮肤癌和性传播疾病。①筛查对象：皮肤癌高危人群，即有预兆的皮肤损害（发育异常的痣、某些先天性痣）、有皮肤癌家族史及娱乐性、职业性阳光过度暴晒史者。②为确保全身皮肤都能被检查，检查应按一定顺序进行，特别是自我检查时易遗漏的部位及易受太阳照射的部位，如腋下、大腿后面及上内侧、会阴、臀部等。③常规皮肤检查时要光线充足，完全暴露皮肤，最好是自然光，配有手电筒和放大镜。④良性痣如出现颜色改变、边缘不规则、表面凹凸不平、高出皮肤、迅速增大、结痂或溃疡，要提防恶性黑色素痣的可能。

5. 直肠指检　用于发现直肠、肛管和前列腺肿瘤。①筛查对象：40岁以上人群。②检查方法：受检者取左侧卧位、屈膝或膀胱截石位、膝胸位或站立位。检查者应戴手套，手指涂润滑剂，在肛门周围轻轻按摩几下，使肛门括约肌放松后插入肛门，沿直肠壁向前。检查者应仔细感觉有无结节、息肉、狭窄、肿块或触痛。抽出手指后，观察指套上粪便质地、颜色、有无脓血。③检查男性时，手指通过直肠前壁触诊前列腺，先感觉前列腺的中央沟和中叶，然后手指在侧叶上滑动触摸，注意前列腺有无结节、是否光滑，以及前列腺的形状、大小、质地和活动度。④直肠癌表现为环状、菜花样或结节状肿块，典型表现为质地坚硬、无蒂、边缘高起的结节状息肉样肿块，中央有溃疡。⑤前列腺癌表现为一个或多个结节，质地坚硬如石，中央沟消失，无压痛。

6. 睾丸检查　睾丸肿瘤作为一种浅表的恶性肿瘤完全有可能被早期发现和早期诊断，而且早期治愈率很高。睾丸处发现的肿块，恶性的可能性很大。①筛查对象：青春期及性活跃的青壮年期、隐睾及纠正后的隐睾患者。②自我检查：热浴后阴囊下垂时，用手托睾丸，感觉左右睾丸重量有无不同，阴囊大小有无差异。③医生复查：区分睾丸、附睾和精索，注意它们的位置关系。用拇指和其他手指轻轻地滚动睾丸，检查其大小、质地，有无硬结块，有无压痛，是否光滑，对比两侧有无不同等。④注意排除急性附睾炎、睾丸鞘膜积液、睾丸炎等。

（二）实验室检查

实验室检查是从易患某些疾病的高危人群或者普通人群中，运用实验室检查方法发现无症状患者的措施。其目的有：①确定高危人群，并从病因学的角度采取手段，延缓疾病的发生，从而实现一级预防。②发现某病的可疑患者，并进一步确诊，达到早期治疗的目的。以此延缓疾病的发展，降低死亡率，改善预后。③了解疾病自然史，对疾病流行病学进行监测。

与体格检查相比，实验室检查更能引起人群和医生的关注，但用于筛查的方法与临床检查项目不同，至少应具备以下特点：①检查应能灵敏地发现处于早期阶段的疾病；②检查易于操作、速度快、适用人群筛查和耗费低；③较少假阳性和假阴性，可通过真实性和可靠性两项指标来选择。实验室检查可以得到病史询问和体检所不能获得的关于危险因素的信息，常见慢性病实验室检查项目主要有：①血糖检测；②血脂检测；③粪便隐血试验；④肿瘤标志物检查。其中，肿瘤标志物用于筛查，需遵循5项原则：①应能检测早期肿瘤；②应十分清楚该肿瘤的发病率；③测定方法的灵敏度、特异度和重复性良好；④该肿瘤的早期治疗比晚期治疗更经济、有效；⑤普查所需费用可被接受。

实验室检查在预防疾病以及检查和控制慢性疾病过程中发挥着很重要的作用。在应用于筛查时，有效和方便是主要应考虑的问题。许多新的检测技术（如分子生物学技术）在实验室检查中的应用日趋增多，应使检测方法科学化并有相应的质量保证措施，标志物的提供也应成为可能，这些技术的应用有希望使疾病在出现临床症状之前就被发现。基因分析技术正在迅速被应用于临床并逐渐用于筛查，胰岛素受体和糖尿病的基因研究已深入进行，许多基因包括癌基因的研究使得它们成为观察肿瘤标志物和疾病进展的指标。抑癌基因中的 $p53$ 基因与多种癌症有关，对它的测定可成为预测癌症的指标。基因和肿瘤基因检测分析已被用于预测视网膜母细胞瘤、神经母细胞瘤、盆腔肿瘤。在结肠癌的发病中，基因所起的复杂作用也有人进行过详细描述。目前这些基因检测方法在实验室检查的具体应用中仍较费时、繁琐，且费用较高。在不久的将来，将会存在费用不高且操作方便的基因检测方法。

（三）个人健康史

个人健康史的询问仅以筛查慢性病危险因素或潜在的健康问题为目的，它通过最少的花费却能获得许多关键的健康信息。询问的内容应围绕对当地人群造成严重健康威胁、发病率高的慢性病的危险因素，也可围绕位于我国死亡谱前列的心脏病、脑血管病、恶性肿瘤等慢性病的危险因素。询问提纲是：日常饮食、职业与环境因素、家族疾病史、体力活动、吸烟、酗酒、精神卫生状态、口腔卫生、近期体格检查结论或本人疾病史、接受预防性检查的频率以及已采取的预防和治疗措施。对于精神卫生状态、药物（毒品）依赖、性生活史、意外伤害的危险因素可在容易产生这类问题的人群中选择进行。

三、周期性健康检查

我国医疗卫生体制实行对单位人群进行年度例行体格检查，这也是一种筛查。但由于体检项目已预先设计在体检表中，表中的内容相对单一，筛查针对性不强，内容仅包括体格检查、询问病史和一组筛选性试验（如心电图、胸部X线检查和肝功能等），因此检查、预防保健和治疗缺乏密切的结合，整体效益并不理想。

国内外均推荐采用周期性健康检查代替年度体检。周期性健康检查是按性别、年龄段和可能出现的健康问题而设置的个体化健康检查。例如，40~64岁年龄组人群的主要死亡原因是脑血管病、心脏病、乳腺癌、肠癌、慢性阻塞性肺疾病、肺癌等，65岁及以上老年人的主要死亡原因是脑血管病、心脏病、肺炎、肺癌、慢性阻塞性肺疾病、肠癌等。

在制订体检计划时，年龄是需要考虑的一个重要的危险因素。人群中各年龄段主要疾病的死亡率及发病率存在显著不同，预防方法和效果也不同。周期性健康检查的对象为无症状的个体，其着眼点为一级、二级预防，其作用是早期发现疾病或确定疾病的危险因素，为就医者制订终身的预防保健计划。与普通体检相比，周期性健康检查更具有科学性、针对性，使医疗保健服务的效率和质量得以提高，使卫生资源被更充分地利用，符合成本效益原则。例如，在周期性健康检查发现血脂异常时，应建议调整饮食结构，适当控制饮食量并加大运动量。在发现血压增高时，应进一步检查明确诊断，确诊后给予综合性降压治疗等。因此，周期性健康检查较例行体检更科学、更有针对性，实施周期性健康检查可提高慢性病保健与预防的服务效率和质量。按照我国慢性病发病趋势，开展成年人周期性健康检查的不良行为和慢性病检查内容应包括：

1. 脑血管病（cerebrovascular disease，CVD） 主要因素为糖尿病、高血压、各种心脏病，因而周期性健康检查应涵盖糖尿病、高血压、各种心脏病的检查项目。

2. 冠状动脉粥样硬化性心脏病 预防重点在于相关的危险因素，因而周期性健康检查项目应涵盖对吸烟、高脂血症、社会压力、缺乏锻炼、肥胖、高血压、糖尿病等的检查。

3. 胆固醇和高胆固醇血症 低密度脂蛋白（LDL）和胆固醇是动脉粥样硬化的重要危险因素，应定期检查。

4. 吸烟 吸烟虽然不能称为疾病，但是CVD、冠心病最关键的危险因素之一，所以吸烟应被列入成年人周期性健康检查的内容。有些地方的周期性健康检查内容中还包括龋齿和口腔卫生。

5. 高血压 高血压是CVD和冠心病已确认的危险因素，任何周期性健康检查的筛查项目中均包括血压这一项。

四、筛查异常结果的处理

通过慢性病的筛查，可以从貌似健康的人群中筛查出很多异常（包括体征或健康史的异常）结果。这可以是生活方式和不良行为方面的，也可以是生物医学方面的，甚至可以是社会和心理适应方面的。针对这些异常结果，采取随访咨询、健康教育和进一步检查治疗，从而达到临床预防的目的（表13-6）。

对异常结果的处理内容如下：

1. 临床医生在为受检者开具有关检查或进行体检时，应告知受检者这些筛查报告的重要性，并建立相关的复查或随访机制。

2. 根据可能和需要选择进一步的检查，特别是影像学、实验室或其他诊断性检查。

3. 制订可能需要的治疗方案，依据患者的个体特点，选择个性化的治疗措施。

4. 初步检查和治疗后，还应继续监测，对已确诊的患者要按医嘱要求随访。

5. 当遇到难以处理的问题时，采取专家咨询和会诊、转诊，以明确诊断、检查和治疗。

6. 筛查并分发与疾病相关的健康教育材料，使人群了解疾病筛查的意义，明确尽早处理的必要性，提高一级预防和二级预防的效果。

表13-6 常见筛查异常结果的处理

异常筛查结果	进一步检查	供参考的治疗方案	咨询对象	随访
见"高血压诊断标准"	BMI和腰围 全血细胞计数 血液生化 尿液分析 心电图 心脏超声 胸部X线检查 眼底检查	非药物治疗 减少钠盐摄入 合理饮食 规律运动 控制体重 戒烟 限制饮酒 保持心理平衡 药物治疗	全科医生 心内科医生 肾病科医生 眼科医生 内分泌科医生 营养师	血压测定 患者依从性 药物服用剂量 药物副作用

续表

异常筛查结果	进一步检查	供参考的治疗方案	咨询对象	随访
高胆固醇血症 高三酰甘油（甘油三酯）血症 低密度脂蛋白血症	以心血管系统为重点的体格检查 危险因素的评估	改变生活方式 减少饱和脂肪酸和胆固醇的摄入 选择能够降低 LDL 的食物 减轻体重 增加体力活动 戒烟、限盐 药物治疗	全科医生 心内科医生 内分泌科医生 营养师	饮食计划 体重控制 体育锻炼 血脂变化 药物副作用
心电图提示非特异性 ST-T 改变	血压 血脂 血糖 复查心电图 心电图负荷试验 动态心电图 心脏超声 心肌灌注扫描 冠状动脉 PTCA 冠状动脉造影	一般治疗 饮食调节 戒烟、酒 适当体力活动 药物治疗 介入治疗	全科医生 心内科医生 心外科医生 运动医学医生 营养师	心电图 血压 血脂 血糖 药物副作用
空腹血糖≥6.1mmol/L 餐后 2h 血糖≥7.8mmol/L	血压、BMI 复查血糖 OCTT HbA_{1c} 甲状腺功能 血脂 肾功能 尿蛋白定量 心电图	糖尿病教育 饮食治疗 体育锻炼 口服降血糖药治疗 胰岛素治疗	全科医生 内分泌科医生 眼科医生 神经科医生 肾病科医生 心内科医生	体格检查 血糖 HbA_{1c} 尿蛋白定量 肾功能 药物副作用
睑结膜、口唇黏膜、甲床苍白 血常规异常	血常规 外周血涂片 网织红细胞计数 血清铁、总铁结合率、铁蛋白 叶酸、维生素 B_{12} Coombs 试验 骨髓穿刺 粪便隐血试验	病因治疗 止血 输血 补充铁剂 补充叶酸、维生素 B_{12} 促红细胞生成素 免疫抑制剂 脾切除术	全科医生 血液科医生 病理科医生 消化科医生 遗传学家 营养师	血常规 营养水平
乳房体检异常 乳腺 X 线检查异常	彩色超声 MRI 细针穿刺细胞学检查 活检	手术治疗 放射治疗 化学治疗 内分泌治疗 生物靶向治疗	全科医生 普外科医生 放射科医生 放疗科医生 肿瘤科医生 疼痛治疗医生 社会支持 家庭护理	乳房体检 乳房影像学检查 全血细胞计数 血液生化 骨扫描
巴氏Ⅲ级及以上 TBS 上皮细胞异常	复查宫颈刮片 阴道镜宫颈活检 宫颈锥形切除术	手术治疗 放射治疗 化学治疗	病理科医生 妇产科医生 放疗科医生 肿瘤科医生 营养师 社会支持 家庭护理	妇科检查 宫颈刮片 胸部 X 线检查

续表

异常筛查结果	进一步检查	供参考的治疗方案	咨询对象	随访
直肠指检触及肿块 粪便隐血（+） 影像学异常 结肠镜检查发现息肉或肿块	CEA 结肠镜检查 活检 腹部、盆腔 CT 胸部 X 线检查	内镜下摘除 手术切除 化疗	全科医生 普外科医生 消化科医生 肿瘤科医生 营养师 社会支持 家庭护理	类便隐血 CEA 结肠镜检查
直肠指检发现前列腺结节	经直肠超声检查 MRI 前列腺穿刺活检	根治性前列腺切除 去势治疗 内分泌治疗 放射治疗	全科医生 泌尿科医生 放疗科医生 放射科医生 营养师 社会支持 家庭护理	PSA 水平 直肠指检 骨扫描
口腔检查见白斑或肿块 头部或颈部淋巴结肿大	甲苯胺蓝染色 脱落细胞检查 细针穿刺活检	手术治疗 放射治疗	全科医生 口腔科医生 整形外科医生 放疗科医生 营养师 社会支持 家庭护理	口腔检查
皮肤检查发现异常皮损	活检	恶性黑色素瘤 根治性手术切除 淋巴结活检或清扫 化学治疗 非黑色素瘤、皮肤癌 手术切除 冷冻治疗 放射治疗 激光治疗 电干燥法	全科医生 皮肤科医生 整形科医生 放疗科医生 肿瘤科医生 营养师 社会支持 家庭护理	皮肤检查 X 线 肝功能 CT
视力异常的主诉 视力检查异常	检眼镜检查 裂隙灯检查 视野检查 眼压 眼底造影	原发病的治疗 佩戴眼镜 药物治疗 手术治疗 虹膜切除术 小梁切除术 白内障摘除 人工晶体摘除术 斜视手术 激光治疗	全科医生 眼科医生 验光师 社会支持	视力 眼压
产前诊断异常 新生儿苯丙酮尿症	筛查阳性 血清苯丙氨酸 尿蝶呤 尿苯丙氨酸 酶学诊断 DNA 分析	父母教育和咨询 孕产妇教育 低苯丙氨酸饮食 四氢生物蝶呤	全科医生 儿科医生 遗传学家 营养师	血清苯丙氨酸水平 体格及智力发育 饮食限制情况

续表

异常筛查结果	进一步检查	供参考的治疗方案	咨询对象	随访
病史或体检发现发育异常	血常规 血铅 生长激素测定 甲状腺功能测定 染色体检查 尿液检查 粪便检查 脑电图 头颅 CT 视力/听力评估 心理学测试 智力评估 家庭评估	病因治疗 营养咨询 家庭咨询	全科医生 儿科医生 遗传学家 耳鼻喉科医生 骨科医生 儿童精神科医生 儿童神经科医生 心理医生 语言专家 特殊教育专家 社会支持 营养师	生长发育测量 行为测量 智力评定

第四节 慢性病的社区卫生服务

一、西方国家慢性病社区卫生服务

大多数慢性病难以治愈，为了节约住院耗费的巨额医疗费用支出，发作间歇或进入终末期的慢性病患者，可在家庭病床或社区卫生服务中心（站）接受治疗。社区卫生服务的主要任务之一是对慢性病患者进行康复支持、保健为主的服务（或称为管理），其作用是利用社区资源，恢复部分功能，提高带病生命质量，尽可能减少患者痛苦，同时满足疾病预防控制要求，进行慢性病监测。西方国家将社区卫生服务中慢性病患者服务的全部内容概括为七个方面：告诫、支持、实验室检查、处方、转诊、观察或随访、预防。

1. 告诫 社区卫生服务的告诫应该是全方位的，因为对慢性病的处理和诊断涉及心理、生理和社会等多个方面。告知慢性病患者与疾病密切相关的健康教育内容，往往可以获得良好的效果。如果想要达到预期的效果，则一定要重视告诫的技巧。

2. 支持 慢性病对个人及家庭造成很大的影响，患者不仅要面对生理改变、功能减退、外观受损、长期检查和治疗的痛苦，还面临多种心理冲击，如自卑、愤怒、沮丧、伤心等。特别是当患者病情恶化时对家庭和患者本人造成很大的心理打击，此时他们很需要获得精神上的支持。但支持不能是空泛的，虽然支持的对象主要是患者，但绝不能忽视长期看护患者的家庭成员，因为这些看护者的身心也会在不同程度上出现一些健康问题。支持是建立在对患者和疾病有关情况完全理解的基础之上的，有时还需要运用伦理学、医学心理学原理进行说明和解释，以共同完成支持。支持的效果决定于患者及家属对医生的信任度。社区卫生服务提供连续性、综合性和人性化的服务，能够加强患者对其信任程度。

3. 实验室检查 社区卫生服务机构开展的设备检查和实验室检查项目比上级专科医院少得多，这就要求全科医生应该通过细致、全面的体检，详细的病史询问和连续性观察判断、分析病情，不应过分依赖仪器或实验室检查，而且应尽可能用简易的方法检查。

4. 处方 大多数慢性病患者受习惯的影响，对医生的要求大多是开处方进行药物治疗。慢性病患病时间长、用药多，个人对药物作用有亲身体验，因此，患者若想购买某种药，医生不宜拒绝，但是医生应该注意药物的适应证，与患者病状不相符的药物需要与患者协商解释清楚。一般情况下，开处方应注意以下几点：①明确处方的临床目的，抗生素的应用需特别注意

第十三章 慢性非传染性疾病的社会医学防治

适应证,对症治疗药物长期使用要注意不良反应,为收集更多资料一定要加强观察。②对全身功能状况较差的慢性病患者,特别是老年人或肝、肾功能不良者,还需适当减少药物的剂量。③由于慢性病患者用药种类比较多,所以要避免药物间的相互作用,注意不良反应。④对于过敏体质者,避免使用易致过敏的药物。对已发生过敏反应者,必须在健康档案上标明,以示警告。⑤在处方用药的同时,采取非药物治疗措施,从而提高药物的疗效,如高血压的非药物疗法。⑥要考虑到药物的价格因素,使用中应优先选择同类国产药品,因为药物往往需要长期甚至终身服用,所以价格也是一个考虑要素。

除了开处方外,在社区卫生服务工作中,全科医生要充当患者用药的参谋,特别是一些不能擅自停用并且长期应用的药物,一定要嘱咐患者。例如,一位长期服用硝酸甘油类药物的冠心病患者,骤然停药,可引起冠状动脉痉挛,诱发心绞痛;长期服用普萘洛尔的心血管患者,如见效后突然停药,会引起反跳性交感神经过度兴奋而诱发心律失常及甲状腺功能亢进。其他长期应用不能突然停用的药物有降血糖药、抗抑郁药、抗癫痫药、镇静催眠药以及精神分裂症患者用药等。

在药物应用中,还要注意药物不良反应(adverse drug reaction,ADR)。ADR 是指药品在正常用法、正常剂量的情况下所出现的与治疗目的相悖的有害反应。此外,全科医生还应谨慎使用新药。

5. 转诊 把卫生服务需求和病情变化了的慢性病患者从社区服务中心(站)转到上级医院诊治,这对全科医生和患者都起到保障和支持作用。转诊的原因通常是:①并发症的出现使治疗和诊断变得复杂化,需要进一步明确诊断和确定治疗方案;②需要获得专用、专科设备的诊断和治疗;③缺乏仪器设备或实验室检查;④缺少相应治疗药物;⑤借专家之口向不遵医(嘱)的患者施加权威影响,使其配合治疗;⑥出于患者本人或家属的压力或焦虑,请有关专家证实全科医生的治疗和诊断方案。

转诊是把进一步的医疗诊治责任暂时转给专科医生,但全科医生仍对慢性病患者负有连续的保健责任。这些责任包括:①为患者选择转诊的专科医院及专科医生;②填写转诊单,向接诊医生提供患者的详细资料;③继续与患者保持联系,有需要时向上级专科医院追踪诊断和治疗的情况,做好出院后继续医学照顾的准备。

6. 随访 随访一般是指由医生提出,患者认可的连续性观察。在社区卫生服务中,随访不仅是全科医生连续性服务的一种方式,也是全科医生家庭访视的一种特殊形式。慢性病随访是对慢性病进行动态管理,根据内容可分为功能随访和疾病随访。功能随访的主要内容是对慢性病患者功能的综合评价。功能是一个多维的概念,包括情感、躯体、认知和社会适应四个方面,对慢性病患者而言,还包括对整体健康的满意程度和疾病所带来的疼痛。例如,在慢性病随访中,可以发现不同的人患同一类型的疾病,疾病治疗方法、严重程度、并发症和控制措施都相同,但却可能出现完全不同的功能状况。其中有一些人因疾病而痛苦不已,不能正常地生活和工作,而另一些人经适当调整工作和生活方式,适应性良好,仍能带病工作。为了进一步改进医疗、康复、护理措施,对慢性病患者的功能状态需要通过随访进行评价,以改善不良的功能状况。

7. 预防 本章第二节已有论述,此处不再赘述。此外,慢性病监测也是慢性病的社区卫生服务内容之一。疾病监测是连续、长期、系统地收集疾病及其影响因素的资料,将信息通过分析及时反馈,以便采取干预措施并评价其效果。美国国立癌症研究所(national cancer institute,NCI)早在 20 世纪 70 年代就开始对癌症进行监测,提供癌症发生和死亡的详细资料。到 20 世纪 80 年代,美国疾病控制预防中心(centers for disease control and prevention,CDC)开展了慢性病的健康促进活动,首先是针对严重影响生命质量的 10 种可预防的慢性病,如糖尿病、冠心病、酒精中毒与肝硬化、乳腺癌等。由于这些疾病具有某些重要的、共同的行为危险因素（如饮酒、吸烟、缺乏体力活动、营养不合理等），所以针对危险行为开展干预和监测可采用行为危险因素监测系统（behavioral risk factors surveillance system，BRF-SS），在参加该系统的各种监测对象中，每月利用随机数字拨号方法电话调查100名成年人，监测上述危险行为。

二、我国慢性病社区卫生服务

2012年，国家原卫生部等15个部委联合印发了《中国慢性病防治工作规划（2012—2015年）》，提出构建政府主导、部门合作的跨部门协调机制，将健康促进融入各项公共政策的发展战略。这是我国政府针对慢性病制订的第一个国家级综合防治规划，具有里程碑意义。目前，我国慢性病社区防治已形成三种基本模式：①以医院为基础的防治模式——提供慢性病防治主要技术指导，组建防治小组，与初级卫生保健服务或社区卫生服务相结合，或由卫生部门组成技术指导小组的形式开展慢性病防治工作；②以疾控中心为基础的防治模式——提供慢性病防治技术指导，与社区卫生服务工作紧密结合，收集居民高危因素、高危因素知晓率和控制率、疾病患病率等基本情况，并为居民提供健康教育、建立健康档案、治疗和康复服务等；③卫生行政主管部门协调下多方合作的防治模式——在各级卫生行政管理部门的协调和领导下，卫生系统内多个机构实行责任制的共同合作，以与社区卫生服务相结合的组织形式开展慢性病防治工作。

（一）慢性病社区防治的优势

社区卫生服务是开展慢性病社区综合防治的重要平台，是临床与预防的结合点，表现为：

1. 慢性病社区防治符合成本效益原则　社区卫生服务机构每月组织一次健康教育活动，发放诸如健康处方，以及糖尿病、高血压、冠心病、肿瘤、慢性阻塞性肺疾病非药物治疗指导等健康教育资料。将慢性病患者以协会、俱乐部等形式组织起来，对患者进行健康教育。充分利用社会资源，如请三级医院有关专家为居民进行社区义诊，举办健康教育讲座。全科医生根据社区诊断，对不同的慢性病患者给予个体化健康指导，进行分类、分级管理，提高居民健康意识，提高患者的自我管理能力。充分利用社区卫生服务站、中心和社区居委会的宣传栏，每季度更换健康教育栏一次，宣传如何控制各种危险因素，普及防治知识，提高人群的健康意识。采取共同的干预措施进行社区综合防治，可以减轻社会负担，提高工作效率，避免人力、物力资源的浪费和不必要的重复投入，这种防治思路最符合成本效益原则。

2. 社区干预是慢性病控制的有效手段　开展慢性病防治工作，重点强调对其危险因素进行干预。WHO总结各国经验后指出，慢性病的发生与不健康的行为、环境和生活方式因素密切相关，而以上因素是可以通过采取措施干预的。发达国家的经验表明，对已知的危险因素（饮酒、吸烟、体育锻炼、营养、高血压、高血糖、肥胖和高脂血症）采取有效的干预措施，可以使全球的健康预期寿命延长5~10年，因此，控制和预防慢性病的有效措施包括在社区开展以健康促进和健康教育为主的行为危险因素干预。

3. 社区卫生服务是慢性病防治的最佳方式　社区卫生服务是以社区为范围的基层预防保健组织形式，可为居民提供优质、便捷、经济的医疗服务，充分发挥"六位一体"全科医疗服务功能，即预防、保健、治疗、康复、健康教育和计划生育技术指导，从而在慢性病防治中节约卫生资源。由于慢性病的管理是慢性病防治的一个重要组成部分，它要求服务的提供者必须掌握较好的临床知识，而社区医师能够把预防保健与临床的医疗服务结合起来，完全符合开展慢性病防治的要求。

4. 有利于转变传统服务模式　社区推广团队责任制服务，即在社区卫生服务中心管理平台的基础上，将机构内的全科医师、医技人员、社区护士、后勤人员进行分组，以社区为单元，通过建立与居民的双向联系责任制等方式，充分掌握辖区内居民的健康状况、卫生需求，使每户居民都享受基本医疗保健咨询和便利的公共卫生服务,并有相对固定的全科医生,主要提供社区卫生信息管理、传染病防治、健康教育、儿童保健、妇女保健与生殖健康、慢性病防治、精神卫生服务、社区康复与老年保健、计划生育技术咨询指导、心理咨询等服务。

(二) 我国慢性病社区防控的主要措施

1. **明确慢性病管理病种** 目前,慢性病防治主要是针对少数常见疾病,多被选择为防治目标的疾病一般包括糖尿病、高血压、脑卒中、胆石症、冠心病、肿瘤、肾炎、精神病、慢性阻塞性肺疾病等,应根据慢性病的流行情况、成本效益和危害程度的原则,选择疾病种类。

2. **建立健康档案** 通过居民定期体检、健康危险因素调查分析和各类慢性病的筛查等方式,利用网络化的卫生信息系统,为居民建立健康档案,实行对居民健康的动态管理,随时了解慢性病患者的病情进展情况和各类高危人群健康状况的变化,实现对各类慢性病患者、高危人群连续性的健康管理,掌握本社区慢性病的动态情况。

3. **广泛开展慢性病防治的宣传教育和健康指导** 充分发挥社区卫生服务站的功能,建立宣传教育场所,针对较为突出的危险因素(如吸烟、心理紧张、膳食结构不合理、盐摄入量较高、缺乏运动、肥胖、超重等),开展传播慢性病防治技能和知识的健康教育活动。通过定期进行主题宣传、举办慢性病知识讲座、发放健康教育资料、电话教育及健康教育处方等,增强社区居民自我保健意识。

4. **实行居民健康责任制管理** 我国部分地区在开展社区卫生服务时,实行家庭医生或全科医生的分片责任制,对责任医生的绩效考核是以其服务的人群健康为基础的。这种制度的实施使全科医生有责任主动提供各种预防保健服务,关注其服务人群的健康变化。实行家庭医生制度,是实施连续性的三级预防的基础,也是提高社区慢性病防治效果的基础,一般具有良好的效果。

5. **开展慢性病监测** 1997年国家原卫生部疾病控制司颁布了《全国社区慢性非传染性疾病综合防治方案(试行)》,对慢性病的监测作了明确的规定:①监测的原则,各地尽量利用和完善现有的监测系统;保证监测能够发展和持续;社区监测应根据现场工作条件和需要而定;确定统一指标、内容和标准,使资料有科学性和可比性等。②监测的目的,了解人文环境与死亡变化的趋势及行为危险因素,用于开展效果评价和制订干预措施。③监测的内容,行为危险因素(包括干预人群对主要危险因素的态度、认识、行为的改变等)监测、死因(包括死亡原因、人群死亡人数和死因谱等)监测和人文环境(包括法规出台、有关政策及大众媒介支持强度、执行情况、健康教育开展情况等)监测。④监测的评价,包括过程评价和效果评价,通过监测资料、专门抽样调查和其他专题调查进行评价,并建立客观、特异、灵敏、可行的评价指标体系。

6. **实行社区医生首诊制度** 社区首诊制度是指规定居民在患病需要就诊时,须首先到社区卫生机构接受全科医生诊疗的一种制度。社区首诊制度的目标在于对患者进行合理的分流,使社区居民的多发病、常见病尽可能地在社区内通过一般方法加以治愈,减少专科医院资源的浪费。同时,全科医生作为社区首诊医生,可以对社区居民合理地利用卫生资源起到积极的指导作用。社区全科医生作为整个卫生服务体系的一线人员,对社区居民进行首诊,并负责将超出自己诊疗能力范围的重症患者转往专科医院。

7. **实施双向转诊制度** 社区卫生服务机构的功能是以预防和管理慢性病患者为主,当患者需要治疗服务时,能够及时地将患者转往合适的医疗机构进行有效的治疗;当患者经过医院治疗病情稳定后,再由医院将康复期的患者转向社区,参照专科医生提供的治疗方案,由社区医生进行长期规范的治疗、康复等服务。双向转诊机制对节省卫生资源和提高慢性病的治疗效果,减少"看病难、看病贵"等问题,具有十分重要的意义。

8. **制订社区慢性病防治政策和开展相关活动** 主要包括开展创建健康促进医院、健康促进学校、健康促进社区和创建无烟单位、无烟家庭、无烟学校等活动；制订和实施相关的公共卫生制度及法规，如禁止向青少年出售香烟、公共场所禁止吸烟、中小学生不准吸烟等规定；学校开设健康教育课，组织学生参加社区无烟学校创建、健康促进活动以及开展合理营养知识竞赛等。

9. **开展心理咨询活动** 慢性病患者在疾病诊治过程中，往往存在不同程度的心理障碍（如害怕、担忧、焦虑、恐惧等）。疏导他们的心理障碍，解除其思想包袱，减轻其心理压力，鼓励其树立战胜疾病的信心，是提高慢性病治疗康复效果和生命质量的有效策略。

第十三章 慢性非传染性疾病的社会医学防治

附录 2013—2020年预防控制非传染性疾病全球行动计划

愿景： 使世界摆脱可避免的非传染性疾病负担

目标： 通过在国家、区域和全球层面开展多部门协作与合作，降低非传染性疾病导致的可预防和可避免的发病率、死亡率和减轻残疾负担，从而使所有人群在各个年龄都能达到最高的健康和生产力标准，使非传染性疾病不再成为人类福祉或社会经济发展的障碍

总原则：
- 生命历程方法
- 个人和社区赋能
- 循证策略
- 全民健康覆盖
- 管理现实、已知或潜在的利益冲突
- 人权方法
- 基于公平的方法
- 国家行动以及国际合作与团结
- 多部门合作行动

目 标

1. 通过加强国际合作与宣传，在全球、区域和国家议程以及国际商定的发展目标中提高对非传染性疾病预防、控制工作的重视
2. 加强国家能力、领导力、治理、多部门行动和合作伙伴关系，以加快国家对非传染性疾病预防控制的响应
3. 通过创建健康促进环境，减少非传染性疾病可改变的危险因素和潜在的社会决定因素
4. 通过以人为本的初级卫生保健服务和全民健康覆盖，加强和重新调整卫生系统，开展非传染性疾病预防和控制并处理潜在的社会决定因素
5. 推动和支持国家能力建设，以在非传染性疾病预防和控制领域开展高质量的研究与开发工作
6. 监测非传染性疾病趋势和决定因素，评估预防和控制进展情况

自愿性全球目标

(1) 心血管疾病、癌症、糖尿病或慢性呼吸系统疾病过早死亡的风险相对降低25%
(2) 根据本国国情，有害使用酒精现象相对减少至少10%
(3) 身体活动不足流行率相对降低10%
(4) 人群平均食盐摄入量/钠摄入量相对减少30%
(5) 15岁以上人群目前烟草使用流行率相对降低30%
(6) 根据本国情况，血压升高患病率相对降低25%，或遏制血压升高患病率
(7) 遏制糖尿病和肥胖的上升趋势
(8) 至少50%的符合条件者接受预防心脏病发作和脑卒中的药物治疗及咨询（包括控制血糖）
(9) 在80%的公立和私营医疗卫生机构，提供患者经济可负担的治疗主要非传染性疾病所需的基本技术和基本药物，包括非专利药物

——摘自2013年5月世界卫生组织第六十六届世界卫生大会《2013—2020年预防控制非传染性疾病行动计划草案》之《综述》部分

（吕少春）

主要参考文献

[1] 龚幼龙,严非. 社会医学. 3版. 上海:复旦大学出版社,2009.

[2] 张拓红. 社会医学. 2版. 北京:北京大学医学出版社,2010.

[3] Graham Moon, Rosemary Gillespie. Society and Health [M]. London: Routledge, 2001

[4] Dubos, R. (1960) Mirage of Health [M]. London: Allen & Unwi, 1960

[5] 中华人民共和国国家卫生和计划生育委员会:http://www.nhfpc.gov.cn

[6] 世界卫生组织:http://www.who.int

[7] 世界卫生组织健康社会决定因素委员会最终报告. 用一代人时间弥合差距——针对健康的社会决定因素采取行动以实现健康公平. 世界卫生组织,2009.

[8] World Health Statistics 2015. WHO, 2015.

[9] Global Policy Report on the Prevention and Control of Viral Hepatitis in WHO Member States. WHO, 2013.

[10] 新农合工作2011年进展和2012年重点. 中华人民共和国国家卫生和计划生育委员会,2012.

[11] 中国居民营养与慢性病状况报告(2015年). 中华人民共和国国家卫生和计划生育委员会,2015.

[12] 隐匿的城市:揭露和克服城市环境中的卫生不公平现象. 世界卫生组织,联合国人类住区规划署,2010.

[13] 卫生部统计信息中心. 2008中国卫生服务调查研究——第四次家庭健康询问调查分析报告. 北京:中国协和医科大学出版社,2009.

[14] 中国食物与营养发展纲要(2014—2020年). 国务院办公厅,2014.

[15] 世界银行2014年度报告. 世界银行,2014.

[16] 郭飚. 对医疗技术进步与人类健康关系的思考. 中国公共卫生管理,2006,22(6):453-454.

[17] 梁挺,张小远. 国外宗教与健康关系的研究述评. 医学与哲学(人文社会医学版),2010,31(418):33-56.

[18] 郑晓瑛,宋新明. 中国人口转变、经济发展与慢性病增长. 中国高校社会科学,2014:109-118.

[19] 王健,刘彩,王凤香. 健康与经济发展关系:国外研究综述. 中国卫生政策研究,2008,1(2):44-47.

[20] 钟晓妮,周燕荣. 健康与社会经济发展关系研究. 现代预防医学,2007,34(4):741-744.

[21] 刘玉梅. 中国经济发展过程中盲目城市化问题的研究. 经济研究导刊,2015(4):128-289.

[22] Dele O Abegunde, Colin D Mathers, Taghreed Adam, et al. The burden and costs of chronic diseases in low-income and middle-income countries. Lancet, 2007, 370: 1929-38.

[23] George Davey Smith, Carole Hart, David Hole, et al. Education and occupational social class: which is the more important indicator of mortality risk. J Epidemiol Community Health, 1998, 52: 153-160.

[24] Young-Ho Khang, Hye Ryun Kim. Relationship of education, occupation, and income with mortality in a representative longitudinal study of South Korea. European Journal of Epidemiology, 2005, 20: 217-220.

[25] Hak-Ju Kim, Jennifer Prah Ruger. Seoseacrciho aerticcleonomic disparities in behavioral risk factors and health outcomes by gender in the Republic of Korea. BMC Public Health, 2010, 10: 195.

[26] M Son, B Armstrong, J-M Choi, et al. Relation of occupational class and education with mortality in Korea. J Epidemiol Community Health, 2002, 56: 798-799.

[27] 贾焕亮. 体育与健康教程. 武汉：武汉大学出版社, 2009.

[28] World Health Statistics 2010. WHO, 2010.

[29] Jian Weiyan, Chan Kit Yee, Reidpath Daniel D., et al. 2010 China rural-urban care gap shrank for chronic disease patients, but inequalities persist. Health Affairs, 2010, 29 (12): 2189-96.

[30] United Nations. Human Development Report 2010: The real wealth of nations: Pathways to Human Development. London: Palgrave Macmillan, 2010.

[31] United Nations. Human Development Report 2009: Overcoming barriers-Human mobility and development. London: Palgrave Macmillan, 2009.

[32] 世界银行报告：创建健康和谐生活，遏制中国慢病流行. 人类发展部东亚及太平洋地区, 2011.

[33] Satu Helakorpi, Tuija Martelin, Jorma Torppa, et al. Impact of the 1976 Tobacco Control Act in Finland on the proportion of ever daily smokers by socioeconomic status. Preventive Medicine, 2008 (46): 340-345.

[34] 张安玉, 孔灵芝. 减少危险，促进健康的生活—2002年世界卫生报告. 中国慢性病预防与控制, 2002, 12 (4): 145-147.

[35] 国家卫生和计划生育委员会. 2014 中国卫生和计划生育统计提要. 北京：中国协和医科大出版社, 2014.

[36] 卢祖洵, 姜润生. 社会医学. 北京：人民卫生出版社, 2013.

[37] 卢祖洵. 社会医学. 2版. 北京：科学出版社, 2009.

[38] 姜润生, 初炜. 社会医学（案例版）. 北京：科学出版社, 2010.

[39] 国家卫生计生委统计信息中心. 2013 第五次国家卫生服务调查分析报告. 北京：中国协和医科大学出版社, 2015.

[40] 李鲁. 社会医学, 3版. 北京：人民卫生出版社, 2008.

[41] 李鲁. 社会医学. 4版. 北京：人民卫生出版社, 2012.

[42] 郭继志, 赵拥军, 徐凌中. 社会医学. 济南：山东人民出版社, 2010.

[43] 卫生部. 2011 中国卫生统计年鉴. 北京：中国协和医科大学出版社, 2011.

[44] 代涛, 韦潇, 郭岩. 世界卫生组织的政策类型及特点. 中国卫生政策研究, 2010, 3 (4): 47-51.

[45] 联合国. 世界人口展望. 2013.

[46] 健康指标和评估研究所. 全球疾病负担. 2010.

[47] 世界银行. 世界发展指标. 2014年.

[48] 卫生部. 2013年我国卫生和计划生育事业发展统计公报. 北京. 2013.
[49] 大卫·E布鲁姆. 全球卫生事业之现状. 国际货币基金组织《金融与发展》, 2014年12月.
[50] 中华人民共和国国家统计局: www.stats.gov.cn
[51] 卫生部. 中国妇幼卫生事业发展报告. 2011
[52] 卫生部. 健康中国2020战略研究, 2012
[53] 国务院. 中国妇女发展纲要（2011—2020年）/中国儿童发展纲要（2011—2020年）. 中国政府网. http://www.gov.cn/gongbao/content/2011/content_1927200.htm
[54] 中国青少年网络协会. 中国青少年网瘾数据报告. 2005
[55] 联合国. 人口老龄化及其社会经济后果. 1956
[56] 联合国. 维也纳老龄问题世界大会. 1982
[57] 卫生部. 国家人口发展战略研究报告. 2012
[58] 卫生部. 2014中国统计年鉴. 2015
[59] 卫生部. 国民经济和社会发展统计公报. 2013
[60] 卫生部. 国家人口发展战略研究报告. 2012
[61] 联合国. Ageing report. 2012
[62] 卫生部. 第四次全国卫生服务调查结果. 北京, 2009
[63] Wells N. Historical perspective on family-centered care. Acad Pediatr. 2011, 11 (2): 100-102.
[64] 国家统计局. 2006年第二次全国残疾人抽样调查主要数据公报. 2007-5-28
[65] 崔斌, 陈功, 郑晓瑛. 中国残疾人口致残原因分析. 人口与发展, 2009, 15 (5): 51-56.
[66] 何爽, 王爱国. 吉林省残疾人健康状况和卫生需求的研究. 长春大学学报, 2011, 21 (8): 75-77.
[67] 徐卫平, 陶太珍, 金海华, 王萍. 龙柏社区残疾人群健康状况和卫生服务需求调查分析 [J]. 中国全科医学, 2011, 14: 1622-1625.
[68] 邱卓英, 陈迪. 发展卫生保健和康复服务, 增进残疾人健康. 中国康复理论与实践, 2014, 20 (7): 611-615.
[69] 黄烈生. 社区卫生服务在实现残疾人"人人享有康复服务"工作中的地位和作用. 中国社区医师, 2012, 14 (20): 359-360.
[70] 薄绍晔. 医疗保险是残疾人实现小康的重要保障. 2013两会特别报道.
[71] 王道勇. 改革开放以来中国流动人口管理理念变迁及发展趋势. 城市观察, 2011, 5: 44-51.
[72] 金伯中, 蒋国长, 徐向群. 流动人口的特点及其发展趋势. 思想战线, 2004, 3: 50-54.
[73] 段成荣, 邹湘江. 流动人口发展趋势与北京市人口规模调控. 城市管理与科技, 2011, 5: 12-15.
[74] 刘晓玲, 昌晓燕, 于静, 田永华. 银川市流动人口孕妇健康管理困境与对策. 中国农村卫生事业管理, 2014, 8: 977-979.
[75] 陈漫好. 流动人群艾滋病防治的几点思考. 中国医药导报, 2008, 20: 173-176.
[76] 黎军, 韦树娇. 2012年广西疟疾流行状况分析. 医学动物防制, 2014, 1: 21-23.
[77] 郭静, 翁昊艺, 周庆誉. 流动人口基本公共卫生服务利用及影响因素分析. 中国卫生政策研究, 2014, 8: 51-56.
[78] 傅华. 临床预防医学. 上海: 复旦大学出版社, 2014.
[79] 国家卫生和计划生育委员会. 2014中国卫生和计划生育年鉴. 北京: 中国协和医科大学出版社, 2014.